Laboratory Beagle Dog

实验
Beagle犬

主编　倪庆纯　贺争鸣

全国百佳图书出版单位
中国中医药出版社
·北京·

图书在版编目（CIP）数据

实验 Beagle 犬 / 倪庆纯，贺争鸣主编 . —北京：
中国中医药出版社，2023.8
ISBN 978-7-5132-8149-2

Ⅰ . ①实…　Ⅱ . ①倪…　②贺…　Ⅲ . ①医用实验动物—犬—研究
Ⅳ . ① R-332

中国国家版本馆 CIP 数据核字（2023）第 080602 号

中国中医药出版社出版

北京经济技术开发区科创十三街 31 号院二区 8 号楼
邮政编码　100176
传真　010-64405721
山东华立印务有限公司印刷
各地新华书店经销

开本 710×1000　1/16　印张 27.25　字数 410 千字
2023 年 8 月第 1 版　2023 年 8 月第 1 次印刷
书号　ISBN 978 – 7 – 5132 – 8149 – 2

定价　188.00 元
网址　www.cptcm.com

服 务 热 线　010-64405510
购 书 热 线　010-89535836
维 权 打 假　010-64405753

微信服务号　zgzyycbs
微商城网址　https://kdt.im/LIdUGr
官 方 微 博　http://e.weibo.com/cptcm
天猫旗舰店网址　https://zgzyycbs.tmall.com

如有印装质量问题请与本社出版部联系（010-64405510）

编 委 会

前言

实验动物是生命科学的重要组成部分，对科技创新、经济社会发展和创新社会治理、建设平安中国起着不可或缺的支撑保障作用。推动特色实验动物种源自主可控、种业科技自立自强，是科学研究、技术进步和社会发展的需要，具有重大的现实意义。

实验 Beagle 犬起源于英国小型猎兔犬，在 20 世纪 50 年代成为标准的实验用犬，广泛应用于生物化学、微生物学、病理学、病毒学、药理学和肿瘤学等生命科学研究，尤其在药物临床前评价研究中是不可或缺的实验动物，被国际医学、生物学界公认为是较理想的实验用犬。

我国自 20 世纪 80 年代开始引入实验 Beagle 犬进行标准化饲养繁育，经过几十年的努力，目前已建有一定生产规模的种群，为生命科学和生物医药产业发展提供支撑与保障。但目前实验 Beagle 犬标准种源这个"饭碗"没有牢牢端在自己手中，还遭遇受制于人的窘境。而国内外还没有关于实验 Beagle 犬生产、繁育及挖掘利用的专业指导书。《实验 Beagle 犬》一书正是处于这种严峻形势下，在国家犬类实验动物资源库近 40 年的实验 Beagle 犬标准化、规范化饲养繁殖经验基础上，组织有关专家完成的。

《实验 Beagle 犬》涵盖了实验动物管理、实验 Beagle 犬生产管理、质量管理、应用等十七章内容，基本涉及了实验 Beagle 犬各个方面，内容全面，描述简洁，便于使用。本书可作为我国实验 Beagle 犬生产与使用、药物临床前评价研究等参考用书。

感谢中国中医药出版社对本书的编写出版给予的大力支持和帮助。感谢实验动物领域知名专家的鼓励、热心支持和悉心指导。感谢来自全国 7 个单位数十位专家在本书编写过程中所作出的无私奉献和辛勤劳动。

虽然我们力求完美，但纰漏与瑕疵在所难免，冀望广大读者给予批评斧正，以便于本书能与时俱进，不断完善。

《实验 Beagle 犬》编委会

2023 年 6 月

序 1

21世纪是"生命科学"的世纪，"生命"世界里千头万绪、异彩纷呈，像一个黑匣子隐藏着无数奥秘，有待去探索、去破译它。实验动物是支撑生命科学基础研究、破解生命科学重大科学问题的重要生物资源，同时也是生物安全、环境安全和食品安全等国家重大安全领域不可或缺的保障条件。因此，实验动物科学已成为21世纪科学发展的先导主力部队，实验动物资源已成为重要的科技战略资源。

受到"国际实验动物种源霸主"的极大干扰，我国实验动物种源引进已遭受到前所未有的阻碍，如何实现实验Beagle犬种源的高质量发展、自主可控已成为当下迫在眉睫的大事。自20世纪80年代以来，我国实验动物科学得到较快发展，在实验Beagle犬保种育种、生产繁殖、开发利用等方面积累了一定的科研成果和实验经验，《实验Beagle犬》一书的出版正是适应了实验动物科学发展的需求。在当前的国际形势下，为全方位提升实验犬种源的质量、实现种业科技自立自强提供了很好的参考与借鉴。

几番磨砺方成器，数载耕耘自见功。由国家犬类实验动物资源库团队领衔，联合国内实验动物及相关领域的专家和学者，从实验Beagle犬生产者、研究者和使用者的不同角度共同编写的《实验Beagle》一书，是我国第一部较为全面地介绍实验Beagle犬的专业著作。该书从管理与法规、设施、管理、技术等多方面、深层次系统论述实验Beagle犬，是一部结构严谨、层次清晰、图文并茂、内容翔实的专著，反映了编者从事实验动物和动物实验工作40年的实践结晶。我相信，该书对我国从事实验Beagle犬繁育、使用与研究的专业人员具有很好的理论和实践指导意义。

我国是实验动物资源大国，但还不是实验动物资源强国。愿从事实验动物种业科技的工作者们砥砺前行，早日把我国建设成实验动物资源强国，为科学家揭示自然奥秘、保障人民健康、维护国家重大安全等提供重要基础支撑与条件保障。

深以为慰，是为之序。

中国科学院　院士

广州实验室　研究员

2023 年 4 月

序2

动物实验医学是支撑近代人类医学科学逐步发展的基础,在人类医学科学的发展过程中起着极其重要和推动性的作用。回顾以往120多年诺贝尔生理学或医学奖的辉煌成就中,支持科学家们登上科研高峰——诺贝尔颁奖台的,不仅仅是对科研的热爱和超凡的智慧,还有默默作出贡献的"实验动物"。实验动物在生命科学研究和生物医药研发中起到重要基础支撑与条件保障作用。

犬作为人类最早驯化的动物,从早期的功能型"家畜"经历一万多年的演变已成为家庭精神型"伴侣",在当今社会生活和工作中,它们仍在导盲、检疫、搜毒搜救、精神治疗和科学研究等众多方面发挥重要作用。犬也是最早的实验用动物,1904年俄国科学家巴甫洛夫就利用犬实验证明了条件反射理论,目前在生命科学基础研究和生物医药产业等领域,实验犬仍占有不可替代的重要位置,如实验Beagle犬是世界卫生组织(WHO)推荐的在药物临床前评价研究的首选用犬。

自1988年我国颁布首部实验动物行政法规《实验动物管理条例》以来,实验动物科学迅速崛起并逐步缩小与国际差距,在实验动物的生产与使用、动物模型研发乃至产业规模均取得显著成绩。2019年国家科技部和财政部联合发文批准成立国家犬类实验动物资源库(以下简称犬资源库),作为国家科技资源共享服务平台成员之一,承担着实验犬资源开发应用、不断提升资源使用效率和科技创新支撑能力的任务,并在相关生命科学研究和产业创新发展中发挥重要的基础支撑作用。犬资源库的承担单位——广州医药研究总院是我国20世纪80年代最早从国外引进实验Beagle犬种进行繁育和研究的单位,历经40余年的发展,在实验Beagle犬保种育种、管理体系和开发利用等方面积累了大量宝贵的数据和经验。鉴于目前世界范围内仍未有一部较全面的实验犬应用工具书，由犬资源库组织有关专家共同编著了《实验 Beagle 犬》。本书以实验 Beagle 犬为基本元素，以推动生命科学研究为主线，从生物学特性、组织病理、设施建设与运行管理、生产与使用、质量控制、生物安全、动物福利、常见疾病与操作技术等多角度和多层面较为系统地阐述了实验 Beagle 犬的标准化内涵和科学管理体系，实属难得。有些资料是作者长期的研究成果和经验积累，首次发表，难能可贵。相信本书的出版对加快我国实验 Beagle 犬资源的保存与共享、质量的提升，推动实验动物规范管理和使用，以及促进生命科学的发展提供有价值的思路和指导，具有重要的现实意义。

从事实验动物资源科学事业的同仁们任重道远。祝愿实验动物资源共享服务平台建设取得更大的突破性进展，为国家科技创新提供强有力的服务。

在本书即将出版之际，谨作此序以致庆贺。

中国科学院　院士

清华大学　教授

2023 年 4 月

目 录

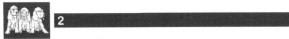

第一章 实验动物管理

本章主要系统地介绍我国实验动物的管理框架，现行的法律法规、标准和管理制度，这些文件相关条款是我国实验动物科技工作者必须要了解、学习和遵守的。相关法律法规知识的普及，不仅能提升实验动物科技工作者的职业素养，也能全面提升实验动物行业管理水平，从而能加快推进我国实验动物管理的法制化建设，这对实现实验动物标准化、规范化的科学管理，进而走向实验动物产业化、社会化发展的道路有着重要意义。

第一节 实验动物管理机构

一、实验动物行政管理机构

（一）国家主管部门

中华人民共和国科学技术部（简称"科技部"）主管全国实验动物工作，统筹制定我国实验动物管理政策和发展规划，其先后发布了《实验动物管理条例》《实验动物质量管理办法》《国家实验动物种子中心管理办法》和《实验动物许可证管理办法（试行）》等行政法规和部门规章来规范实验动物工作管理。2011年，科技部还成立了国家实验动物专家委员会，负责开展实验动物发展、资源建设和质量保障体系建设等研究并为我国实验动物工作如法制化管理、相关政策法规的制定等工作提供咨询和建议。

（二）地方主管部门

省、自治区、直辖市科学技术主管部门主管本地区的实验动物工作，负责相关国家法规、技术标准的宣传贯彻，制定地方的实验动物发展规划，并通过科技立项支持实验动物科学研究。如北京、湖北、云南、广东先后制定了地方《实验动物管理条例》和配套的管理办法来指导本地区的实验动物管理工作。

（三）地方实验动物管理机构

许多地区的科学技术主管部门会下设具体负责本地区实验动物管理工作的办事机构，如北京、上海、湖南、贵州、浙江、云南等地设有实验动物管理办公室；福建、吉林、湖北、黑龙江等地设有实验动物管理委员会办公室。这些办事机构虽名称不一，但基本职责相似，主要是负责实验动物日常管理与监督工作，如实验动物行政许可现场检查、从业人员培训、法规标准宣传等工作，指导实验动物设施、福利和伦理建设等。

二、实验动物行业管理机构

（一）中国合格评定国家认可委员会

中国合格评定国家认可委员会（China National Accreditation Service for Conformity Assessment，CNAS）是由国家认证认可监督管理委员会批准成立的认可机构，统一实施对认证机构、实验室和检验机构等相关机构的认可工作。2017 年，CNAS 发布了 CNAS-RL08:2017《实验动物饲养和使用机构认可规则》（2020 年 9 月 1 日第一次修订）和 CNAS-CL60:2017《实验动物饲养和使用机构质量和能力认可准则》（后修订为 CNAS-CL06:2018），规定了 CNAS 实验动物机构认可体系运作的程序和要求，有力地推进和完善了实验动物机构管理模式规范化。

（二）农业农村部及其下属机构

国内的动物检疫防疫、出入境动物检疫工作由农业农村部（简称"农业部"）下设的畜牧兽医局组织统筹，由各地方的动物卫生监督机构具体执行。2018 年，农业部与科技部联合印发了《关于做好实验动物检疫监管工作的通知》。该通知按照《实验动物管理条例》要求和相关标准情况，制定了《实验动物品种及质量等级名录》，对实验动物预防接种、质量检测、临床健康检查等方面提出检疫的具体要求，明确了实验动物检疫范围和检疫程序，进一步规范实验动物检疫监管。

另外，在实验动物病原微生物防范方面，农业部先后出台《高致病性动物病原微生物实验室生物安全管理审批办法》《农业部关于进一步规范高致病性动物病原微生物实验活动审批工作的通知》《关于加强动物病原微生物实验室生物安全管理的通知》等文件，对动物病原微生物实验室生物安全管理、实验活动审批等提出要求。

（三）国家食品药品监督管理总局

药品、化妆品、医疗器械、保健食品等领域，其生产和鉴定过程中涉及使用实验动物的，应接受国家食品药品监督管理总局（简称"药监局"）的监督管理。药监局根据《实验动物管理条例》先后发布了《医药系统实验动物管理暂行办法》《国家医药管理局实验动物管理办法》《国家医药管理局实验动物管理实施细则（试行草案）》等文件来规范实验动物的使用和管理。在药品领域，药监局颁布了《药物非临床研究质量管理规范》，该文件对应于非临床研究的实验动物及动物设施提出了要求，其下属机构药品审评中心还配套发布一系列指导原则来规范药物非临床动物试验的开展。在医疗器械、保健食品等相关领域，药监局颁布的《医疗器械临床试验规定》《医疗器械动物试验研究注册审查指导原则》《保健食品注册管理办法》等文件中也有提及开展实验动物试验的要求。

三、单位实验动物管理机构

（一）实验动物管理委员会

从事实验动物生产或使用的单位应依法成立实验动物管理委员会（简称"动管会"），主要负责指导、规划、监督和协调本单位实验动物管理工作。单位动管会一般由单位主管实验动物工作的领导担任主任委员，动物中心主任担任副主任委员或秘书长，其他组成人员应包含实验动物饲养技术人员、单位后勤服务部门领导、业务科室主任等。

（二）福利伦理审查委员会

福利伦理审查委员会负责评估和监督机构内有关动物的计划、操作程序和设施条件，保障符合实验动物福利和动物实验伦理的相关规定和要求。各类实验动物的饲养和动物实验必须获得福利伦理审查委员会的批准后方可进行，并在实验过程中接受福利伦理审查委员会日常的福利伦理监督检查。福利伦理审查委员会至少要有5名成员，一般由机构负责人担任主席，其他成员应包括兽医、科研人员、公众代表等。

（三）职业健康安全委员会

职业健康安全委员会主要负责识别、评估实验动物生产或实验活动中的风险因子（包括动物伤害、过敏、辐射、化学危险品等）并采取预防措施，保障从业人员的职业健康安全。职业健康安全委员会应为员工提供职业卫生保健服务（如年度身体检查、疫苗接种等），应提供足够的个人防护装备，建立标准程序并对员工进行培训应对风险事件的发生。

（四）生物安全委员会

实验动物各相关单位应设立生物安全专业委员会负责实验室生物安全的管理，负责完善、制定和审核实验室生物安全管理制度，规范实验等级规定，实验室出入管理、实验动物使用、菌（毒）种使用、废弃物处理、安全防备及生物安全风险评估、应急预案等程序环节，确保生物安全。我国关于实验室生物安全管理的法律、法规和标准大约有 20 余条，如《传染病防治法》《中华人民共和国生物安全法》《实验室生物安全通用要求》、国务院 424 号令《病原微生物实验室生物安全管理条例》等，实验动物生物安全实验室应当遵循这些规定。

第二节　实验动物管理规定

一、相关法律

（一）《中华人民共和国野生动物保护法》

1989 年 3 月 1 日，《中华人民共和国野生动物保护法》开始施行，已历经 3 次修正和 1 次修订，共五章、四十二条，该法旨在保护、拯救珍贵、濒危野生动物，保护、发展和合理利用野生动物资源。野生动物是重要的实验动物资源，我国野生动物资源丰富，开展野生动物的实验动物化对提升实验动物资源的丰富度和科学研究的支撑能力至关重要。因此，在实验动物行业中普及《中华人民共和国野生动物保护法》有着重要现实意义。

（二）《中华人民共和国动物防疫法》

1997 年 7 月 3 日，《中华人民共和国动物防疫法》开始施行，已历经 2 次修正和 2 次修订，共十章、八十五条，是我国动物防疫工作管理的重要法律，旨在预防、控制和扑灭动物疫病，促进养殖业发展，维护公共卫生安全，是实验动物行业应遵循的一部重要的法律。

（三）《中华人民共和国进出境动植物检疫法》

1992 年 4 月 1 日，《中华人民共和国进出境动植物检疫法》开始施行，

2009 年进行了 1 次修正，共八章、五十条。该法旨在防止动物传染病、寄生虫病和植物危险性病、虫、杂草，以及其他有害生物传入、传出国境，保护农牧林渔业生产和人体健康。随着国际合作交流增多，实验动物和各种动物模型的共享与交换也越来越多，因此我们需要高度关注随着科研活动中动物引进将病原体传入我国的风险，依法实施检疫监督。

（四）《中华人民共和国生物安全法》

2021 年 4 月 15 日，《中华人民共和国生物安全法》开始施行，共十章，八十八条。该法旨在维护国家生物安全，防范和应对生物威胁，保障人民生命健康。

病原微生物的动物感染实验，是生物安全事故的重要风险防范点。该法第五章、第四十七条明确提出要加强对实验动物的管理，防止实验动物逃逸，对使用后的实验动物按照国家规定进行无害化处理，实现实验动物可追溯。禁止将使用后的实验动物流入市场，并在第九章第七十七条明确了违反规定时将承担的相关法律责任。。

（五）《中华人民共和国标准化法》

1989 年 4 月 1 日，《中华人民共和国标准化法》开始施行，2017 年进行了 1 次修订，共六章、四十五条。该法旨在加强我国标准化工作建设，提升产品和服务质量，保障人身健康和生命财产安全。实验动物相关标准是统一的、重要的技术要求，在标准的环境下生产和使用标准的实验动物，是保证实验动物质量和研究质量的重要条件。实验动物的标准化主要体现在遗传质量控制、微生物质量控制、营养质量控制和环境质量控制四个方面。

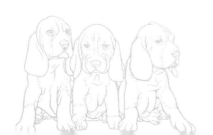

二、相关法规

（一）行政法规

1.《实验动物管理条例》

1988 年，我国第一部实验动物管理行政法规《实验动物管理条例》发布。该条例共八章、三十五条，从管理模式、饲育管理、检疫与传染病控制、应用、进口与出口管理、工作人员及奖惩等方面明确了国家管理准则，这一行政法规的发布标志着我国实验动物管理工作开始纳入法制化管理轨道。

2.《中华人民共和国认证认可条例》

2003 年，《中华人民共和国认证认可条例》开始施行。该条例主要是为了规范认证认可活动，提高产品、服务的质量和管理水平，促进经济和社会的发展而制定。我国实行统一的认证认可监督管理制度。我国实验动物机构由于业务需要涉及的药物非临床研究质量管理规范（Good Laboratory Practice，GLP）、CNAS、中国计量认证（China Inspection Body and Laboratory Mandatory Approval，CMA）等认证认可活动都应遵守本条例。

（二）地方法规和规章

1.《北京市实验动物管理条例》

《北京市实验动物管理条例》是我国第一部实验动物地方法规，1997 年 1 月 1 日起实施，历经 2 次修订，共八章、四十一条。

为贯彻落实该条例，根据实际工作需要，北京科委和北京市实验动物管理办公室又先后发布了地方的《实验动物许可证管理办法》《实验动物从业人员培训考核管理办法》《实验动物从业人员健康体检管理办法》《实验动物质量检测工作管理办法》《实验动物行政许可程序》和《实验动物福利伦理审查指南》等文件。这一系列文件的发布施行，加强了北京地区实验动物法制化管理工作，促进了北京科技事业的发展。

2.《湖北省实验动物管理条例》

《湖北省实验动物管理条例》于 2005 年 10 月 1 日起施行，共八章、三十九条。该条例对实验动物的生产与经营、应用、质量检测与防疫、生产安全与动物福利、管理与监督等活动进行规范，并明确了相关的法律责任。该条例明确规定了实验动物工作实行许可制度。

3.《云南省实验动物管理条例》

《云南省实验动物管理条例》于 2007 年 10 月 1 日起施行，共八章、四十条。该条例对实验动物的管理部门、使用单位和个人、许可证管理制度、质量检测与检疫、管理与监督、动物实验伦理、法律责任等作出了明确的规定。

4.《黑龙江省实验动物管理条例》

《黑龙江省实验动物管理条例》于 2009 年 1 月 1 日起施行，共八章、四十条。该条例从规范实验动物管理、维护公共卫生安全、适应科学研究和社会发展需要出发，完善了实验动物许可证制度，明确了从事实验动物工作单位和人员的权利、义务，细化了实验动物生产与使用的具体措施，建立了疫情报告制度，强化了对实验动物工作的监督检查，并规定了相应的法律责任。

5.《广东省实验动物管理条例》

《广东省实验动物管理条例》于 2010 年 10 月 1 日起施行，共七章、五十三条。该条例规定对实验动物生产和使用单位实行许可管理制度，必须接受省实验动物监测机构的质量技术监督和检验测试，明确了法律责任，并要求保障动物福利。

6.《吉林省实验动物管理条例》

《吉林省实验动物管理条例》于 2017 年 1 月 1 日起施行，共七章、四十五条。该条例详细规定了实验动物的生产与使用、检测和检疫、安全管理、监督检查等管理制度并明确了法律责任。该条例允许不具备成立实验动物福利伦理审查机构条件的单位和个人委托其他实验动物福利伦理审查机构进行审查以维护动物福利，并规定了对出具虚假检测报告、违规检测以及收取费用等的实验动物检测机构及工作人员的法律责任。

7. 其他地方规章

为贯彻实施《实验动物管理条例》，加强地方实验动物和动物实验的管理，各地方政府以不同形式发布实验动物管理办法。如 2006 年重庆市以政府令形式发布《重庆市实验动物管理办法》，2012 年湖南省以政府令形式发布《湖南省实施（实验动物管理条例）办法》，2014 年上海市科学技术委员会发布《上海市实验动物管理办法》《上海市实验动物许可证管理办法》等，这些文件有力推动了我国实验动物工作的发展。

三、规范性文件

（一）《实验动物质量管理办法》及其相关文件

1997 年，由国家科委、国家技术监督局联合发布了《实验动物质量管理办法》，共五章、二十五条。该文件明确提出了我国实行实验动物生产和使用许可证制度，对许可证的申请和管理作出了规定。

为落实《实验动物质量管理办法》，科技部又先后发布了《国家实验动物种子中心管理办法》《关于当前许可证发放过程中有关实验动物种子问题的处理意见》《省级实验动物质量检测机构技术审查准则》和《省级实验动物质量检测机构技术审查细则》等部门规章。这些规范性文件的出台，有力地促进了实验动物种子的保存、使用和资源共享，推动了国家和地方两级实验动物质量检测机构的建设及全国实验动物质量检测体系的形成。

（二）《实验动物许可证管理办法（试行）》

2001 年，科技部与卫生部联合发布了《实验动物许可证管理办法（试行）》，共五章、二十三条。规定了申请许可证的行为主体、条件、标准、审批和发放程序，强调了许可证的管理和监督。

（三）《关于善待实验动物的指导性意见》

2006 年，科技部发布了《关于善待实验动物的指导性意见》，共六章、三十条。本指导性意见提出了工作管理和监督的模式，从实验动物的饲养管理、应用、运输及相关措施等多个方面，对善待实验动物提出了要求，突出了动物实验替代方法是科学地善待实验动物和维护实验动物福利这一核心内容。

四、相关标准

实验动物标准是从实验动物生产、使用、检测、管理及监督等各个方面对实验动物质量和检测方法提出的技术法规，可以保证实验动物的质量和动物实验的科学和安全。实验动物标准包括国家、地方、行业标准和团体标准，它们组成一个有机整体，丰富和完善了我国的实验动物质量标准体系。涉及 Beagle 犬现行有效的标准列表可见附录。

第三节　实验动物管理制度

一、实验动物许可证管理制度

许可证管理是保障实验动物和动物实验质量、规范实验动物管理的市场准入制度。文件明确规定实验动物生产和使用实行许可证制度，生产和使用单位必须取得许可证，并明确了申请许可证的条件，申请、审批和发放程序，以及管理和监督制度；对不按许可范围生产、供应、使用实验动物和未取得许可证擅自从事实验动物生产、使用活动的单位或者个人规定了法律责任。实验动物许可证实行年检制度。许可证的有效期为五年。

二、实验动物质量合格证管理制度

合格证管理是为了控制实验动物质量。该制度要求拥有实验动物生产许可证的单位，应严格按照国家有关实验动物的质量标准进行生产和质量控制，在出售实验动物时应提供实验动物质量合格证，并附符合标准规定的近期实验动物质量检测报告。取得实验动物使用许可证的单位使用的实验动物必须来自拥有实验动物生产许可证的单位，并且是质量合格的实验动物。

三、实验动物机构认可制度

实验动物认可制度是管理实验动物的重要手段之一，2014 年发布的国标 GB/T27416《实验动物机构质量与能力的通用要求》是我国实验动物机构认可评价体系的主要技术依据。2018 年中国科学院昆明动物研究所获得我国第一张 CNAS 实验动物机构认可证书，标志着我国自主研发、创新建立的实验动物机构认可制度正式实施。被认可机构要求在管理体系、环境设施、饲养管理、兽医护理、职业健康安全等各方面符合规定，因此认可制度为我国实验动物质量的标准化和动物试验的有效性提供了保障。这种实验动物管理模式符合我国国情，有利于破解国际贸易壁垒、缩短我国与发达国家管理水平的差距，是实验动物质量管理发展的一种必然趋势。

四、质量检测和监督检查

实验动物质量检测和监督检查是实验动物质量管理的重要措施。有关规定在管理文件中主要体现在：①建设我国实验动物质量检测网络，设立国家级和省级实验动物质量监测机构；②依据实验动物标准，开展定期检测和质量评价；③捕获野生动物以补充实验动物种源，或建立实验动物新品种，或用于某项科学研究，需要对野生动物进行隔离检疫；④按照相关要求和规定，对实验动物进行免疫；⑤制定应急预案，以应对发生的重大动物疫情。

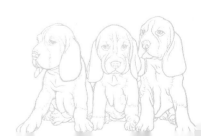

五、福利伦理审查制度

在生产、使用和运输过程中，应关爱实验动物，不虐待实验动物，维护实验动物福利。从事实验动物工作的单位应当设立实验动物管理机构，对动物实验进行伦理审查，确保实验方案符合伦理要求，并对实验过程进行监督管理。鼓励开展动物实验替代、优化方法的研究与应用，尽量减少动物使用量。这些内容几乎在所有管理文件中均有一致的要求和规定。

六、实验动物种子管理制度

规范实验动物种子质量是全面提高我国实验动物质量的最基本环节。管理文件规定了国家实验动物种子中心的任务，同时要求实验动物种子应来自国家实验动物种子中心或国家认可的保种单位、种源单位，遗传背景清楚，质量符合国家标准。

七、实验动物从业人员培训制度

实验动物从业人员培训是为了提高实验动物从业人员的专业技术水平和职业道德素质，保证动物实验质量和从业人员安全而设立的培训考核制度。依据科技部颁布的《实验动物管理条例》及各省市的地方法规，北京、湖北等省市制定了《实验动物从业人员培训考核管理办法》，这些制度基本上都要求实验动物从业人员必须进行相关法律法规及专业知识、技能培训，取得岗位证书方可上岗。

八、其他相关制度

实验动物的管理还应遵守检疫隔离、野生动物驯养繁殖等相关规定。

实验动物是"活的实验材料"，为了预防实验动物的疾病传染，应在动物引入时进行检疫隔离。生产和使用的实验动物，必须严格按照国家标准 GB 14922《实验动物微生物学等级及监测》的要求进行检疫和传染病控制，经检疫合格的，才可繁养、使用。从境外引进实验动物时，应当遵守《中华人民共和国进出境动植物检疫法》和《中华人民共和国进出境动植物检疫法实施条例》，不得从具有人畜共患传染病的疫区引进动物。

野生动物是实验动物资源的重要来源。我国管理文件鼓励可在保护、发展和合理利用野生动物资源的基础上，科学合理地开展野生动物的人工驯养和实验动物化工作。引进野生动物时，应当遵守《中华人民共和国野生动物保护法》，引进单位在原地进行检疫，确认无人畜共患病并取得当地卫生防疫部门的证明后方可引进。《国家重点保护动物驯养繁殖许可管理办法》规定，捕捉野生动物用于补充种源、开发实验动物新品种或用于科学研究需要时，需经所在地县级政府野生动物行政主管部门批准。出口应用国家重点保护的野生动物物种开发的实验动物，必须按照国家的有关规定，取得出口许可证后，方可办理出口手续。

参考文献

贺争鸣.实验动物管理与使用指南[M].北京：科学出版社，2016.

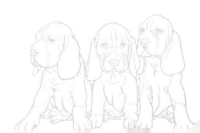

第二章　实验 Beagle 犬研究发展概况

Beagle 犬是国际公认的实验用犬，体型小，内脏器官和与人类极其相似，加上它们具有性格温顺、反应均一、重复性好、大脑发达和适应性强等优点，被广泛应用于生物学和医学研究中，尤其是在药物非临床研究中是不可替代的实验动物。本章主要从实验 Beagle 犬的起源与培育、Beagle 犬实验动物化研究进展及实验 Beagle 犬研究趋势三个方面进行介绍。

第一节　实验 Beagle 犬的起源与培育

一、实验 Beagle 犬的起源

（一）实验 Beagle 犬的分类学地位

按当前世界犬类分类系统，实验 Beagle 犬属于动物界（Animalia）脊索动物门（phylum chordata）脊椎动物亚门（vertebrata）哺乳纲（mammalia）真兽亚纲（eutheria）食肉目（carnivora）犬科（canidae）犬属（canis）灰狼种（canis lupus）。

（二）实验 Beagle 犬的起源

实验 Beagle 犬的祖先最早起源于 5 世纪的古希腊。公元前 433 年出生的希腊作家色诺芬在他写的《狩猎论》中，提到了一种应用于狩猎野兔和兔子的、有着粗口和长耳朵的小型猎犬，之后，罗马人获得希腊的猎犬，并将其带回国

内，进行买卖与狩猎，同时在罗马帝国征服世界的同时，将其带到世界各地。

在 8 世纪的诺曼底（现在的法国 / 比利时），出现一种新的猎犬，叫作塔尔博特猎犬。在 11 世纪，英格兰国王威廉把塔尔博特猎犬带回了英格兰，但由于腿短，塔尔博特猎犬跑得慢，为了使其更好地猎兔，人们通过将灰狗与塔尔博特猎犬杂交繁育出新品种——南方猎犬。南方猎犬比我们今天所知的实验 Beagle 犬要高得多，也更强壮，而且它们有出色的嗅觉能力，它们表现出的一个身体特征，就是我们今天在比格猎犬身上看到的——长而柔软的耳朵。同时期，随着猎狐运动的兴起，猎狐犬出现了，这也是一种有着特殊嗅觉和极好耐力的猎犬。猎狐犬还有一种更小品种，叫作鹋式猎犬。Beagle 犬是由猎狐犬和南方猎犬杂交而成的。

Beagle 犬于 19 世纪 40 年代被引入到美国，并于 1884 年被美国养犬俱乐部认定为一个品种。1951 年，犹他大学首次建立 Beagle 犬实验项目，以 Beagle 犬为实验对象开展实验，拉开了 Beagle 犬作为实验动物的序幕。

二、实验 Beagle 犬的培育

自 1951 年犹他大学首次从 "West Fork Beagle Club" 引入 8 只 Beagle 犬并进行繁育、开展试验后，Beagle 犬被广泛地使用。到 20 世纪 70 年代中期，商业实验 Beagle 犬育种机构在美国各地发展起来，Marshall BioResources、Charles River、Ridglan Farms、Covance 四大 Beagle 犬繁育机构分别建立了自己的封闭群并进行繁育。Marshall BioResources 为现在世界上最大的 Beagle 犬生产繁育机构，经过多年选育，成功培育出体高 30～40cm、成年体重 10～15kg 的小体型 Beagle 犬，并提升其洁净程度至 SPF 级。我国在 1983 年首次从美国引进 Beagle 犬，经过 30 年培育，建立了自己的实验 Beagle 犬封闭群，并通过无菌剖宫产手术，建立了 SPF 级实验 Beagle 犬种群。

（一）工作犬的培育

针对 Beagle 犬嗅觉灵敏的特点，各个国家开展工作犬培育工作，用于边境检查。澳大利亚边境局于 1968 年成立了"侦查犬项目"（detector dog program），进行侦查犬的繁育与训练，用于毒品、枪支、爆炸物等违禁品的检查。美国农业部于 1984 年专门成立了"国家侦察犬训练中心"，在机场、海关检查海狸鼠、棕色树蛇等。加拿大边境局设立"侦缉犬服务"（detector dog service program）项目，为加拿大边境服务局提供毒品、枪械、有害动植物等违禁品侦查服务。于 2005 年建成国内首家"Beagle 检疫犬训练中心"，利用 Beagle 犬嗅觉灵敏的特性，对 Beagle 犬进行培育、训练，为海关提供优质的检疫工作犬，多次检出有害动植物，保卫国家生态安全。

（二）疾病嗅探犬的培育

患有不同疾病的人会向外界释放不同种类的特异性气体分子，利用这一点，医学界一直在尝试利用狗的嗅觉来进行疾病检测。英国伦敦卫生与热带医学学院、杜伦大学和慈善机构"医疗嗅探犬"研究人员发现，新冠病毒具有"独特的气味"，经过特殊训练的生物检测犬可以识别出受感染的人甚至无症状感染者。其准确率超过 82%，最高达 94.3%。2019 年，英国科学家和冈比亚医学研究委员会合作，从冈比亚采集样本，并在研究中心训练出了 4 只疟疾嗅探犬。它们可以嗅出患有疟疾儿童穿过的袜子，成功率达 73%。

（三）基因编辑疾病 Beagle 犬模型的培育

犬生活环境、饮食习惯与人类相似，生理解剖与人相近，基因组与人接近，且犬患有超过 400 种单基因遗传病，其中绝大多数致病机理与病理表现与人类相同，因此犬是研究人类遗传病的理想动物模型。随着基因编辑技术的发展，越来越多的人采用基因编辑方法来培育基因编辑疾病模型犬。目前，我国利用基因编辑技术已成功培育出甲型血友病、动脉粥样硬化、永久性新生儿糖尿病、先天性黑蒙及自闭症基因编辑疾病模型犬，且模型犬的病理表现与相应的人类疾病表现相似。

第二节　Beagle 犬实验动物化研究进展

一、实验 Beagle 犬资源现状

实验动物是生命科学研究中的"活试剂"，是食品、药品评价中的"活天平"，是医学、药学、航空航天、疾病防控研究中的"人类替难者"，是应用于人体之前的最后一道防线。实验 Beagle 犬是常用的实验动物，广泛应用于医学、药学、制药、生物制品、农药、食品、添加剂开发研究中。在进出口商品检验检疫中，实验 Beagle 犬对国家生物安全亦起到支撑与保障作用。因此，实验 Beagle 犬已被各个国家作为科技创新的战略资源。随着对知识产权的重视、科技竞争及市场垄断考虑，欧美国家已经禁止向我国出口实验 Beagle 犬种源，与此同时，国外企业却大举进军中国市场，我国实验 Beagle 犬市场已经被国外企业控制。因此，我国随时可能发生实验 Beagle 犬种质资源濒危、国际种质资源全面垄断及实验 Beagle 安全供给的危机。为应对这一严峻问题，我国于 2019 年由中华人民共和国科学技术部、财政部联合发文（国科发基〔2019〕194 号）批准成立国家犬类实验动物资源库。国家犬类实验动物资源库，在国家科技资源共享服务平台的总体框架下，紧密结合国家创新驱动发展战略中建设支撑高水平创新的平台及国家和行业生物医药重大需求和发展重点，以犬类实验动物科技战略资源收集、保存、开发利用与实物、信息共享为主要任务，扩大实验 Beagle 犬种质资源体量，解决国外种质资源垄断，降低对国外实验资源的依赖。

二、实验 Beagle 犬标准建立

我国自 1983 从美国引进实验 Beagle 犬后，一直从事实验 Beagle 犬规模化、规范化、标准化饲养管理及保种育种等研究，历经 30 余年发展，在生产管

理、质量控制方面取得了长足的进步，并建立了一系列病毒、寄生虫检测、饲料营养、环境设施等相关行业标准、地方标准和国家标准。

三、实验 Beagle 犬的质量控制

实验 Beagle 犬广泛应用于外科学、药理学、毒理学等的科学研究中，实验 Beagle 犬的质量是实验数据准确、可靠、有效的基本保障，也是影响生命科学研究的重要因素。科研工作者通过不断努力，建立了实验 Beagle 犬微生物管理控制方法；营养标准、饲料营养价值评定、饮水等营养管理及遗传学质量管理体系，不断提高实验 Beagle 犬质量，满足生物医药、生命科学及医学领域研究的需要。

四、实验 Beagle 犬资源体外保种

体外保种是保障实验 Beagle 犬资源的重要手段。目前世界上尚未建立完善的犬资源体外保种技术体系。在精子、胚胎冻存方面，由于冷冻造成精子及胚胎质膜损伤、氧化应激、冰晶损伤，目前研究主要集中于冷冻方法及精子冻存液添加物的筛选中，主要包括玻璃化冷冻、快速冷冻及在精子冻存液中添加冷冻保护剂如甘油、乙二醇及抗氧化剂等。目前精子复苏后活力仅有 40% 左右。而犬胚胎冷冻保存研究甚少，且效果不佳。在卵母细胞体外成熟方面，由于犬独特生殖生理，影响卵母细胞体外冻存的因素较多，包括自身体积大小、供体实验 Beagle 犬所处的时期及卵丘细胞层数等，目前尚处于探索阶段，通过在体外改善体外成熟液配方，加入左旋肉碱、GDF9（growth differentiation factor 9）、BMP15（bone morphogenetic protein 15）、卵泡液等促进卵母细胞体外成熟。目前卵母细胞体外成熟率仅为 20% 左右。

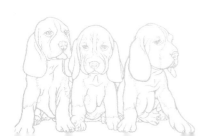

五、实验 Beagle 犬模型的建立

犬与人类长期共同进化，生理解剖与人相似，基因组相似程度高，许多疾病致病机制与病理表现与人相同，因此，犬是人类疾病理想的动物模型。目前，通过对自发疾病的筛查，手术、化学、生物等方式的人工诱导及基因编辑技术、克隆技术，成功建立了包括眼科、牙科、血液、泌尿系统、心血管系统、神经系统等多个系统的人类疾病模型犬。

六、实验 Beagle 犬的应用

实验 Beagle 犬生理学、解剖学和免疫学方面与人相似程度高，且其遗传背景清晰、生物学性能稳定、实验结果重复性好，是医学科研工作中常用的实验动物。广泛应用于药物安全性评价、生物标志物筛选、药理学、医疗器械、外科学、器官移植等方面研究。

七、实验 Beagle 犬信息资源共享

国家犬类实验动物资源库建设独立在线服务系统（www.nclarc.org.cn），集新闻动态、科技资讯、通知通告、服务案例、资源展示、标准规范、影像图集等多种功能板块于一体，并与中国科技资源共享网互联互通，向国家自然科技资源平台、国家实验动物数据资源中心提交实验动物资源信息、共性描述数据、生物学特性数据、图像数据等，供全社会共享，为国内各实验动物机构、单位提供标准化的数据支持，推动科技资源社会普及与共享。

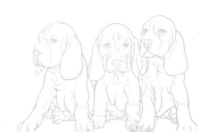

第三节　实验 Beagle 犬研究趋势

一、完善实验 Beagle 犬资源冷冻保存技术体系，开展实验 Beagle 犬育种研究

目前犬资源主要以活体保存为主，保存方式单一，如发生不可抗逆自然灾害、烈性传染病等有可能会对国家科技战略资源造成致命影响。未来，国内实验 Beagle 犬科研机构将继续研发实验 Beagle 犬卵母细胞体外成熟、体外受精技术，胚胎、精子冷冻保存及复苏技术，人工授精及胚胎移植等核心技术，建立犬种子体外冷冻保存技术体系，形成以活体资源保存为主、体外保存为辅的资源保存模式，丰富资源保存手段，确保高质量实验犬资源可持续保存与利用。同时，也将通过传统遗传育种与现代化分子育种技术相结合，建立实验 Beagle 犬育种体系，开展实验 Beagle 犬品种的培育工作。

二、继续开发基因编辑疾病模型犬研发与应用研究

基因编辑模型犬是研究人类脑科学、心血管疾病、代谢性疾病、罕见病和肿瘤等领域理想的大动物模型，疾病症状与人类相同，表型持续时间长，且具有可遗传性，能够更全面、真实地模拟人类疾病。未来，将继续完善基因编辑疾病模型犬，探索人类复杂多基因疾病的发病机制和病理表现，同时探索人源化实验 Beagle 犬模型制备方法，为我国医药研发、疾病致病机制及治疗方法提供最合适的模型。

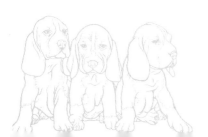

三、开展实验 Beagle 犬核心技术研究，深入挖掘实验 Beagle 犬资源

实验 Beagle 犬核心技术的研究与发展，是 Beagle 犬资源规模化创建与深入挖掘应用的基础，未来科研人员将继续开展实验 Beagle 犬遗传育种和全基因关联分析，加快实验 Beagle 犬品种选育与规模生产；继续完善基因编辑犬制备技术，制备人类疾病基因编辑犬模型，探究人类疾病致病机制及进行新型治疗手段、药物筛选研究；开展实验 Beagle 犬行为学、影像学、表型组学等技术研究，为犬作为脑科学与类脑研究动物模型奠定基础；同时开展实验 Beagle 犬生物信息学、数字化病理分析、胚胎、芯片遥感等核心技术研究，促进实验犬在生物医药、生命科学、农业、环境等领域的创新研究。

参考文献

[1] England G C W, Rijsselaere T, Cam, et al.Normal and abnormal response to deposition in female dogs: A review and new hypotheses for endometritis[J].Theriogenology, 2021, 159: 176-183.

[2] Brando F, Alves K A, Brito D, et al.Vitrification of canine ovarian tissue using the Ovarian Tissue Cryosystem (OTC) device[J].Reproduction In Domestic Animals, 2021, 56(8): 1156-1161.

[3] 蒋辉，李银银，李长龙，等.封闭群比格犬微卫星的筛选及初步应用[J].实验动物科学，2020，37（5）：24-30.

[4] Qamar A Y, Fang X, Kim M J, et al.Improved viability and fertility of frozen-thawed dog sperm using adipose-derived mesenchymal stem cells[J]. Scientific Reports, 2020, 10(1): 7034.

[5] Qamar A Y, Fang X, Bang S, et al.The effect of astaxanthin supplementation on the post-thaw quality of dog semen[J].Reprod Domest Anim, 2020, 55(9): 1163-1171.

[6] Qamar A Y, Fang X, Bang S, et al.Effects of kinetin supplementation on the post-thaw motility, viability, and structural integrity of dog sperm[J].Cryobiology, 2020,

95: 90-96.

[7] Mahiddine F Y, Kim J W, Qamar A Y, et al.Conditioned Medium from Canine Amniotic Membrane-Derived Mesenchymal Stem Cells Improved Dog Sperm Post-Thaw Quality-Related Parameters[J].Animals (Basel), 2020, 10 (10): 1899.

[8] Lee S H, Oh H J, Kim M J, et al.Canine oviductal exosomes improve oocyte development via EGFR/MAPK signaling pathway[J].Reproduction, 2020, 160(4): 613-625.

[9] Hu M, Du Z, Zhou Z, et al.Effects of serum and follicular fluid on the in vitro maturation of canine oocytes[J].Theriogenology, 2020, 143: 10-17.

[10] Fujihara M, Kaneko T, Inoue-Murayama M, et al. Vitrification of canine ovarian tissues with polyvinylpyrrolidone preserves the survival and developmental capacity of primordial follicles[J].Scientific Reports, 2019, 9(1): 3970.

[11] Lecewicz M, Strzezek R, Kordan W, et al.Effect of Extender Supplementation with Low-molecular-weight Antioxidants on Selected Quality Parameters of Cryopreserved Canine Spermatozoa[J].Journal of Veterinary Research, 2018, 62(2): 221-227.

[12] Lopes C A, Alves A M, Jewgenow K, et al.Cryopreservation of canine ovarian cortex using DMSO or 1, 3-propanediol[J].Theriogenology, 2016, 86(5): 1165-74.

[13] Sonoda H, Kohnoe S, Yamazato T, et al.Colorectal cancer screening with odour material by canine scent detection[J].Gut, 2011, 60(6): 814-819.

[14] Horvath G, Andersson H, Nemes S.Cancer odor in the blood of ovarian cancer patients: a retrospective study of detection by dogs during treatment, 3 and 6 months afterward[J].BMC Cancer, 2013, 13: 396.

[15] Montes G, Lopez-Rodo A M, Rodriguez L R, et al. Lung cancer diagnosis by trained dogs[J].European journal of cardio-thoracic surgery: Official journal of the European Association for Cardio-thoracic Surgery, 2017, 52(6): 1206-1210.

[16] Bomers M K, Agtmael M A V, Luik H, et al. Using a dog's superior olfactory sen-

sitivity to identify Clostridium difficile in stools and patients: proof of principle study[J].Bmj, 2012, 13: 345.

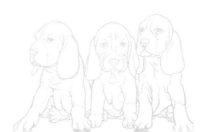

第三章　实验 Beagle 犬生物学特性

Beagle 犬是标准化的实验动物，广泛应用于生物医学研究和药物研发等领域。在动物实验数据的正确评估和判断中，对生物体组织结构、生理生化指标所受影响的分析是极为关键的。如果没有对正常组织的认识，识别毒害性和病理性反应的性质和程度就无从谈起。在疾病模型和药物评价开发中，必须通过实验组与对照组的器官组织形态学对比来确定疾病、药物或化学物质的作用部位、方式、性质和程度。实验 Beagle 的基础生理学指标为评价动物种群的健康和疾病、遗传背景的一致性、饲养和实验条件、动物模型的有效性等方面奠定基础。本章将描述实验 Beagle 犬的外貌特性、生活习性、行为学特性及其生殖与发育学、解剖学、遗传学、免疫学等相关特性，为 Beagle 犬的使用提供重要背景资料。

第一节　实验 Beagle 犬的外貌特性

实验 Beagle 犬成年犬身高 30～40cm，体重为 10～15kg。被毛短硬浓密有光泽，不易沾水，耳朵上毛发质地比身体毛发细腻。毛色多为棕黄、黑、白三色，整体呈现"七白黑背镶金"特征，即上颌部、腹部、四肢末端、尾尖为白色，背部为黑色，头部、黑色与白色交界处多为棕黄色。

头骨较长，枕骨部略圆，颅骨宽阔丰满。耳根位置低，耳朵长而宽阔，耳尖呈圆形。整个耳朵贴着面颊垂下，没有直立起来的能力，前耳边轻微向面颊内卷，当轻轻拉长时差不多能在鼻子底部相碰。眼睛中等大小，眼距适当，颜色为褐色或榛色。口吻部的长度适中，直而方，口吻整洁，没有多余的皮肤或下垂的上唇，鼻孔大而张开。

颈部长而结实，自然地从肩部抬起，肋骨支撑良好。喉部无节且皮肤没有褶，下颌角部有轻微的褶皱。腰部短，宽阔，肌肉发达。前腿笔直，骨量充足。后肢肌肉发达。后腿膝关节强壮，自然下垂。跗关节有力、对称并且适当弯曲。脚紧凑而有力，足爪呈圆形，脚趾紧凑，略向内转。脚垫厚实，发达而结实。尾巴较长、较粗，位高，欢快时举起，但不会向前弯过背。

第二节　实验 Beagle 犬的生活习性

实验 Beagle 犬的社会性强，喜欢群居，当多只犬共同生活时，它们之间会形成明显而固定的社群地位。犬有合群欺弱的特点，这是根据好斗能力的强弱而自然形成的等级顺序。犬群中产生主从关系，使得它们能比较和平地成群生活，减少对食物、生存空间等竞争所引起的打斗。在饲养过程中应随时观察犬舍中可能出现的营养不良的实验 Beagle 犬，及时调整犬舍。

实验 Beagle 犬运动量大，故要求饲养场地有一定的活动范围。尤其是对于种犬，除了满足国标要求外，还应设置一定范围的运动场地。实验 Beagle 犬喜欢啃咬物体，在饲养过程中应注意犬舍、犬笼内不要出现易于撕咬的设备设施。同时，Beagle 犬食欲旺盛，在平时饲养过程中应注意限饲，避免过于肥胖。

正常的犬鼻尖呈油状滋润，人以手背触之有凉感，它能灵敏地反映动物全身的健康情况，如发现鼻尖无滋润状，以手背触之不凉或有热感，则犬处于非健康状态。

实验 Beagle 犬对人类极为友好，易于驯服和抓捕，性格开朗、活泼，吠声悦耳，有服从人的意志的天性，并能领会人的简单意图，经短期训练能很好地配合实验。但不合理的饲养方式，使实验 Beagle 犬有恢复野性的可能性。

第三节　实验 Beagle 犬的行为学特性

　　Beagle 犬能在不断变化的环境生存适应，凭借它的感觉器官，感知来自体内或外界环境的各种刺激，通过其神经系统，做出各种各样的反应，产生各种行为动作，把 Beagle 犬对其自身所感到的刺激，所做出各种简单或复杂的应答性动作，总称为 Beagle 犬的行为。通过观察 Beagle 犬的眼、耳、鼻、尾毛、肌肉、体姿、动作节奏、发声等的神态举止及其变化，了解和掌握犬的行为，例如 Beagle 犬的群居行为、社群等级行为、学习行为、攻击行为等。此外，Beagle 犬的示好行为、母性行为甚至同主人之间的某些交流性行为等的表达方式，均具有各不相同的特征和浓厚的情感。

一、群居行为

　　Beagle 犬属于群居动物，社会性强，敬畏领袖，努力保护同伴。在 Beagle 犬群体中，总是有一头 Beagle 犬处于首领的位置，它带领、管辖着犬群。

二、社群等级行为

　　Beagle 犬共同生活在一起时，它们之间会形成并存在明显而固定的社群地位，这是根据好斗能力的强弱而自然形成的等级顺序。等级优势的确立，消除了犬群的敌对状态，增强了犬群的和睦、稳定、防御、战斗等能力，减少因食物、生存空间等争夺而引起的恶斗。强者占先采食、饮水、交配等，弱者依次排后，Beagle 犬在平时的活动中都会自觉地遵守这个规则。特别的是，工作犬视人为其同类，而训导员就是它的"上级领导"，基于犬的这种意识，人类才有可能凭借对其的"权威和优势"而进行训练。

三、学习行为

Beagle 犬通过后天学习，先天本能得以完善，进而产生出灵活性好、应变性强、适应性更高的新行为，而且 Beagle 犬的学习方式是多种多样的，其中条件反射是最主要的学习方式，分为经典条件反射和操作条件反射两种，使得 Beagle 工作犬的训练成为可能。

四、攻击行为

Beagle 犬外型可爱，性格开朗，对人友善，但受环境和遗传因素等的影响在特定情况下由于刺激应激、受迫自卫或反抗会出现攻击行为。有些 Beagle 犬对很小的刺激也会给予积极的回应，而有些 Beagle 犬受到各种威胁也不会轻易攻击，这是因为每只 Beagle 犬的承受刺激的阈值不一样，如果这个阈值低，Beagle 犬更有可能出现攻击行为。

五、示好行为

Beagle 犬外型可爱，对人友善。Beagle 犬的示好行为一般表现为主动对对方摇尾巴并靠近、想互动、喜欢舔对方、蹭对方、露出腹部等行为。

六、母性行为

Beagle 犬的育幼行为一般落在雌性一方，故称为"母性行为"，包括生产、哺乳及产前的做窝和产后舔净犬仔等系列行为。

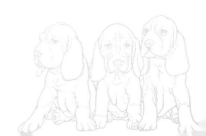

第四节 实验 Beagle 犬的生殖与发育学特性

一、公犬

（一）公犬的生殖生理

实验 Beagle 犬公犬的生殖机能发育主要经历胎儿、幼年、初情期和性成熟等几个阶段，公犬的生殖器官包括阴囊、睾丸、附睾、输精管、前列腺及阴茎等。公犬的性行为是其生殖机能发育到一定阶段相伴出现的特殊行为序列，是公犬完成交配过程的保证，可分为性激动、求偶、勃起、爬跨、交配、射精及交配结束的过程。

（二）犬性发育和性成熟

实验 Beagle 犬公犬的睾丸随着发育由腹腔进入腹壁的阴囊内，这一过程称为睾丸下降，发生的时期一般在幼犬出生后 1 个月内。某些公犬会出现一侧或双侧睾丸未能降入阴囊，仍滞留于腹腔，称为隐睾。单侧滞留为单隐睾，双侧滞留为双隐睾。由于腹腔温度高于阴囊温度，患双隐睾的公犬不能产生正常精子，患单隐睾的公犬虽然有一侧能产生精子，但是精子产量和密度会明显降低。所以确诊隐睾的公犬不宜留作种用。

在初情期发动时，促性腺激素的分泌和间质细胞的分泌活动开始恢复和增强，精细管索逐渐出现管腔，性原细胞开始分化为精原细胞，当公犬初次释放有受精能力的精子时，代表进入初情期，公犬的初情期大概在 8 ～ 10 月龄，此时繁殖力很低，生殖器官还未发育完全。

公犬初情期后，其身体和性器官进一步发育，当其具备正常生育能力的生理状态后，便达到性成熟，公犬的性成熟大概在 10 ～ 12 月龄。种公犬达到性成熟后才可进行配种，但最佳配种时间应等到体成熟后，所以公犬的初配年龄一般在 15 月龄以上。

（三）精液的组成和射精方式

公犬的精液由精子和精清两部分组成。精子由睾丸产生，精清主要来自副性腺的分泌物。精清中主要成分有糖类、蛋白质和氨基酸、酶类、脂类、无机离子、维生素和其他有机成分，精清的作用除了提供精子营养物质、调整精液 pH，还有保护精子及清洗尿道防止精液逆流的作用。

公犬的射精是阴茎受刺激达一定程度，经由自主神经传导，引起包括输精管、膀胱、前列腺及尿道收缩，射出精液。射精分为三个阶段，第一阶段：公犬试图将阴茎插入阴道时发生，此段液体主要为副性腺分泌的透明黏液，通常只有 0.5 mL，含精子极少；第二阶段：阴茎充分勃起后，射出第二段精液，来源于附睾尾部管腔，呈乳白色，0.5 ～ 2 mL，富含精子；第三阶段：第二段射精后，经数次尿道收缩射出第三段精液，此段亦清澈透明，由副性腺分泌的液体组成，多达 15 ～ 20 mL，含精子量很少。

二、母犬

（一）母犬的生殖生理

实验 Beagle 犬母犬在性机能的发育过程中，一般分为初情期、性成熟期、体成熟期和繁殖能力停止期。母犬的生殖器官包括卵巢、输卵管、子宫、阴道和阴门。与公犬相比，母犬性活动的主要特征是具有周期性。

（二）母犬性发育和性成熟

初次发情和排卵的时期称为初情期，实验 Beagle 犬母犬的初情期在 6 ～ 8 月龄，此时卵巢、子宫等生殖器官还未发育成熟，表现的发情迹象不完全，甚至会出现假发情，母犬的排卵比较特殊，属于自发性排卵，而且成熟卵泡释放的卵母细胞处于 GV 期（germinal vesicle），需在输卵管中发育 2 ～ 3 天后才能成熟。母犬性成熟期在 8 ～ 10 月龄，此时母犬生殖器官已发育成熟，具备正常的繁殖能力，但此时身体其他组织器官的生长发育仍在进行，尚未达到完全成熟阶段，所以此时一般不宜配种，以免影响母犬和胎儿的生长发育，母犬适配年龄一般在 12 月龄以上。

（三）发情周期

规模化饲养的封闭群实验 Beagle 犬是非季节性单次发情哺乳动物，一年四季均可发情，大多数集中在春秋季发情。大部分犬一年发情一两次，极少部分会发情 3 次，发情周期可分为发情前期、发情期、发情后期和发情间期，实验 Beagle 犬的发情间隔大概为 4 ～ 6 个月。

三、繁殖性能

根据饲养管理方式的不同，实验 Beagle 种公犬的年配种母犬数有所差异。公母混合饲养时，按照公母比例 1∶4 ～ 5 计算，一只种公犬每年交配母犬 4 ～ 10 只；采用人工查情配种法，将公母犬分开饲养时，一只种公犬每执行一次配种，隔 5 ～ 7 天便可进行下一次配种，每年可交配母犬 20 只以上，此时对种公犬的配种能力及精液质量要求较高，一般 6 岁以上的公犬繁殖性能大幅度下降。

在日常生产中，实验 Beagle 种母犬的一次生产周期大概在 6 ～ 8 个月，大部分母犬的年产胎情况为两年三胎，极少部分犬能达到一年两胎，一些发情间隔长的实验 Beagle 犬母犬处于一年一胎的水平。由于种母犬年龄、营养状况和生殖系统健康问题的不同，其窝产仔数为 1 ～ 12 只，平均每窝 6 只左右，一般从母犬 7 岁以后繁殖性能大幅度下降。

四、生长发育

实验 Beagle 犬生长发育阶段的划分是将犬的生长发育过程按不同时期的特点划分为哺乳期、幼年期、青年期和成年期等。根据行为特点还可划分为新生期、过渡期、社会化期、青年期等。不同的划分方式可方便 Beagle 犬的饲养管理或行为训练。整个发育过程中，除了体重的变化，还有各器官系统的发育，包括眼、心血管系统、神经系统、肺脏、肝脏、肾脏、胃肠道系统、内分泌系统、免疫系统、生殖系统、体被和骨骼系统等。

第五节　实验 Beagle 犬的生理解剖学特性

一、体被

关键的新生幼仔功能（屏障、水合作用、电导、感觉）在出生后初期（约 2 周）开始发育；出生后有初始毛发和附件，至离乳时过渡至成年毛发。

二、骨骼

Beagle 犬头骨呈圆锥形，7 个颈椎，13 个胸椎，犬无锁骨，肩胛骨由骨骼肌连接躯体；犬有 9 对真肋及 4 对假肋，1 根胸骨 7 个腰椎，3 个荐椎融合。尾椎一般为 8 ～ 22 个。后肢由股关节连接骨盆。有一块阴茎骨。长骨骨化中心在 1 ～ 10 周龄时出现，2 周龄前肢体不能支持幼犬体重，5 月龄时完成长骨快速生长，并在约 18 月龄前持续缓慢生长。

三、齿

Beagle 犬出生后约 20 天开始生乳齿，两个月以后逐渐由门齿、犬齿、臼齿换为恒齿，8 ～ 10 个月恒齿换齐。乳齿齿式为 28 个，其中门齿 3/3，犬齿 1/1，前臼齿 3/3，臼齿 0/0。成年犬齿式为 42 个，其中门齿 3/3，犬齿 1/1，前臼齿 4/4，臼齿 2/3。

四、视觉

Beagle 犬出生时眼睛形态学发育几乎已完成，出生后 10 ～ 14 天眼睑首次张开；至 7 周龄时视网膜成熟；至约 8 周龄时角膜透明和虹膜色素沉着完成；视力于 12 ～ 14 周龄时完全成熟。眼水晶体较大，每只眼有单独视力，但视力很差，正面景物看不清，视角不足 25°，视野为 20 ～ 30 m。对远处的东西看的较清楚，对移动物体感觉灵敏。为红绿色盲。

五、嗅觉和听觉

Beagle 犬的嗅脑、嗅觉器官和嗅神经极为发达，鼻黏膜上布满嗅神经。犬的嗅觉是人的 1000 倍以上；听觉极为灵敏，是人的 16 倍左右。

六、汗腺

Beagle 犬的皮肤汗腺极不发达，趾垫有少许汗腺。

七、呼吸系统

Beagle 犬出生后肺持续成熟，通常可在出生后 1 ～ 2 周与人类足月新生儿相当；至 8 周龄时呼吸速率（Respiration Rate，RR）为有规律的日常节奏；RR 随着生长而降低，到 1 岁时达到最大肺泡容量。

八、循环系统

从 1 周龄到 6 月龄时血压显著升高，心率下降。具有发达的血液循环系统，胸廓大，心脏较大，占体重的 0.72% ～ 0.96%。

九、消化系统

Beagle 犬的食道全部由横纹肌构成。胃较小，肠道短，尤其是小肠。肝脏较大，胰腺小，分为两支。出生时胃肠道完全形成；出生后 1 ～ 2 天吮吸、吞咽及觅食反射完全正常；初乳促进肠道成熟和生长；代谢功能发育主要在出生和离乳之间。肝脏至 1 周龄时肝胆结构成熟；胆汁分泌功能成熟较慢（4 ～ 6 周龄时为成年值的 30% ～ 70%）。

十、泌尿系统

Beagle 犬肾比较大，相当于体重的 1/200 ～ 1/150。左肾位置比右肾低。出生时肾脏在结构和功能上不成熟，约 2 周龄肾发育完成；小管生长和小体成熟持续至出生后第 3 周，离乳时达到成熟。

十一、生殖系统

Beagle 公犬无精囊腺和尿道球腺，前列腺极发达，有一块阴茎骨。母犬为双角子宫，乳头 4 ～ 5 对。幼犬出生 5 ～ 6 周后睾丸下降；雄性在 10 ～ 12 月龄达到性成熟；雌性在 8 ～ 10 月龄时达到性成熟。

十二、内分泌系统

Beagle 犬内分泌系统包括脑垂体、甲状腺、甲状旁腺、松果体和肾上腺等器官，以及在睾丸、卵巢、胰腺、肾、肝、消化道上皮内的内分泌组织。

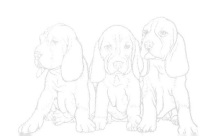

十三、免疫系统

Beagle 犬出生时血中丙球蛋白贫乏；需要在出生后 12 ～ 24 小时内通过初乳转运来自母体的 IgG；在出生时或出生后不久免疫组织大部分结构上成熟并具有功能；胸腺出生后快速生长，在离乳时达到最大尺寸，并在青春期退化。

十四、神经系统

新生 Beagle 幼犬（原始）反射约出生后 28 天消失；在出生后运动功能开始发育，并在 8 周内快速生长；出生后第 6 周脊髓结构成熟，6 ～ 12 个月期间神经传导速度加快；出生后 18 ～ 28 天为快速认知发育期，是犬学习的关键期。

第六节　实验 Beagle 犬的遗传学特性

犬长期以来与人共同生活，共同进化，其基因组与人相似程度高，同时犬也患有与人相似的遗传病，包括血友病、杜氏肌营养不良、视网膜色素变性等，且疾病的致病机制与病理表现与人相似。因此，犬是人类遗传病研究非常好的动物模型，伴随着犬基因组测序的完成及对基因组的挖掘，将更加加深对遗传疾病的认识，助力人类遗传病的研究与治疗。

一、犬基因组

犬基因组由 39 对染色体组成，包括 38 对常染色体和 1 对性染色体组成。性染色体都为双臂，X 染色体为亚中间着丝粒型，Y 染色体为中间着丝粒型。38 对常染色体均为近端着丝粒类型，染色体形状和大小非常接近，难以区分。

犬约有 24.1 亿对碱基，比人类约少 6 亿对。包括 19856 个编码基因，11898 个非编码基因，3348 个小非编码基因，8124 个长非编码基因，950 个假基因，共表达基因 39074 个，SNP 位点 250 万。广泛的纯合性存在于犬的基因组结构中，是犬基因组的一个特点。

二、犬线粒体基因组

犬线粒体 DNA 是闭合的双链 DNA，序列长 16 kb，根据两条 G+T 含量不同分为轻链和重链。犬线粒体基因组（mtDNA）由 37 个基因和一段长度可变的非编码序列（又称控制区或 D-loop）组成。除了 D-loop 区和轻链复制起点外，其余为基因编码区。编码区基因排列紧密，其中 AT 碱基含量占 60.39%，G 碱基含量 14.12%，AT 碱基含量显著高于 GC 碱基，具有显著的碱基偏好性。37 个基因中包括 13 个蛋白质基因，2 个 rRNA 基因和 22 个 tRNA 基因。非编码区 D-loop 包括 DNA 复制或 / 和转录相关序列。由 3 个部分组成：保守序列、终止相关序列与中央保守区，犬在该区域存在 GTACACGTAC 这一 10bp 的重复序列单元。犬线粒体基因组中存在基因间隔和基因重叠现象，ATP8/ATP6. ND5/ND6 之间表现较为明显；在密码子使用频率上，CUA，AUU，AUA 等密码子使用频率最高，第 3 位为 G 的密码子使用频率最低。

线粒体功能异常是很多疾病产生及发展的原因，线粒体 DNA 为母系遗传，精子线粒体 DNA 在受精后水解掉，受精卵中的线粒体 DNA 来源于卵母细胞，由于卵母细胞易受环境等因素影响产生氧化应激，而氧化应激会损伤线粒体 DNA，造成线粒体 DNA 损伤和变异，进而影响细胞呼吸甚至凋亡，从而引发疾病。在对犬乳腺肿瘤及肥大细胞肿瘤样品中检测均发现线粒体 DNA 编码 ND1、ND2、ND4 发生突变。

三、犬遗传信息传递载体

犬精子在睾丸曲细精管生成，在刚出生时，犬的曲细精管没有管腔，只有在胎儿时期就形成的性原细胞和未分化细胞，精子由精原细胞经分裂发育而来。经过 14 天的发育，曲细精管开始出现管腔，同时精原细胞经过 5 次分裂形成 16 个初级精母细胞，初级精母细胞又经过 21 天的发育，分裂为 2 个次级精母细胞，次级精母细胞再经过分裂形成 2 个精细胞，并迁移曲细精管管腔，最后，精细胞在曲细精管中历时 10.5 天，经过形态改变，细胞核发育成为为精子头，高尔基体成为顶体、中心小体变为精子尾等，发育成精子。

不同于其他物种，犬卵母细胞在排卵时仍处于 GV 期，需要在输卵管中成熟 48 ～ 72 小时后，才能排出第一极体，成为具有受精能力的卵母细胞。卵母细胞在输卵管受精后，受精卵开始迅速分裂。犬类受精卵到达子宫输卵管连接处所需的时间比其他物种更长，达到 7 ～ 9 天，在第 17 ～ 19 天胚胎着床于子宫。

第七节　实验 Beagle 犬免疫学特性

一、实验 Beagle 犬免疫系统功能概述

作为哺乳动物，实验 Beagle 犬同时使用多种防御机制来抵御疾病，而犬作为人类长期驯化的大型动物，与人类长期同居，也发展出与人相似的免疫、肿瘤、传染病和寄生虫病，这是实验犬区别于传统啮齿动物乃至其他实验动物模型所没有的特征，免疫系统疾病实验犬模型可为研究人免疫疾病提供更大的助力，例如，人类和狗的免疫衰老相似性使实验犬成为研究老年人免疫重要的研究模型。

目前犬类免疫系统的许多方面仍然未知，包括先天免疫反应的特征、老年犬炎症反应、自身免疫和免疫系统在肿瘤疾病发展中的作用等。随着生活条件改善和定期接种疫苗的推广，犬免疫系统的变化也尚不清楚。

二、实验犬免疫细胞

（一）吞噬细胞

与人相似，中性粒细胞是犬最丰富的白细胞，约占成年犬白细胞总数的 50% ～ 75%，是机体抵抗微生物感染的主要防御措施。中性粒细胞离开骨髓进入血液循环系统时其功能处于休眠状态。当受到刺激，中性粒细胞会迁移到组织中，启动各种能够控制感染的机制，包括吞噬、中性粒细胞胞外陷阱（Neutrophil extracellular traps，NET）释放和脱颗粒等。

单核细胞占成年犬白细胞总数的 5%。单核细胞与中性粒细胞相似，执行多种活动，例如吞噬细胞胞外陷阱（Macrophage extracellular traps，MET）释放、抗原呈递、组织修复，是犬循环系统中的清道夫。

粒细胞和单核细胞是犬血液中的吞噬细胞，其数量可以提示其他组织脏器的情况和骨髓的功能。例如，当实验犬任何部位出现炎症时，中性粒细胞的数量就会增加。发生骨髓性白血病也可导致循环中吞噬细胞增多。发生骨髓衰竭、感染、药物免疫毒性等异常反应时可导致循环吞噬细胞数量减少，降低实验犬对细菌感染的抵抗力。

（二）淋巴细胞

淋巴细胞占成年犬白细胞总数的 30% ～ 50%，主要分为 T 细胞、B 细胞和自然杀伤细胞。淋巴细胞离开中枢淋巴器官（骨髓、胸腺）进入血循环后，可通过血液进入周围淋巴组织。周围淋巴组织具有高度组织化的结构，具有不同的 B 细胞和 T 细胞区域。新形成的淋巴细胞存活时间取决于它们与其他细胞类型的相互作用。淋巴细胞未遇到特定抗原（由抗原提呈细胞呈递）激活，将走向死亡，适当激活后淋巴细胞寿命延长。淋巴细胞是适应性免疫系统的重要组成部分，而淋巴细胞减少可导致犬抵抗力下降，易发感染性疾病。犬也存在自身免疫性疾病，同时也是易敏感型动物，易发全身过敏性反应。

三、免疫系统发育与衰退

（一）出生幼犬抗体水平及初乳被动转移母源抗体

人类新生儿在子宫内通过母体胎盘转移可获得大部分抗体，但犬胎盘内皮绒毛膜的类型限制了对胎儿的免疫转移。新生幼犬几乎是无丙球蛋白血症，出生时 IgG 血清水平约为 0.3g/L，而成年犬则为 8 ～ 25g/L。这使得新生幼犬（从出生到 21 天）易受病原体攻击，10% ～ 30% 的活产幼犬在 21 天之前死亡，主要是由于出生后前 3 天感染所致败血症。

初乳被动转移母源抗体（Maternally Derived Antibody，MDA）是新生幼犬抵抗病原感染存活的基础。初乳是产后头两天母犬产生的乳腺特异性分泌物，富含免疫球蛋白。幼犬肠道免疫球蛋白吸收在出生后前 4 小时最多，之后逐渐减少，直到出生后 16 ～ 24 小时肠道不再吸收免疫球蛋白。肠道免疫球蛋白吸收关闭可能与肠细胞成熟和肠道菌群的建立有关，初乳摄入也有助于幼犬的胃肠道成熟。已有几项研究检测出犬初乳的免疫球蛋白成分。IgG 是犬初乳中发现的最丰富的 Ig 类型，在产后第一天保持升高。之后，IgG 浓度迅速下降，而 IgA 和 IgM 持续升高，直至断奶。初乳的免疫质量在母犬中差异较大，但与母体血液 IgG 水平、母犬年龄、品种大小或产仔数无关。

也有实验研究了 MDA 持续时间。据报道，母体转移的 IgG 抗体半衰期约为 8 天，犬瘟热和犬细小病毒抗体分别在 10 ～ 12 周和 15 周后无法测出。一些特异性抗体如抗冠状病毒，MDA 抗体效价较低，维持时间较短。随着 MDA 降低，抗体水平不再足以预防感染，使犬在该窗口期也易受感染。在 MDA 降低同时，为应对环境病原体，新生幼犬会逐步产生自己的抗体，在 14 ～ 21 日龄时抗体浓度会显著增加。尽管幼犬 6 ～ 12 周大时被认为具有免疫能力，但其免疫能力仍取决于 MDA。

（二）幼龄犬免疫组织和细胞成熟及其应答

犬出生时免疫系统未完全发育成熟，出生约 6 个月后发育成熟。胸腺在幼犬出生后迅速生长，6 个月大时达到最大尺寸。T 细胞进入刺激淋巴组织及产生体液免疫应答相对于其他动物较迟，在幼犬 3 周龄时给予免疫效果较差，6 ～ 8 周龄才能对各种抗原产生正常的免疫应答水平。当犬达到性成熟后，胸腺出现退化，胸腺实质减少，被脂肪、结缔组织和上皮结构等所取代。中性粒细胞在幼犬出生后便占主导地位，几乎是淋巴细胞 3 倍。在出生后第一周，中性粒细胞减少，淋巴细胞暂时占优势，这可能反映了免疫系统通过与外来抗原接触而激活。新生犬循环淋巴细胞亚群的表型与成年犬明显不同。出生后一天幼犬外周血 T 细胞的比例较低，CD8$^+$ T 细胞的比例非常低，而 B 细胞的含量高。前 4 个月，外周 B 细胞比例逐渐下降，外周 T 细胞比例增加。在同一时期，幼稚 T 细胞的比例从 90% 下降到 40% ～ 45%。CD4$^+$ T 细胞的百分比从出生到成年保持相对稳定，但 CD8+ T 细胞的数量随着年龄的增长而增加，CD4∶CD8 细胞的比例逐渐下降，在 12 个月左右达到成年犬典型的 1.5 ～ 2.5∶1 水平。幼龄犬随着抗原暴露，Th1 细胞逐步发育并最终实现平衡的 Th1–Th2 免疫反应。随着实验犬生活条件、营养状况、疫苗接种和驱虫计划的改进，减少对 Th1 刺激的暴露。疫苗接种也可能对驱动免疫系统产生 Th1 或 Th2 反应具有深远而持久的影响，但目前尚未对此有深入的研究报道。

黏膜相关淋巴组织（Mucosal–associated Lymphoid Tissue，MALT）持续暴露于抗原，是犬抗原发起免疫反应或维持免疫耐受的关键。犬存在鼻相关淋巴组织，但似乎缺少支气管相关淋巴组织。犬肠道有两种不同类型的 Peyer 斑：十二指肠和空肠（近端）Peyer 斑，以及回肠 Peyer 斑。近端 Peyer 斑有助于黏膜免疫反应，而回肠 Peyer 斑呈现初级淋巴器官的特征，参与 B 细胞系统的早期发育，并在犬达到性成熟时表现出退化。

（三）母犬免疫系统变化

母犬免疫系统从配种之日起随着母犬怀孕时间变化很大。在怀孕期间，胚胎和母体因素都有助于成功怀孕。所有哺乳动物物种中，母体胸腺都经历了退化，此外，妊娠激素如黄体酮、雌二醇和催乳素等，具有免疫调节特性，作用于多种免疫细胞并影响细胞因子的产生。黄体酮可诱导妊娠早期 IL–4 和 IL–10

的血清浓度升高，妊娠 30 ～ 40 天，抗炎细胞因子的浓度随着催乳素水平升高而降低。妊娠后期雌二醇可介导 IL–10 浓度增加。

（四）老年全免疫系统衰退

与人类一样，老年犬的 IgA 血浆水平显著增加，提示老年犬可能与老年人相似，存在对疫苗的不良反应增加情况。但与人类相比，犬的总 IgG 水平不会显著改变。老年犬可出现血液 CD4⁺T 细胞减少，CD8⁺ 细胞亚群扩大，随后 CD4:CD8 比率降低，以及幼稚淋巴细胞减少。与年龄相关的变化包括细胞介导的免疫反应衰退，体液免疫反应的下降可能与 Th 细胞功能下降有关。老年犬通常会出现对新抗原刺激的免疫反应受损，老年犬首次接种狂犬病疫苗显示抗体滴度显著降低，疫苗接种失败率增加，这可能与外周血幼稚 T 细胞减少和淋巴细胞受体库的多样性降低有关。

参考文献

[1] Tkaczyk-Wlizlo A, Kowal K, Slaska B.Mitochondrial DNA alterations in the domestic dog (Canis lupus familiaris) and their association with development of diseases: A review[J].Mitochondrion, 2022, 63: 72-84.

[2] Schoenebeck J J, Ostrander E A.Insights into morphology and disease from the dog genome project[J].Annu Rev Cell Dev Biol, 2014, 30: 535-560.

[3] Hayward J J, Castelhano M G, Oliveira K C, et al.Complex disease and phenotype mapping in the domestic dog[J].Nat Commun, 2016, 7: 10460.

[4] Parker H G, Shearin A L, Ostrander E A.Man's best friend becomes biology's best in show: genome analyses in the domestic dog[J].Annu Rev Genet, 2010, 44: 309-336.

[5] Reynaud K, Fontbonne A, Marseloo N, et al. In vivo meiotic resumption, fertilization and early embryonic development in the bitch[J].Reproduction, 2005, 130: 193-201.

[6] Schlecht U, Demougin P, Koch R, et al. Expression profiling of mammalian male

meiosis and gametogenesis identifies novel candidate genes for roles in the regulation of fertility[J].Molecular Biology of the Cell, 2004, 15: 1031-1043.

[7] Treeful Amy E, Coffey Emily L, Steven G, et al. A scoping review of autoantibodies as biomarkers for canine autoimmune disease[J].Journal of Veterinary Internal Medicine, 2022, 36: 363-378.

[8] Story B D, Miller M E, Bradbury A M, et al. Canine Models of Inherited Musculoskeletal and Neurodegenerative Diseases[J].Frontiers in Veterinary Science, 2020, 7: 80.

[9] Papadogiannakis E I, Koutinas A F.Cutaneous immune mechanisms in canine leishmaniosis due to Leishmania infantum[J].Veterinary Immunology and Immunopathology, 2015, 163(3-4): 94-102.

[10] Pereira M, Valério-Bolas A, Saraiva-Marques C, et al. Development of Dog Immune System: From in Uterus to Elderly[J].Veterinary Science, 2019, 6(4): 83.

[11] Kopper J J, Iennarella-Servantez C, Jergens A E, et al.Harnessing the Biology of Canine Intestinal Organoids to Heighten Understanding of Inflammatory Bowel Disease Pathogenesis and Accelerate Drug Discovery: A One Health Approach[J]. Frontiers Toxicology, 2021, 3: 773953.

[12] Vasilevko V, Head E.Immunotherapy in a natural model of Abeta pathogenesis: the aging Beagle[J].CNS Neurological Disorders-Drug Targets, 2009, 8(2): 98-113.

[13] Chastant S, Mila H.Passive immune transfer in puppies[J].Animal Reproduction Science, 2019, 207: 162-170.

[14] Herman E, Eldridge S.Spontaneously occurring cardiovascular lesions in commonly used laboratory animals[J].Cardiooncology, 2019, 5: 6.

[15] Jacob J, Lorber B.Diseases Transmitted by Man's Best Friend: the Dog[M].John Wiley & Sons, Ltd, 2016.

[16] Felsburg P J.Overview of immune system development in the dog: comparison with humans[J].Humane& Experimental Toxicology, 2002, 21(9-10): 487-492.

第四章　实验 Beagle 犬的组织与病理学

在动物实验数据的正确评估和判断中，对生物体组织结构、生理生化指标所受影响的分析是极为关键的。实验 Beagle 犬的正常组织学是其作为实验动物推广和应用的重要基础资料。如果没有对正常组织的认识，识别毒害性和病理性反应的性质和程度就无从谈起。实验 Beagle 犬的基础生理学指标为评价动物种群的健康和疾病、遗传背景的一致性、饲养和实验条件、动物模型的有效性等方面奠定基础。在疾病模型和药物评价开发中，必须通过实验组与对照组的器官组织形态学对比来确定疾病、药物或化学物质的作用部位、方式、性质和程度。

本章内容覆盖了神经系统、内分泌系统、造血系统、免疫系统、血液循环系统、消化系统、呼吸系统、泌尿系统、雄性生殖系统、雌性生殖系统、运动系统、皮肤、眼、耳，以及实验 Beagle 犬的组织学、病理变化及正常基础生理指标、血液学及生化指标的正常参考范围，为使用实验 Beagle 犬的实验提供重要背景资料。

第一节　实验 Beagle 犬的系统组织学

一、神经系统组织学

（一）神经组织

神经组织主要由神经元、神经胶质细胞和神经纤维构成。神经元高度分化，通过突触相互连接，形成复杂的神经网络并具有接受刺激、整合信息和传导冲动等功能，是神经系统的基本结构和功能单位。神经胶质细胞高度分化，和其他支持细胞形成结构性支架，起到支持、营养、保护和绝缘的作用。

1. 神经元

犬的神经元由胞体和突起构成，能够接受和传导神经冲动。神经元的突起包括轴突和树突两类，根据突起将神经元分为单极或假单极神经元、双极神经元和多极神经元。根据神经元的功能将神经元分为感觉神经元、运动神经元、中间神经元三类。根据其释放的神经递质或神经调质将神经元分为胆碱能神经元、胺能神经元、肽能神经元和氨基酸能神经元等。

2. 神经胶质细胞

神经胶质细胞包括中枢神经胶质细胞和外周神经胶质细胞。

中枢神经胶质细胞主要有星形胶质细胞、少突胶质细胞、小胶质细胞、室管膜细胞和嗅鞘膜细胞。星形胶质细胞体积最大，细胞呈星形，广泛分布于中枢神经组织内，分为原浆型和纤维型两种，原浆型主要分布于灰质，纤维型主要分布于白质。少突胶质细胞呈圆形，胞核小，染色较深，常呈串珠状排列。室管膜细胞呈立方形或低柱状，表面具微绒毛，位于脑室和脊髓中央管的腔面，形成单层上皮室管膜。小胶质细胞呈不规则或杆状，体积小，胞核最小，染色最深。嗅鞘膜细胞位于嗅球或嗅束中，是一种特化的神经胶质细胞。

外周神经胶质细胞主要有施万细胞和卫星细胞两种。施万细胞形成外周神经纤维的髓鞘，髓鞘小节间的狭窄区域称郎飞结。卫星细胞呈扁平或梭形，胞核小、圆形或卵圆形，染色深，包裹节神经元的胞体。

3. 神经纤维

神经纤维由神经元轴突和胶质细胞组成，根据包裹轴突的神经胶质细胞是否形成髓鞘，分为有髓神经纤维和无髓神经纤维。有髓神经纤维构成脑和脊髓的白质及外周神经系统的脑神经和脊神经；无髓神经纤维构成植物性神经。

（二）中枢神经系统

Beagle 犬的中枢神经系统包括脑和脊髓，脑又分为大脑、小脑、脑干、嗅脑和嗅神经。

1. 脊髓

Beagle 犬的脊髓结构包括脊髓膜和脊髓实质。脊髓膜从外到内依次为脊硬膜、脊蛛网膜和脊软膜。脊硬膜为致密结缔组织，内表面衬有单层扁平上皮；脊蛛网膜为一薄层纤细的结缔组织；脊软膜为一薄层富含血管的疏松结缔组织。

脊髓实质由灰质、白质构成。脊髓灰质位于脊髓中央，横断面呈蝶形或"H"形，较大的一侧为腹角（前角），另一侧为背角（后角），后角之间为中间带，中央灰质连接两侧中间带，脊髓中央为脊髓中央管。脊髓灰质由神经元胞体及其突起、无髓神经纤维和神经胶质细胞构成。脊髓白质包绕脊髓灰质，主要由上下行的神经束和神经胶质细胞构成。

2. 大脑

Beagle 犬的大脑分为大脑皮质和髓质。

大脑皮质又称大脑灰质，可分为额叶、顶叶、枕叶和颞叶。大脑皮质从外到内为软脑膜、分子层、外颗粒层、外锥体细胞层、内颗粒层、内锥体细胞层和多形细胞层。软脑膜薄而软，紧贴大脑表面，软膜内分布有丰富的血管。分子层主要由水平细胞和星形细胞组成。外颗粒层由大量颗粒细胞和小锥体细胞组成。外锥体细胞层由大小不等的锥体细胞构成。内颗粒层由星形细胞组成。内锥体细胞层由中型或大型锥体细胞组成。多形细胞层可见梭形细胞和少量星形细胞和锥体形细胞。

大脑髓质由有髓神经纤维和神经胶质细胞组成。

3. 小脑

Beagle 犬的小脑包括脑膜、小脑皮质和髓质。

小脑脑膜结构与脊髓膜基本相似，表面包被有脑硬膜、蛛网膜和软脑膜等，覆盖着富含血管的软脑膜深入沟裂内，许多平行排列的浅沟将小脑分隔成许多小叶。

小脑皮质由外向内可分为分子层、浦肯野细胞层和颗粒细胞层。分子层主要由无髓神经纤维、神经胶质细胞和少量神经细胞构成。浦肯野细胞层由一层胞体较大、梨状的浦肯野细胞排列而成。颗粒层由密集分布的颗粒细胞和高尔基细胞构成。

小脑髓质由有髓神经纤维和神经胶质细胞构成。

4. 脑干

脑干通常指中脑、脑桥和延髓三部分，位于中脑轴，分布有各种中枢神经细胞核团。

5. 嗅脑和嗅神经

Beagle 犬具有两套嗅觉系统，包括犁鼻系统和主嗅觉系统。犁鼻器是一种鼻内管腔狭窄的结构，起始于鼻腔前端，终止于犬齿部位，位于鼻的下端，它含有嗅细胞，并通过神经束将大脑和嗅叶直接相连。主嗅觉系统由嗅脑和嗅神经构成，嗅脑位于大脑的腹部，主要由嗅球、嗅束、嗅三角、梨状叶和海马等部分构成，嗅神经由鼻腔黏膜嗅上皮的嗅细胞突触所构成，这些轴突集合成束经筛孔入颅腔，止于嗅球。

嗅球呈两侧压扁的卵圆形，位于大脑半球的前端，其前端向前伸至大脑半球额叶的前方，向后连于两个嗅束，嗅球中空为嗅球室，与侧脑室相通。嗅球中的主要神经元为僧帽细胞，双极神经元，呈圆形或锥体状，其顶树突伸向嗅小球，基树突伸向两侧，嗜银染色呈僧帽状。

（三）外周神经系统

1. 脑神经

脑神经由躯体运动和内脏感觉纤维组成。Beagle 犬具有十二对脑神经，各司其职，包括视觉、嗅觉、听觉、味觉和面部表情等。

2. 脊髓神经

脊髓神经主要控制颈部以下区域的感觉和运动。脊神经由背根和腹根组成，二者都与脊髓相连并在椎间孔处合为一条脊神经干。

腹根主要控制运动，分布于横纹肌、平滑肌和腺体等处。运动纤维由脊髓灰质的腹角、胸腰段侧角和骶副交感神经元的轴突组成。

背根主要控制感觉，背根于椎间孔处膨大形成脊神经节。脊神经节内的假单极神经元可以将躯体和内脏的感觉冲动传向中枢，假单极神经元的突起盘曲于胞体附近，可以分为外周树突支和中枢轴突支，外周支汇成脊神经纤维束，分布于皮肤、内脏、肌肉和关节处，中枢轴突支进入中枢神经。

椎间孔外的脊神经干分为腹支、背支、脊膜支和交通支。脊膜支分布于脊髓的被膜和脊柱。一部分脊神经腹支组成神经丛，再分支分布于其他外周组织器官，例如颈神经丛、臂神经丛等。

3. 外周神经纤维

外周神经纤维是由神经纤维和结缔组织膜组成的神经纤维束，逐级分支到体内个器官和组织。外周神经纤维束一般包括外膜、束膜和内膜三层包膜。

外膜为结缔组织鞘，主要由 I 型胶原纤维和成纤维细胞组成。

束膜由几层成纤维细胞组成，包裹单个神经纤维束。成纤维细胞之间紧密结合，形成血 – 神经屏障。

内膜为单层、较薄的结缔组织鞘，包裹单个轴突或施万细胞鞘等，主要由 III 型胶原纤维组成，其间或可见成纤维细胞。神经内膜毛细血管衬有连续性内皮细胞，细胞间有紧密结合，形成血 – 神经屏障。神经纤维内偶见肥大细胞和巨噬细胞。

多数外周神经纤维束为有髓和无髓神经纤维混合、运动和感觉神经纤维混合。少数为单独只含有感觉神经纤维或运动神经纤维。运动神经纤维为传出神经，躯体运动神经多较粗且有髓鞘。内脏运动神经为自主神经纤维，髓鞘通常较薄或没有。感觉神经纤维由脑神经节和脊神经节的假单极细胞外周突组成。

外周神经纤维的髓鞘由施万细胞构成。无髓神经纤维也有施万细胞包裹，但不形成髓鞘结构。

二、内分泌系统组织学

内分泌系统由内分泌腺体、细胞群或散在分布的内分泌细胞组成。主要内分泌腺体包括下丘脑、垂体、甲状腺、甲状旁腺、胰岛、肾上腺和松果体等。内分泌腺分泌特异性化学物质，称为激素。内分泌腺体具有丰富的有孔毛细血管及其毛细血管网，但没有分泌导管，激素通过细胞间隙进入有孔毛细血管和血液循环。

（一）下丘脑

位于下丘脑漏斗部的大型神经元具有内分泌功能，胞质内的膜性分泌颗粒经轴突运输到垂体的神经部。下丘脑分泌的释放激素和释放抑制激素，经垂体门脉系统到达腺垂体，调控垂体各种细胞的分泌功能。

（二）垂体

垂体通常分为前叶（腺垂体和结节部）、中间部和神经垂体（漏斗柄和神经部）3 部分，表面有结缔组织被膜。

1. 腺垂体

腺垂体由大量腺细胞和少量间质结缔组织组成。腺细胞排列成细胞团或索状，偶尔可见小滤泡结构。团索间有丰富的毛细血管或血窦。垂体腺细胞可分泌多种蛋白质类激素。

常规染色可将腺细胞分为嗜酸性细胞、嗜碱性细胞和嫌色细胞 3 类。

嗜酸性细胞呈圆形或椭圆形，胞质内有粗大的嗜酸性颗粒。嗜碱性细胞胞质嗜碱性，分泌颗粒细小不一。嫌色细胞数量少，圆形或多角形。细胞体积小，胞质少，胞质内分泌颗粒不明显，着色浅。部分嫌色细胞可能是嗜色细胞的脱颗粒期或颗粒形成初期。部分嫌色细胞可能是支持细胞。

2. 中间部

中间部呈细带状，由嫌色细胞或嗜碱性细胞组成，犬垂体中间部主要为嗜碱性细胞。偶尔形成一些大小不等的胶质滤泡或胚胎性囊泡。

大多数物种的垂体中间叶细胞成分单一，但犬的垂体中间叶由两种免疫细胞组成。占优势的 A 细胞在免疫细胞化学上表现为 α- 促黑激素强阳性，促肾上腺皮质激素和 β- 促脂解素弱阳性。犬特有的 B 细胞染色促肾上腺皮质激素和 β- 促脂解素强阳性，但不染色促褪黑素，这种细胞可以解释犬中引起库欣综合征的腺瘤可以来自垂体中间部和垂体前叶。

3. 神经垂体

神经垂体主要由无髓神经纤维和垂体细胞组成，间质内有丰富的窦状毛细血管和少量网状纤维。垂体细胞类似于神经胶质细胞，形状和大小不一，分布于无髓神经纤维和毛细血管周围。垂体细胞有突起，附于毛细血管壁上。

（三）甲状腺

甲状腺分泌甲状腺激素和降钙素。甲状旁腺激素和降钙素相互拮抗，调控和维持体内的钙离子平衡。甲状腺有薄层结缔组织被膜，实质由大小和排列不等的滤泡组成。被膜结缔组织伸入腺实质内，形成间质，将腺体分成大小不等的小叶。滤泡上皮由滤泡上皮细胞和滤泡旁细胞组成。滤泡上皮细胞分泌甲状腺激素，滤泡旁细胞分泌降钙素。结缔组织间质内富含有孔毛细血管和毛细淋巴管。

1. 滤泡上皮细胞

Beagle 犬滤泡上皮细胞多呈低立方形。甲状腺滤泡上皮由单层上皮细胞围成，基底膜完整。滤泡上皮细胞间有细胞间结合结构，游离面有微绒毛。滤泡腔内充满由滤泡上皮细胞分泌的胶质分泌物，嗜酸性，呈均质状。胶质分泌物含有甲状腺激素，胶质的边缘与上皮之间常有空泡。

2. 滤泡旁细胞

滤泡旁细胞也称 C 细胞或明细胞，胞体稍大，细胞质淡染。银染染色法可见胞质内嗜银颗粒。Beagle 犬的滤泡旁细胞数量丰富，呈团块状分布于滤泡上皮和间质内。

（四）甲状旁腺

甲状旁腺表面被有薄层结缔组织被膜。甲状旁腺实质细胞也称主细胞，排列成条索状、团块状或微滤泡状。主细胞合成和分泌甲状旁腺激素，细胞体积小，呈卵圆形或多边形。细胞核大，位于中央。胞质内有膜性分泌颗粒，粗面内质网丰富，高尔基体发达。间质内有丰富的有孔毛细血管及少量结缔组织。切片中未见典型嗜酸性细胞。

（五）肾上腺

Beagle 犬肾上腺外被覆较厚的致密结缔组织被膜，有的部位见较多的结缔组织伸入腺皮质深部形成小梁样结构。肾上腺实质分外周较厚的皮质和中央的髓质。

1. 肾上腺皮质

肾上腺皮质分为 3 个区带，即球状带、束状带和网状带。分别合成盐皮质激素、糖皮质激素和性激素。

球状带较薄，位于被膜下方的最外层皮质区，细胞排列成弓形和球团状网。细胞团之间有窦状毛细血管和少量结缔组织。细胞体积较小，呈矮柱状或锥形。胞核小而染色深，胞质较少，含多量的脂滴。

束状带厚，细胞排列成平行的单细胞或双细胞索条或束状。细胞索之间有丰富的窦状毛细血管和少量其他结缔组织。犬束状带腺细胞比球状带细胞小，束状带腺细胞立方形或多边形。细胞核圆，较大，着色浅。胞质内含有脂滴，着色浅，呈匀质空泡状或海绵状，也称海绵状细胞。接近网状带的细胞较小，胞质内空泡少。

网状带近髓质，是皮质的最内层。犬的网状带比束状带薄。网状带细胞小而深染，胞体和胞核都小，着色都深。胞质内脂滴少，脂褐素较多。细胞索互相吻合呈网状，网间有丰富的窦状毛细血管和少量结缔组织。

2. 肾上腺髓质

肾上腺髓质细胞相当于具有分泌功能的节后神经元。髓质细胞较大，呈多边形，排列成索或团状。胞核圆形，位于中央。胞质内有嗜铬颗粒，故称嗜铬细胞。髓质内偶尔可见散在分布的神经纤维和神经节细胞。

（六）胰岛（内分泌腺）

胰岛呈卵圆形，散布于胰外分泌腺小叶内。胰岛细胞排列成不规则的团索状。团索间有丰富的有孔型毛细血管和少量网状纤维。H.E. 染色，细胞质染色浅，细胞不易分类，主要由 β、α、δ、分泌颗粒等细胞组成。

β细胞分泌胰岛素和胰淀素。β细胞数量多，占胰岛细胞的75%～90%。胰岛素分泌颗粒大小不一，有包膜，致密颗粒芯与包膜之间的间隙比较宽，颗粒芯呈棱柱状。α细胞分泌胰高血糖素。α细胞占胰岛细胞的5%～15%。α细胞通常位于胰岛的外周。δ细胞分泌生长激素释放抑制激素，细胞数量较少，通常位于胰岛外周或散在分布。其他分泌颗粒细胞数量少，如分泌胰多肽等。

（七）松果体

犬的松果体体积很小，位于丘脑背上方。被膜是一薄层胶原结缔组织，深入实质，将松果体分隔为不完全的小叶。

松果体腺实质主要由松果体细胞组成，含有少量神经胶质细胞和无髓神经纤维等。松果体细胞排列成团索状或微滤泡状。细胞呈圆形或不规则状，胞核大，胞质少。神经胶质细胞小，胞核小，胞质致密，类似星形胶质细胞。

三、造血系统组织学

骨髓是 Beagle 犬最大的造血器官，成年动物骨髓主要分黄骨髓和红骨髓 2种。

红骨髓是主要的造血部位。幼龄 Beagle 犬的骨髓大部分为红骨髓。成年 Beagle 犬的红骨髓主要分布于胸骨、肋骨、椎骨、颅骨和长骨的末端。黄骨髓富含脂肪，造血活性低。

红骨髓主要由网状组织和造血细胞组成，具有丰富的血管和血窦。血窦腔隙不规则，窦壁衬贴有孔内皮，内皮基底膜不完整。

早期未成熟的血细胞胞体较大，细胞核内有常染色质和明显的核仁。随着血细胞不断发育、分化和成熟，胞体越来越小，核仁逐渐消失，染色质浓缩呈异染性。常规 H.E. 染色的切片中，很难区分早期造血干细胞的类型。

造血组织填充在血窦之间，由网状细胞和网状纤维构成网架，网孔中充满了不同发育阶段的血细胞和少量造血干细胞、巨噬细胞、脂肪细胞及未分化的间充质细胞等，如成群有核的红细胞系称红细胞集落生成单位，由它进一步分化为形态上可辨认的原红细胞、早幼红细胞、中幼红细胞和晚幼红细胞，再经网织红细胞释放入血成为成熟的红细胞。它们位于血窦附近；粒细胞系离血窦较远，该处有生成粒 – 单集落生成单位，由这里的粒 – 单系祖细胞再分化为各种粒细胞或单核细胞，内见许多分叶核的粒细胞、嗜酸性粒细胞，还有许多体积很大含有多个核的巨核细胞，位居血窦近旁，其胞质脱落即为血小板。

四、免疫系统

（一）免疫细胞

免疫细胞包括淋巴细胞（特异性）、抗原递呈细胞（非特异性）和粒系细胞等。

1. 淋巴细胞

淋巴细胞起源于骨髓的多能干细胞，逐步分化为 T 淋巴细胞、B 淋巴细胞和 NK 细胞。原始 T 淋巴细胞在胸腺形成，原始 B 淋巴细胞在骨髓形成。原始淋巴细胞不断地循环迁移到外周淋巴器官，如淋巴结、扁桃体等。T 淋巴细胞分为多个不同功能的亚群，如细胞毒性 T 细胞、辅助性 T 细胞和调节性 T 细胞等主要亚群。B 淋巴细胞比 T 淋巴细胞体积略大。原始 B 淋巴细胞与特异性抗原接触后，增殖、分化，形成特异性 B 淋巴细胞和浆细胞，分泌抗体。NK 细胞与 T 淋巴细胞和 B 淋巴细胞同源，可以直接杀伤变异的靶细胞，如病毒感染细胞和肿瘤细胞。与靶细胞接触后，NK 细胞释放穿孔素和分泌颗粒酶，诱发靶细胞死亡或凋亡等。

2. 粒细胞

粒细胞包括嗜中性粒细胞、嗜酸性粒细胞及嗜碱性粒细胞。

（1）嗜中性粒细胞

细胞数量多，具有很强的趋化作用和吞噬功能。能做变形运动，可穿越血管内皮细胞进入感染部位。胞核深染，呈杆状、哑铃形或分叶状。细胞越成熟，胞核分叶越多，成熟或衰老的中性粒细胞的胞核分叶多 3～5 个叶。新生成的中性粒细胞的比例升高时，临床称核左移。反之，则称核右移。中性粒细胞的胞质内含有初级颗粒和次级颗粒。初级颗粒大，数量少，着色深，浅紫色。次级颗粒也称特殊颗粒，数量多，颗粒小，淡红色。颗粒呈哑铃状或椭圆形，电子密度中等。

（2）嗜酸性粒细胞

嗜酸性粒细胞中有 2～3 个核叶。胞质呈浅红色，富含粗大的橘红色嗜酸性颗粒，分布均匀，呈圆形或椭圆形，略带折光性。电镜下可见颗粒的被膜和颗粒内长方形或菱形的致密结晶体。嗜酸性粒细胞具有抗过敏和抗寄生虫的功能。嗜酸性粒细胞能吞噬异物或抗原 - 抗体复合物，灭活组胺或抑制组胺释放，借助抗体与某些寄生虫结合并释放颗粒内物质，杀伤虫体或虫卵。在过敏或寄生虫感染时，血液和组织中的嗜酸性粒细胞数量增多。

（3）嗜碱性粒细胞

胞核呈分叶状或 S 形，其功能与组织中的肥大细胞相似。胞质内含有大小不等和分布不均的蓝紫色嗜碱性颗粒。甲苯胺蓝染色颗粒呈紫红色。颗粒有被膜，质地均匀，偶尔可见板层状或细丝状结构。颗粒物质可促使平滑肌纤维收缩，增高小血管通透性等，促进过敏反应。

3. 抗原递呈细胞

专职的抗原递呈细胞有吞噬细胞、树突状细胞和 B 淋巴细胞等。内皮细胞、成纤维细胞、上皮及间皮细胞、嗜酸性粒细胞和网状细胞等也可以处理和递呈抗原。其中，巨噬细胞是最重要的抗原递呈细胞。在特异性免疫应答中，绝大多数抗原都要经过巨噬细胞摄取、加工、处理并递呈给淋巴细胞后，才能启动免疫应答。

（二）免疫器官

1. 胸腺

犬胸腺被覆致密结缔组织被膜，少量结缔组织随血液和神经等进入腺体内，形成小叶间隔。实质为许多分割不完全的小叶。每个小叶周边为皮质，染色较深，胸腺细胞密集，中央部分为髓质，胸腺细胞较少且排列疏松，而上皮网状细胞较多。相邻两小叶的髓质常互相通连，这是胸腺结构上的特点之一。在皮质与髓质交界处见较多的血管。

犬的胸腺小叶在高倍镜下可见胸腺皮质由大量密集的胸腺细胞和少量胸腺上皮细胞构成。胸腺细胞呈圆形，胞质较少，胞核圆形染色深。胸腺上皮细胞细胞核呈圆形或椭圆形，较大，着色浅。胸腺髓质位于小叶深部，细胞较疏松，由髓质上皮细胞和成熟的胸腺细胞及基石细胞等组成。髓质上皮细胞数量较多，细胞大，呈球形或多边形，细胞核圆形。胸腺细胞和巨噬细胞数量较少，分布于上皮网状细胞的间隙内。部分胸腺上皮细胞参与构成胸腺小体。

胸腺小体是胸腺髓质的特征性结构，数量不等，大小不一，散在分布于髓质内。胸腺小体由数层同心圆排列的胸腺上皮细胞围成，小体外周为可以见到细胞核的幼稚上皮细胞；近中心的上皮细胞较成熟，胞核逐渐退化；中心的细胞已经完全角质化，无核，胞质内充满嗜酸性角蛋白。

2. 淋巴结

低倍镜下，犬淋巴结呈豆状，其一侧凹陷处为门部，此处的结缔组织中有血管和输出淋巴管。淋巴结表面被覆薄层致密结缔组织被膜，被膜和门部的结缔组织深入淋巴结实质形成小梁，构成淋巴结的结缔组织支架。小梁间由网状细胞和网状纤维构成淋巴结的微细支架，其间有大量淋巴细胞、巨噬细胞等。淋巴结的实质由皮质和髓质组成，外周淋巴组织密集，染色较深的区域为皮质，中央淋巴组织疏松，染色较浅的区域为髓质。

高倍镜下，犬淋巴结被膜由薄层致密结缔组织构成，不含平滑肌。其上可见输入淋巴管，淋巴管内可见瓣膜。皮质淋巴窦位于被膜深面，包绕淋巴结实质，包括被膜下淋巴窦与小梁周窦。浅层皮质紧贴于被膜下窦，主要为 B 细胞分布，内含淋巴小结。淋巴小结为圆形或椭圆形的小体，其中体积较小，无生发中心的小结为初级淋巴小结，受抗原刺激后增大并出现生发中心的为次级淋巴小结。生发中心着色较浅，主要为 B 细胞、巨噬细胞、滤泡树突状细胞等。副皮质区位于皮质深层，为弥散淋巴组织，主要由密集的 T 淋巴细胞构成，还有一些交错突细胞、巨噬细胞和少量 B 细胞。髓质位于淋巴结的近中央部和靠近门部，由髓索和髓窦组成，结构疏松，染色浅。髓索是互相连接的索条状淋巴组织，主要含 B 细胞和浆细胞。髓窦位于髓索之间，与皮质淋巴窦结构相同并相通，窦腔内还有网状细胞和较多的巨噬细胞。

3. 脾

脾是 Beagle 犬最大的外周淋巴器官。

低倍镜下，犬脾表面有较厚的被膜，由富含平滑肌的致密结缔组织构成，被膜结缔组织和平滑肌伸入脾内形成网状的小梁。脾实质由淋巴组织构成，富含血管和血窦，分为红髓、白髓和边缘区 3 部分。

高倍镜下，犬脾被膜由致密结缔组织和大量平滑肌构成，被膜的结缔组织和平滑肌伸入脾实质形成肌性小梁。犬脾的红髓占脾实质的大部分，由脾索和脾血窦组成。脾索由富含血细胞的淋巴组织构成，呈索状并在血窦之间连接成网，主要分布 B 细胞。脾血窦位于脾索之间，是相互连通的静脉窦。血窦壁由一层平行排列的长杆状内皮细胞围成，血窦外侧有较多巨噬细胞，脾索内红细胞可通过内皮间隙进入血窦。白髓由动脉周围淋巴鞘和淋巴小结两部分组成。犬脾白髓中，动脉周围淋巴鞘是围绕在中央动脉周围的弥散淋巴组织，主要由大量 T 细胞构成。淋巴小结又称脾小体，由大量 B 细胞构成，健康犬的脾小体较少。边缘区包绕在动脉周围淋巴鞘和淋巴小结周围，与红髓交界，内有 T 细胞、B 细胞和较多的巨噬细胞。

4. 副脾

犬有副脾，肉眼观是个棕黑色绿豆大小的小结节。其功能推测可能与脾类似。

副脾表面被覆有致密结缔组织被膜，结缔组织伸入形成较细的小梁。副脾的实质结构类似脾，也分白髓和红髓。白髓为淋巴组织，由动脉周围淋巴鞘和淋巴小结构成。淋巴小结有具有生发中心的次级淋巴小结，也有不具生发中心的初级淋巴小结。红髓位于被膜下，小结周围和白髓之间，由脾索和脾血窦组成。

5. 扁桃体

犬腭扁桃体位于舌腭弓和咽腭弓之间。

低倍镜下，犬腭扁桃体黏膜表面覆盖复层扁平上皮，上皮下陷形成许多隐窝，隐窝上皮内含有大量淋巴细胞、浆细胞、巨噬细胞及朗格罕斯细胞。固有层内有大量弥散淋巴组织及淋巴小结，有明显的生发中心，主要是 T 细胞，还有一些 B 细胞和浆细胞。

6. 弥散淋巴组织

小肠黏膜固有层弥散的淋巴组织，低倍镜下见大量淋巴细胞呈松散或密集排列，与周围组织无明显的边界，主要由 T 淋巴细胞组成。在这种淋巴组织中除了一般的毛细血管和淋巴管外，还常见一种立方形高内皮的毛细血管后微静脉，它是淋巴细胞从血液进入淋巴组织的重要通道。

五、血液循环系统组织学

Beagle 犬的血液循环系统由心脏和血管（动脉、静脉和毛细血管）组成，是一个连续的封闭管道系统，血液在其中循环流动。

（一）心脏

心脏是血液流动的动力器官，通过节律性收缩将血液经动脉输送到各组织器官。犬心脏的心室壁、心房壁均由 3 层组成，从内向外依次为心内膜、心肌膜和心外膜，心壁的主要成分是心肌纤维。心室壁心内膜较薄，衬于腔壁的内面，由内皮、内皮下层和心内膜下层构成。但乳头肌处的心内膜只见内皮和内皮下层而无心内膜下层。表面的内皮与血管内皮相连续，内皮下层由薄层细密的结缔组织和少量平滑肌构成。内皮下层与心肌膜之间的疏松结缔组织称心内膜下层，内有小血管和神经，还见心脏传导系统的分支——浦肯野纤维穿行其中，浦肯野纤维较心肌纤维粗大，核周胞浆多，淡染区大。心内膜下层的结缔组织与心肌膜的结缔组织互相连续。心室心肌膜很厚，由心肌组成，但心房心肌层很薄，并形成许多肌束。心肌纤维大致排列成纵行的内层、环行的中层和斜行的外层，肌纤维之间有结缔组织和血管。心外膜是心包的脏层较厚，由结缔组织和间皮组成，内有血管。心内膜层在房室孔和动静脉口交界处折叠形成特殊的心瓣膜，其位于心房和心室之间，如三尖瓣和二尖瓣。Beagle 犬心瓣膜游离缘与乳头肌腱索相连，以防止血液反流。

（二）血管

犬血管管壁均分为同心圆排列的内膜、中膜与外膜。

1. 大动脉与大静脉

犬大动脉管壁内膜是管壁最内层，为 3 层中最薄的一层，与中膜分界不明显。大动脉的内膜由内皮和内皮下层及内弹性膜组成。内皮表面光滑，利于血流。内皮深面为内皮下层的疏松结缔组织，内有少量纵行的弹性纤维和平滑肌。内弹性膜位于内皮下层的深面，是由弹性蛋白组成的薄膜，常因管壁收缩而呈波浪状，H.E. 染色的标本呈亮红色，它与中膜的弹性膜相连续，在光镜下无明显的分界线。中膜最厚，主要由几十层弹性膜组成，故又称弹性动脉。弹性膜呈波浪状的亮红色，各弹性膜之间有弹性纤维连接，其间还见环行排列的平滑肌纤维和少量胶原纤维。经醛品红染色的大动脉中膜低倍镜下见弹性膜和弹性纤维均被染成紫红色，粗细不等呈波浪状，弹性膜之间淡染的为胶原纤维。外膜较厚，为薄层疏松的结缔组织，可见营养血管和神经，外膜层没有明显的外弹性膜。大静脉内皮下层结缔组织较厚。中膜层不明显，由胶原纤维束、弹性纤维和散在平滑肌纤维组成。外膜层最厚，主要由胶原纤维和弹性纤维组成。

2. 中动脉与中静脉

犬中动脉中膜主要由数层环形排列的平滑肌纤维组成，故又称肌性动脉，平滑肌纤维中间有少量弹性纤维和胶原纤维。内皮为单层扁平上皮，内皮下层含纤细的胶原纤维和弹性纤维；中膜较薄，仅见数层环行的平滑肌。外膜通常较厚，富含胶原纤维和弹性结缔组织，外膜的外层与周围结缔组织相移行。犬中静脉管壁构成与中静脉一致，但三层结构分界不清，内膜很薄，仅有内皮和内皮下层，无内皮弹性模。

3. 小动脉与小静脉

犬小动脉管腔小，管壁厚。内膜见内皮和内弹性膜，中膜由 2 ～ 3 层平滑肌纤维环行排列组成，外膜的结缔组织与血管周围的结缔组织相连续。小静脉管腔不规则且管壁薄，3 层结构分界不清。内皮深面与中膜的结缔组织相连。中膜也无完整的平滑肌层，仅见结缔组织中有散在的平滑肌纤维，偶见较大的小静脉有较完整的平滑肌层。

4. 微动脉与微静脉

微动脉管壁内皮外没有弹性膜结构，仅有一层环行的平滑肌。微静脉管径略粗，内皮外可见有平滑肌纤维散在分布的薄层结缔组织。

5. 毛细血管

毛细血管是微动脉的终末分支，管壁主要由一层内皮和基底膜构成，基膜外有少许疏松结缔组织和周细胞。周细胞扁平，有突起紧贴在内皮细胞基底面。周细胞起支持作用。连续性毛细血管广泛分布于体内各组织中。内皮细胞间有紧密连接结构，有连续的基底膜。连续毛细血管的内皮没有孔，物质以吞饮小泡的形式穿越内皮细胞。有孔毛细血管内皮细胞有贯穿细胞质的窗孔状结构，基底膜具有连续性。有的窗孔有隔膜结构，隔膜厚 4 ～ 6 nm，物质通过隔膜进出毛细血管腔。窦状毛细血管也称毛细血管窦，多为不连续性毛细血管。窦状毛细血管的管腔大，形状不规则。内皮细胞有窗孔，内皮细胞之间常有较大的间隙，基底膜不连续或缺失，有利于细胞和物质出入窦腔。

六、消化系统组织学

Beagle 犬消化系统由消化道和消化腺构成，消化道由口腔至肛门依次分为口腔、咽、食管、胃、小肠、大肠。消化腺主要包括肝、胰腺和涎腺等大型的独立腺体。

（一）口腔

口腔黏膜由上皮和固有层构成，没有黏膜肌层和黏膜下层。犬口黏膜上皮为复层扁平上皮。固有层内富有毛细血管、感觉神经末梢、腺体和骨骼肌等。

1. 舌

犬舌体由黏膜和舌肌构成。舌黏膜由复层扁平上皮和固有层组成。舌肌包括纵行、横行及垂直肌束等交错组成。舌背及两侧黏膜处有舌乳头和味蕾，包括丝状乳头、菌状乳头和轮廓乳头等。舌根部固有层或肌层内富有毛细血管、感觉神经末梢、腺体和骨骼肌等。

味蕾分布于菌状乳头和轮廓乳头，或散在于舌咽部上皮内，呈椭圆形，是味觉感受器。味蕾由暗细胞、明细胞和基细胞组成。暗细胞和明细胞都由基细胞分化而成，为味觉细胞。

2. 牙齿

牙齿的结构可分为牙冠、牙颈和牙根三部分，中央为牙髓腔。牙由牙本质、牙釉质和骨质 3 种硬组织和牙髓软组织构成。牙根周围为牙周韧带或牙周膜。牙本质由牙本质小管和间质组成，包绕牙髓。牙本质内侧为一层成牙本质细胞。牙冠的牙骨质外表面为牙釉质，由釉柱和极少量的间质构成。牙周韧带位于牙根部的牙骨质外，组成结构类似于骨组织。牙髓为疏松结缔组织。

（二）咽

犬咽一般分为口咽、鼻咽和喉咽。口咽位于软腭之下，鼻咽位于软腭之上，喉咽位于会厌与食管前端间。

口腔黏膜为复层扁平上皮，固有层内可见黏液腺或混合腺，黏膜上皮内有味蕾结构。鼻咽黏膜为假复层纤毛柱状上皮，之间可见散在的杯状细胞等，固有层结缔组织内血管、淋巴组织、神经纤维和腺体等结构丰富。

（三）食管

犬食管由黏膜层、黏膜下层、肌层和外膜组成。

黏膜层分为黏膜上皮、固有层和黏膜肌层。黏膜上皮为复层扁平上皮，包括基底层、棘层和角质层。角质层细胞胞质内角蛋白丝丰富，细胞不断脱落，由基层细胞增殖分化进行补充。Beagle 犬的食管下端复层扁平上皮与胃贲门部的单层柱状上皮相移行。

固有层为结缔组织，Beagle 犬的食管黏膜下层结缔组织中可见食管腺、淋巴细胞、浆细胞，偶见淋巴小结等。

肌层分内环与外纵两层。食管上段为骨骼肌，中或下段逐渐移行为平滑肌，与胃壁肌层相延续。外膜为结缔组织，与周围结缔组织相延续。

（四）胃

犬胃分为贲门部、胃底部、胃体部和幽门部。胃的幽门部和十二指肠相连。

胃黏膜包括上皮、固有层和黏膜肌层。胃小凹表面覆盖有单层柱状上皮，主要由表面黏液细胞和少量内分泌细胞组成。上皮细胞呈椭圆形或柱状，胞核位于基部，顶部胞质有丰富的黏原颗粒，着色浅淡。

固有层内有管状腺，包括贲门腺、胃底腺和幽门腺。贲门腺为浆液腺或黏液腺，分布于贲门附近。胃底腺分布于胃底部和胃体部，数量较多。胃底腺颈部与胃小凹之间的峡部分布胃底腺上皮干细胞，可向上迁移分化为表面黏液细胞，可向下迁移分化为胃底腺细胞。腺体基部分布幽门腺上皮干细胞。贲门腺和幽门腺的腺体之间与胃小凹之间的固有膜内可见少量结缔组织、淋巴细胞、浆细胞、肥大细胞和嗜酸性粒细胞等，幽门黏膜固有层内可见淋巴滤泡。

胃底腺由主细胞、壁细胞、颈黏液细胞和内分泌细胞等组成。

主细胞也称作胃酶细胞，可分泌胃蛋白酶原，呈柱状、胞核为圆形位于基部，主要分布于腺底部。

壁细胞也称泌酸细胞，可分泌盐酸，细胞体积大，呈圆形或锥形，主要分布于峡部和颈部。胞质强嗜酸性，呈均质或颗粒状。

颈黏液细胞呈楔形或锥状夹在其他细胞间，数量少。胞核位于细胞基底部，形状扁平，胞核上方可见较多黏原颗粒。

内分泌细胞弥散分布于胃黏膜上皮内，在胃底腺处分布较为密集。

（五）小肠

犬小肠由黏膜、肌层和外膜组成，包括十二指肠、空肠和回肠。黏膜中肠绒毛结构发达，固有层内可见大量肠腺。十二指肠黏膜下有发达的十二指肠腺。固有层结缔组织中具有丰富的淋巴细胞或组织。肌层由内环和外纵两层平滑肌组成，内有肌间神经丛等。黏膜下由神经丛等。外膜为浆膜。

1. 十二指肠

犬的十二指肠由黏膜、黏膜下层、肌层和外膜组成。黏膜下层和黏膜层向肠腔内凸起形成数个环形皱襞。黏膜层分为黏膜上皮、固有层和黏膜肌层。黏膜上皮和固有层向肠腔内凸起形成肠绒毛。固有层内可见许多肠腺。黏膜肌层由内环和外纵行平滑肌组成。黏膜下层的结缔组织内有发达的十二指肠腺，为复管状泡状腺，犬中仅见于十二指肠前段。犬的黏膜下层疏松结缔组织中还具有多个黏膜下神经丛，内含副交感神经节后神经元的胞体及无髓神经纤维和卫星细胞。肌层由内环和外纵行平滑肌组成。大部分十二指肠外膜为浆膜。

2. 空肠

犬的空肠由黏膜、黏膜下层、肌层和外膜组成。黏膜和黏膜下层向肠腔内凸起形成环形皱襞，黏膜表面具有指状的肠绒毛。黏膜固有层内可见紧密排列的肠腺，为单管状腺。黏膜下层为薄层疏松结缔组织，无腺体，含丰富的淋巴细胞。黏膜肌层较厚，肌层由内环和外纵行平滑肌组成。外膜为浆膜。

3. 回肠

犬的回肠由黏膜、黏膜下层、肌层和外膜组成。腔面无环形皱襞或只有不连续的纵行皱襞，黏膜表面绒毛较短小呈钝锥状，绒毛上皮的杯状细胞较多。黏膜固有层内可见肠腺和大量淋巴组织或淋巴小结。部分淋巴小结呈圆顶状，凸出至黏膜上皮下部，可见生发中心。黏膜肌层不完整，因淋巴小结伸入。肌层和外膜结构与空肠相同。

（六）大肠

大肠由黏膜、黏膜下层、肌层和外膜组成，包括盲肠、结肠和直肠。

大肠黏膜无绒毛结构，表面光滑。肠腔排空时，可见皱襞结构。上皮细胞为单层立方或柱状，主要是吸收细胞和杯状细胞，还可见少量干细胞和内分泌细胞。黏膜固有层内可见散在的淋巴小结。黏膜下层的结缔组织内有小动脉、小静脉和淋巴管。肌层由内环和外纵两层平滑肌组成。

结肠黏膜固有层结缔组织内可见排列紧密的肠腺，肠腺长而直，腺腔较大，腺上皮内有较多杯状细胞。结肠腺可分泌大量黏液。

盲肠和结肠的外膜为浆膜，直肠后部的外膜逐渐过渡为纤维膜并与周围组织融合。

（七）肝

肝由多个叶组成，表面被覆有弹性纤维致密结缔组织被膜和浆膜。被膜结缔组织深入肝实质，将肝实质分隔成无数肝小叶。

1. 肝小叶

肝小叶是肝的基本结构和功能单位。根据肝组织结构、生理功能和病理变化，通常将肝组织分为肝小叶、门小叶和腺小叶 3 类。

肝小叶呈不规则的多面体或棱柱体，中央静脉沿棱柱体长轴走行，肝细胞以中央静脉为中心，呈放射状向周围排列形成板层状结构，也称肝板。肝板间的网状腔隙为肝血窦，横切面上，肝板的断面呈索状，故也称肝索。Beagle 犬肝小叶间结缔组织少。

门小叶以门管区胆管为中心，胆汁与血液逆向流动。

腺小叶以肝细胞的血液供应、氧梯度和肝细胞功能为中心划分。

2. 肝细胞

肝细胞为构成肝的主要细胞。肝细胞体积大，呈多面体或多角形，胞核大而圆，位于细胞中央，偶可见双核细胞。细胞核仁明显，为 1 至多个。胞质丰富，常呈嗜酸性，胞质内富含细胞器和糖原颗粒等。

3. 肝窦

肝窦也称肝血窦，是位于肝板间互相分支吻合而成的网状腔隙，不规则。血窦内血液从肝小叶周边门管区流向中央静脉。肝血窦壁为有孔内皮，内皮细胞扁而薄，窦腔面有少量微绒毛和小凹陷，胞核扁平，凸向窦腔。胞质内有丰富的吞饮小泡，内皮细胞间连接松散，常有间隙。故血窦通透性大，利于血液和肝细胞之间进行物质交换。

4. 肝门管区

肝门管区为相邻肝小叶间的三角形或不规则结缔组织小区，其中有小叶间胆管、小叶间动脉和小叶间静脉。小叶间胆管管腔狭小，管壁为单层立方或低柱状上皮。小叶间动脉为肝动脉分支，管腔小，管壁偶有平滑肌。小叶间静脉为门静脉分支，管腔大而不规则，管壁薄。

（八）胆管和胆囊

胆囊的作用为是储存和浓缩胆汁，分为头、体和颈 3 部分，排空时会形成皱褶。

胆囊壁由黏膜、肌层和外膜组成。黏膜层包括上皮和固有层，黏膜上皮为单层立方或柱状细胞，游离面具有微绒毛，提供吸收和分泌功能。胆囊上皮细胞会吸收胆汁中的水和无机盐，进而浓缩胆汁。固有层为薄层结缔组织，内有丰富的血管和淋巴管。肌层的平滑肌纤维呈纵行或螺旋状排列。外膜为疏松结缔组织，表面被覆浆膜。

（九）胰腺

胰腺的外分泌部为浆液性复管泡状腺，由腺泡和各级导管组成。浆液性腺细胞组成腺泡，呈泡状或管状。腺细胞呈锥体形，胞核圆，近基底部。

犬胰头后部的小叶间结缔组织内有 PP 胰岛，大小不等，界限不规则，岛内含有 PP 细胞，细胞间结缔组织较明显。

（十）涎腺

Beagle 犬有三对涎腺，包括腮腺、颌下腺和舌下腺。

涎腺的腺泡上皮为单层立方或锥状细胞。腺泡可分为黏液型、浆液型和混合型 3 种。

黏液型腺泡由黏液性腺细胞组成。细胞胞质染色浅，胞质顶部可见粗大的黏原颗粒和高尔基体，胞核呈扁圆形或者半月形，靠近细胞基底部。

浆液型腺泡由浆液性腺细胞组成。细胞呈圆形或多角形，胞质嗜碱性深染，粗面内质网和核糖体含量丰富。胞质顶部含有嗜酸性的酶原分泌颗粒，胞核位于基底部。

混合型腺泡由浆液性腺细胞和黏液性腺细胞混合构成。

成年犬的腮腺为纯浆液腺。浆液型腺泡由浆液腺性细胞组成。犬的颌下腺是以黏液腺泡为主的混合腺，舌下腺是混合腺。

涎腺的导管开口于口腔，包括闰管、纹状管、小叶间导管和总导管。

闰管位于小叶内，和腺泡相连，管壁由单层立方和单层扁平上皮细胞组成。

纹状管位于小叶内，与闰管相连，管壁上皮细胞呈单层立方形或柱状。胞质嗜酸性，胞核圆且位于细胞中部，因其细胞基可见明显的纹状结构，故称纹状管。电镜下可见细胞膜褶及褶间纵行排列的线粒体形成纹状结构。

小叶间导管是纹状管汇合的部位，周围包裹有结缔组织。管壁为单层或双层立方、柱状或假复层柱状上皮组成。总导管由小叶间导管逐级汇合而成，在口腔处开口，与口腔上皮相连，连接处管壁移行为复层扁平上皮。

七、呼吸系统组织学

（一）鼻

1. 鼻黏膜

低倍镜下见呼吸部鼻黏膜被覆于固有鼻腔表面，由上皮和固有层组成。

高倍镜下，上皮为假复层纤毛柱状上皮，由柱状细胞、杯状细胞和基细胞组成。柱状细胞呈高柱状，顶部有的有纤毛，有的无纤毛；杯状细胞呈酒杯状，散在于上皮细胞之间；基细胞位于上皮的基底部，靠近基膜。基膜较厚。固有层为疏松结缔组织，纤维较细，其中含有淋巴细胞、浆细胞、嗜酸性细胞及肥大细胞等多种细胞成分和腺体。腺体包括浆液腺、黏液腺和混合腺，还有丰富的毛细血管。

2. 嗅黏膜

低倍镜下嗅黏膜由嗅上皮和固有层构成，而嗅上皮由嗅细胞、支持细胞和基细胞构成，无杯状细胞。

高倍镜下，嗅细胞是一种特殊的双极神经元，树突顶部有伸向上皮的嗅毛，用于感受气味的刺激。支持细胞呈高柱状，细胞核呈椭圆形，在嗅上皮浅部排列成行。基细胞位于嗅上皮基部，细胞呈锥体形，在上皮损伤修复中能分化为嗅细胞和支持细胞。固有层为疏松结缔组织，内含许多浆液性嗅腺，其分泌物由导管排至鼻腔。固有层深部有很多无髓神经纤维束（嗅神经）及有髓神经纤维（三叉神经）。

（二）喉

喉连接咽、鼻腔和气管。喉主要由呼吸上皮黏膜覆盖，大部分为假复层纤毛柱状上皮，并夹杂有杯状细胞。黏膜固有层均为疏松结缔组织，内有丰富的弹性纤维、混合腺和淋巴组织等。黏膜深部与会厌软骨和肌肉相连。喉软骨和会软弹软性骨之间借韧带、肌肉或关节相连，形成喉腔的支架。

（三）气管和主支气管

1. 气管

低倍镜下见犬气管腹侧壁由 3 层构成，分别为黏膜层、黏膜下层和外膜层。

高倍镜下见腹侧壁黏膜由上皮和固有层组成，上皮为假复层纤毛柱状上皮，主要有纤毛细胞、杯状细胞、基细胞，此外，还有刷细胞和神经内分泌细胞。纤毛细胞数量最多，每个细胞顶部约有几百根纤毛，借助纤毛有规律地向咽部摆动。杯状细胞数量也较多，散在分布于上皮细胞间，它分泌的黏液与管壁内腺体的分泌物组成黏液膜。基细胞较小，锥体形，位于上皮基部，是一种未分化细胞，有分化为上皮其他细胞的能力。刷细胞数量较少，细胞呈柱状，顶端有整齐排列的微绒毛。神经内分泌细胞数量较少，单个或成群分布于呼吸道的上皮内。H.E. 染色标本不能分辨刷细胞和神经内分泌细胞这两种细胞。用银浸染色法可显示神经内分泌细胞的胞质内有细小的嗜银颗粒。固有层为疏松结缔组织，胶原纤维较细，弹性纤维较多，较粗，成鲜红色。还有血管、淋巴管、神经和淋巴组织等。黏膜下层与固有层分界不明显，疏松结缔组织中有较多的混合腺。气管的外膜较厚，由 "C" 形的透明软骨环和结缔组织构成。软骨环的缺口朝向背侧，软骨环之间由纤维结缔组织相连。标本中软骨环外面见平滑肌束。它是从软骨环缺口处的平滑肌伸延而来。在 Beagle 犬的气管中软骨环近旁常见软骨的分支。

气管的背侧壁在软骨环缺口处黏膜形成小皱襞，黏膜上皮也为假复层纤毛柱状上皮和杯状细胞。固有层由致密结缔组织构成，弹性纤维丰富。黏膜下层结缔组织较致密，与固有层无明显界线，内有成群的混合腺。外膜较厚，该处软骨环的末端及其外侧有较厚的环行平滑肌。

2. 支气管

犬支气管结构与气管类似，由黏膜、黏膜下层和外膜 3 层构成。但是与气管相比，管腔变细，管壁变薄，软骨环变小并逐渐变成软骨片，而平滑肌束逐渐增多。

低倍镜下，气管末端与支气管的结合部两支气管软骨环的末端相互重叠，一端的支气管环末端及其黏膜层向腔内突入呈游离状态；另一端支气管环末端则贴于背侧，两者外膜的结缔组织通连在一起。支气管管壁从内向外依次为黏膜、黏膜下层和外膜。

高倍镜下，黏膜上皮为假复层纤毛柱状上皮，黏膜固有层为较细密的结缔组织，黏膜下层结缔组织中含有腺体。外膜中有软骨环终末部及其分支，其外为软骨膜的致密结缔组织。在背侧外膜的外面是环行的平滑肌束和结缔组织等。

（四）肺

低倍镜下，犬的肺脏由表面的被膜、间质和实质组成。肺的被膜为浆膜，它是胸膜的脏层，由间皮和结缔组织组成。间皮深面的结缔组织含有丰富的弹性纤维。被膜的结缔组织在肺门随支气管、肺动脉及神经等进入肺内，并随同它们的分支直达肺泡之间，形成肺的结缔组织间质。肺的实质为肺内支气管的各级分支及其呼吸部，包括肺内支气管至小支气管、细支气管、终末细支气管、呼吸性细支气管、肺泡管、肺泡囊和肺泡。

1. 肺导气部

（1）肺内支气管与小支气管

支气管进肺后继续分支，管壁结构最初与肺外支气管结构相似，但软骨环变成不规则的软骨片，随管径变小管壁逐渐变薄，分支至内径为 2 ～ 3 mm 时称小支气管。低倍镜下，犬肺小支气管管腔较大，管壁也由黏膜、黏膜下层和外膜构成。黏膜上皮为假复层纤毛柱状上皮，黏膜固有层为疏松结缔组织，其中见腺体的导管穿行。深面有许多环行不连续的平滑肌束，黏膜下层的疏松结缔组织内有许多混合腺。外膜内有大小不等的软骨片。

高倍镜下，犬小支气管黏膜上皮为假复层纤毛柱状上皮，有纤毛细胞、杯状细胞和基细胞等。黏膜固有层为疏松结缔组织，平滑肌束较多，但不连续。黏膜下层疏松结缔组织内有大量混合腺，外膜有一些散在的软骨片。

（2）细支气管

低倍镜下，犬细支气管管腔较小，管壁薄，3 层结构分解不明显，黏膜层有许多皱壁，黏膜上皮由假复层纤毛柱状上皮逐渐变成单层纤毛柱状上皮，其中无杯状细胞，但是有 Clara 细胞，而 Beagle 犬 Clara 细胞呈立方形。环行平滑肌增厚且完整。腺体和软骨片很少或消失。每个细支气管及其分支与肺泡构成一个肺小叶，呈不规则的多边形，周边由结缔组织构成小叶间隔。

（3）终末细支气管

低倍镜下，犬终末细支气管管腔更细，管径约 0.5 mm，管壁更薄，黏膜上皮为单层柱状上皮，杯状细胞、腺体和软骨均消失。平滑肌较厚，为完整环形的肌层，通过平滑肌收缩可改变管径大小，有调节气流量的作用。

2. 肺呼吸部

犬肺的呼吸部由呼吸性细支气管、肺泡管、肺泡囊和肺泡组成。

（1）呼吸性细支气管

呼吸性细支气管是终末细支气管的分支，管壁很薄且结构不完整，有散在肺泡的开口。黏膜上皮为单层立方上皮，在肺泡开口处变为单层扁平上皮，上皮外为薄层结缔组织和散在的平滑肌纤维。

（2）肺泡管

肺泡管是呼吸性细支气管的分支，每个呼吸性细支气管又分成 2～3 个肺泡管，肺泡管的管壁也是不连续的，有许多肺泡开口。黏膜上皮为立方或扁平上皮，上皮下有少量结缔组织和平滑肌，肌纤维环绕在肺泡开口处而形成光镜下的结节状膨大。

（3）肺泡囊

肺泡囊与肺泡管相连续，是许多肺泡共同开口的囊泡，但在肺泡开口处仅有结缔组织而无平滑肌纤维环绕，故无结节状膨大。

（4）肺泡

肺泡为半球状囊泡，开口于肺泡囊、肺泡管和呼吸性细支气管。肺泡壁很薄，表面衬以单层扁平上皮，上皮下为基膜和少量结缔组织，内含丰富的毛细血管。毛细血管是肺动脉的终末分支，内含 CO_2，是肺泡内的 O_2 和毛细血管内的 CO_2 进行气体交换的场所。

高倍镜下，犬的肺泡由肺泡上皮细胞构成。肺泡上皮细胞依其形态和功能不同分为Ⅰ型肺泡细胞和Ⅱ型肺泡细胞。Ⅰ型肺泡细胞又称扁平肺泡细胞，细胞扁平，仅含核部分略厚，其余部分薄而宽，核扁小，着色深。Ⅰ型肺泡细胞数量较少，但其覆盖肺泡表面积大，是与血液进行气体交换的主要细胞。1型肺泡细胞是高度分化的细胞，不能分裂，损伤后由Ⅱ型肺泡细胞增殖分化修复。Ⅱ型肺泡细胞散在分布于Ⅰ型肺泡细胞之间，细胞体积较小，呈立方形，顶端突向管腔，细胞核较大，圆形，胞质染色浅淡，除一般细胞器外还有一种圆形嗜锇性板层小体，其化学成分主要是磷脂、蛋白质和多糖，该小体在 H.E. 染色标本中不能显示，用锇酸和碘化钠（或碘化钾）混合液固定和染色肺泡时，嗜锇小体可被锇酸染成黑色，故Ⅱ型肺泡细胞呈黑色，Ⅰ型肺泡细胞不着色。Ⅱ型肺泡细胞是一种分泌细胞，其分泌物称肺泡表面活性物质，覆盖在上皮表面有降低肺泡表面张力的作用。Ⅱ型肺泡细胞数量比Ⅰ型肺泡细胞多，但其覆盖肺泡表面积却很少。Ⅱ型肺泡细胞有分裂能力，可分裂分化为Ⅰ型肺泡细胞。

（五）胸腔

胸腔由胸膜和横膈围成，协助肺的呼吸功能。

1. 胸膜

胸膜主要由致密结缔组织构成，表面覆盖有间皮。

2. 横膈

横膈也称横膈膜，位于胸腔和腹腔之间，呈盘状。横膈为膜状肌性组织，腹腔面覆有腹膜，胸腔面覆有胸膜。中央部位缺乏肌肉，主要由腱膜构成。横膈上有主动脉裂孔，腔静脉孔和食管裂孔等。横膈通过肌肉收缩，一张一弛，帮助肺呼吸。

八、泌尿系统组织学

泌尿系统主要由肾、输尿管、膀胱和尿道等组成。泌尿系统通过过滤、分泌和重吸收，保证血液的功能最佳化。

(一)肾

Beagle 犬为单乳头肾，肾实质通常分为 5 个区域：皮质、外髓质外带、外髓质内带、内髓质和乳头。Beagle 犬脊髓质的外带和内带分界不太明显。在皮质和髓质交界处，有与被膜垂直、呈放射状向皮质行走的条纹，称髓放线。髓放线主要由部分肾小管和集合管构成。髓放线之间的皮质称为皮质迷路，主要由肾小球和部分肾小管构成。每个髓放线及其两侧各 1/2 的皮质迷路合称为一个肾小叶，是肾的基本功能单位。小叶间动脉呈放射状进入皮质迷路内，并分支成入球微动脉，进入肾小球。

1. 肾单位

肾单位由肾小球及与其相连的肾小管组成，是肾结构和尿液形成的基本单位。肾单位通常分为皮质肾单位和髓旁肾单位两种。皮质肾单位具有重要的尿液形成作用，髓旁肾单位具有重要的尿液浓缩作用。Beagle 犬 75% ～ 90% 的肾单位为髓旁肾单位。

2. 肾小球

肾小球也称肾小体，呈球形，位于皮质迷路内，具有过滤作用。肾小球直径 80 ～ 100μm，由肾小囊、血管球和系膜组成。

肾小囊也称鲍曼囊，由近端肾小管起始部膨大凹陷，形成内外两层的上皮囊状结构，包裹血管球网袢和系膜。肾小囊壁层和脏层凹陷转折处有极周细胞，其基部附着在肾小囊基底膜上，游离面有微绒毛，突向肾小囊腔内。肾小囊的壁层和脏层之间的腔隙为肾小囊腔或尿腔。肾小囊的外层也称壁层，由扁平上皮细胞和基底膜形成。肾小囊的内层也称脏层，紧贴肾小球血管网。脏层上皮细胞也称足细胞，胞体形成初级突起和次级指状突起。

血管球是由入球微动脉在肾小囊内分支并蜷曲而形成毛细血管网袢。血管袢的毛细血管由有孔内皮细胞构成，孔径 70～100μm，偶尔有隔膜，从而调控肾小球的滤过功能。

　　系膜支持毛细血管球，由系膜细胞和基质组成。系膜细胞形态不规则，胞体突起可延伸至内皮与基底膜之间，或通过内皮细胞之间伸入毛细血管腔内。细胞核小，染色致密。系膜基质为疏松网状结构。毛细血管内皮细胞与系膜间没有基底膜。

3. 肾小管

　　肾小管为细长弯曲的单层上皮管状结构，分为近端小管、髓袢和远端小管三个部分，各段肾小管具有特定的形态、功能和分布。

　　近端小管粗而长，管腔窄小。上皮细胞呈立方形，细胞体积大，胞核圆形。胞质游离面有密集排列的微绒毛，形成光镜下的刷状缘。

　　髓袢分为细降支、细升支和粗升支。细支管壁上皮为单层扁平细胞，细胞核突向管腔，细胞质着色浅，细胞器不发达。细胞游离面有少量微绒毛，没有刷状缘，基底面有少量胞膜内褶，但没有纵纹。粗升支由髓质进入皮质髓放线，在自身的肾小球血管极参与形成致密斑。上皮细胞为矮立方形，胞核位于中央或顶端，胞质腔面没有刷状缘。胞质基部富含内褶和线粒体，形成纵纹。

　　远端小管比较短，位于致密斑和连接小管之间，围绕于肾小球附近。远端小管上皮细胞小，管腔明显。细胞呈矮立方形，界线较清楚。胞质顶端腔面有少量微绒毛，没有刷状缘。胞质内褶和线粒体形成低矮的嗜酸性纵纹。

4. 集合管

　　集合管分为连接小管、集合小管、皮质集合管和髓质集合管。集合管的管径由细逐渐变粗，上皮细胞界线明显，胞核圆形，位于中央或偏基部。Beagle 犬的集合管上皮细胞由单层矮立方形逐渐过渡为高柱状。集合管的上皮细胞分为主细胞和间界细胞两种。主细胞着色浅，腔面胞质膜上有微绒毛和纤毛，基部两侧有少量侧突，胞质膜内褶和线粒体少。间界细胞的腔面胞质膜上有微绒毛或胞膜折叠，胞质内有丰富的线粒体，着色较深。

5. 乳头管

集合管在乳头处，过渡为乳头管，乳头管覆有单层或复层立方或柱状上皮。

6. 肾间质

肾间质细胞主要是肾间质纤维样细胞和树突状细胞等。皮质间质内有少量疏松结缔组织、血管和神经等。髓质间质内富含黏多糖，成纤维样间质细胞、单核细胞和周细胞等。成纤维样间质细胞也称星形细胞，胞核呈卵圆形或梭形。胞核平行排列，与附近集合管、髓袢细支和直小血管垂直，呈阶梯状。有些间质细胞的胞质内含有脂肪滴，也称脂间质细胞。

7. 肾小球旁复合体

肾小球旁复合体位于肾小球的血管极，由球旁细胞、致密斑和球外系膜细胞组成。球旁细胞胞体较大，立方形或多角形，富含核糖体和高尔基体。胞核大而圆，胞质弱嗜碱性，含肾素分泌颗粒。致密斑上皮细胞排列紧密，呈弧形。上皮细胞呈立方形或高柱状。细胞核呈圆形或椭圆形，位于细胞顶部。细胞基部有细小突起与邻近的球外系膜细胞的突起镶嵌。致密斑上皮细胞的基底膜不完整。

（二）膀胱

膀胱由黏膜、肌层和外膜层组成。当膀胱空虚时，膀胱壁和黏膜的厚度增加，上皮细胞体积变大。膀胱黏膜固有层内含丰富的血管、神经、胶原纤维和弹性纤维等结缔组织成分。膀胱肌层由平滑肌组成。膀胱外膜为疏松结缔组织，外被浆膜。

膀胱黏膜尿上皮的表层细胞大，可达 100 μm。表层上皮细胞的游离缘胞膜有尿上皮膜斑，上皮细胞之间有紧密连接和桥粒等细胞间连接结构，防止尿液渗漏。表层细胞游离面胞膜有内褶、囊泡和尿上皮膜斑，共同构成尿上皮的抗渗透基础。

（三）尿道

尿道由黏膜、肌层和外膜层组成。黏膜衬有复层尿上皮，固有层内含有弹性纤维和血管网。部分尿道部位的外膜层不明显，与周围组织相延续。雄性 Beagle 犬的尿道比雌性 Beagle 犬的长。雄性 Beagle 犬的尿道通常分为前列腺部和阴茎部。前列腺部尿道衬有尿上皮，阴茎部衬有假复层柱状或复层扁平上皮。

九、雄性生殖系统组织学

（一）睾丸

Beagle 犬雄性生殖系统包括睾丸、生殖管道、附性腺及外生殖器等。睾丸是雄性生殖腺，具有产生精子和分泌雄性激素的功能，位于阴囊内，左右各一。睾丸表面被覆有浆膜，其深面的致密结缔组织为白膜，白膜强厚而坚韧，主要由胶原纤维和少量弹性纤维构成。白膜浅部有少量疏松结缔组织，血管膜多居于浅层；深部是主要有生精小管构成的睾丸实质。白膜在睾丸后缘增厚形成睾丸纵隔，纵隔内形成许多互相吻合的睾丸网，Beagle 犬纵隔内还有血管、淋巴管、直精小管和间质细胞等。纵膈呈放射状发出许多小隔，并将睾丸的实质分隔成多个睾丸小叶，其断面内多见生精小管。

生精小管管壁上皮由多层生精细胞和支持细胞组成，管腔内有精子。生精小管的外面有明显的基膜。基膜外有能进行收缩的类肌样细胞。生精小管之间存在疏松结缔组织构成的睾丸间质，间质内可见胞体较大的圆形或多边形，胞质嗜酸性的睾丸间质细胞（又称莱迪希细胞），能促进精子的发育与成熟。Beagle 犬睾丸中膈间质细胞核圆，位于中央，胞质强嗜酸性。生精小管内有不同阶段的生精细胞（精原细胞、初级精母细胞、次级精母细胞、精子细胞和精子）和支持细胞。

精原细胞是生成精子的干细胞，位于上皮的最深层紧贴基膜处，细胞圆形或椭圆形，胞核圆形，着色较深，胞质嗜酸性，是双倍体细胞。

精原细胞增大分化为初级精母细胞，它位于精原细胞的内侧，为 1～2 层大而圆的细胞，细胞核大多呈分裂象。

次级精母细胞位置靠近腔面，体积较初级精母细胞小，圆形，核圆形染色深。因它快速进行第二次成熟分裂形成 2 个精子细胞，故标本上较少见到。位置近腔面的精子细胞常排列成数层，呈圆形，体积更小，胞质很少，核深着色且呈小圆形。

精子细胞为单倍体且不再分裂，经变态分化成蝌蚪状的精子也位于管腔内。位置近腔面的精子细胞常排列成数层，呈圆形，体积更小，胞质很少，核深着色且呈小圆形。直精小管管径细短，管壁是立方或低柱状上皮细胞，无生精细胞。睾丸网由单层立方或单层扁平上皮组成，管腔大且不规则。生精小管产生的精子经直精小管和睾丸网进入附睾。

（二）附睾

犬的附睾分别与输出小管和输精管相延续。分为头部、体部和尾部。附睾头膨大，主要由 10 多条输出小管高度盘曲而成，输出小管汇合成一条附睾管，构成附睾体部和尾部，附睾末端接输精管。犬附睾头部表面覆盖有浆膜和厚层致密结缔组织白膜。白膜的结缔组织伸入附睾内把实质分成许多小叶，附睾实质由输出小管和附睾管构成。Beagle 犬的附睾头与附睾体交界处，假复层柱状上皮细胞核内有大量嗜酸性核内包涵体。

输出小管由睾丸网汇合而成，切面较多，管腔不规则，管壁薄，管壁上皮由高柱状纤毛细胞和无纤毛的立方或低柱状细胞相间排列而成。附睾管是一条长而极度弯曲的管道，管径大而规则，切面较多，附睾管上皮为假复层（静纤毛）柱状上皮，由高柱状的静纤毛细胞和基细胞构成。基细胞位于高柱状静纤毛细胞之间，紧贴基膜，体积小，圆形或椭圆形，基膜外有薄层平滑肌和疏松结缔组织。

（三）前列腺

Beagle 犬前列腺分为左右两叶，被膜富含胶原纤维和平滑肌纤维。犬的附性腺仅有前列腺而无精囊腺和尿道球腺。前列腺为复管状腺，由外侧的前列腺体部和内侧的前列腺扩散部两部分组成。两部分之间由结缔组织连接。前列腺表面有富含弹性纤维和平滑肌构成的被膜，被膜的结缔组织及平滑肌等进入腺内，把腺组织分隔为若干小叶。Beagle 犬前列腺实质由腺泡和导管构成，腺泡上皮由单层立方或单层柱状上皮构成黏膜皱褶，胞质富含浆液性分泌颗粒。腺泡上皮细胞高低不一，皱襞多，腺腔不规则，大小不等，腔内可见嗜酸性分泌物，富含酸性磷酸酶和纤维蛋白酶等。腺泡之间的结缔组织间质中富含平滑肌纤维，前列腺的小叶内导管与腺泡上皮相似不易分辨，随着导管逐渐增粗，导管由单层柱状上皮移行为复层柱状上皮，最后以许多条导管开口于精阜附近的尿生殖道内。

十、雌性生殖系统组织学

雌性生殖系统由卵巢、输卵管、子宫、阴道和外生殖器组成。卵巢位于腹腔肾的后方，左右各一，呈扁圆形，具有产生卵子并分泌雌激素的功能；输卵管是输送卵子的管道和受精的部位；Beagle 犬的子宫为双角子宫，子宫角较长；阴道和外生殖器既是交配器官，又是产道。

（一）卵巢

犬的卵巢表面除系膜附着部均被覆单层立方或扁平上皮。上皮深面为薄层致密结缔组织白膜，白膜深面为卵巢实质。Beagle 犬卵巢皮质与髓质分界明显。皮质较厚，内含有不同发育阶段和大小不一的卵泡，包括位于浅部较小的原始卵泡、较大的初级卵泡、体积较大具有卵泡腔的次级卵泡和闭锁卵泡及体积很大的黄体等。卵泡结缔组织有丰富的网状纤维和梭形基质细胞。髓质位于卵巢的中央部分，由疏松结缔组织构成，无卵泡但有较多较大的血管，其中在卵巢门处血管更多更大。

成熟卵泡排卵后，残留的卵泡壁塌陷形成皱褶，原卵泡膜内层细胞、结缔组织和颗粒层的卵泡细胞向内侵入增殖形成黄体，外包结缔组织被膜，内富含血管的细胞团。内部细胞根据来源分为颗粒黄体细胞和膜黄体细胞。前者来源于颗粒层的卵泡细胞，体积大数量多，多成群分布于黄体的中央部；后者由卵泡膜内层细胞转变而来，体积小数量少，核和胞质着色较深，分布于黄体周边部并随结缔组织伸入颗粒黄体细胞之间。黄体最后会退化至白体，其中有淡红色的胶原纤维束。

　　99.9% 的卵泡未成功排出则退变成为闭锁卵泡，其卵母细胞脂变解体自溶，卵泡细胞萎缩，由结缔组织取代；初级卵泡和早期次级卵泡闭锁时，卵泡缩小，卵母细胞的胞质脂肪变性，出现空泡，核固缩深染，继而解体自溶，透明带皱缩，卵泡腔内见皱缩的透明带残余、卵泡细胞离散等，最后结缔组织侵入形成瘢痕。体积较大的次级卵泡退化时，卵泡壁塌陷，卵泡膜的血管和结缔组织生长侵入颗粒层，卵泡膜内层细胞一度增大变成多角形上皮样细胞，胞质中充满脂滴，类似黄体细胞并被结缔组织分隔成团索状散在于基质中形成间质腺。

（二）输卵管

　　犬的输卵管分为漏斗部、壶腹部、峡部和子宫部，各部结构基本相似。输卵管漏斗部管壁由黏膜、肌层和浆膜构成。黏膜向腔面形成许多纵行而分支的皱襞，尤以壶腹部皱襞发达、高大。黏膜层由疏松结缔组织和单层柱状上皮组成。上皮为单层柱状纤毛上皮，由纤毛细胞和分泌细胞组成。纤毛细胞的游离面有纤毛，纤毛向子宫方向摆动有助于卵子和受精卵的运送。分泌细胞位于纤毛细胞之间，细胞顶部有分泌颗粒，其分泌物含有葡萄糖等营养物质，对卵子有营养作用。输卵管黏膜上皮的高低可随动物性周期发生变化，固有层为薄层结缔组织，肌层为环行的内层和纵行的外层两层平滑肌。浆膜层由间皮和疏松结缔组织构成，富含血管。

（三）子宫

　　犬子宫为肌性器官，子宫壁由子宫内膜、肌层和外膜构成。子宫内膜由单层柱状上皮和固有层组成。固有层较厚，结缔组织中含有丰富的血管和上皮下陷形成单管状或分支管状的子宫腺。子宫肌层很厚，由平滑肌和肌间结缔组织组成，分较厚的内环肌层和较薄的外纵肌层，两肌层之间为血管层，该层结缔组织中含有许多较大的血管。子宫外膜大部分是浆膜，由薄层结缔组织和间皮组成，少部分是纤维膜。

处于不同发情周期的子宫形态结构均不相同。发情前期子宫处于内膜增生期。生长卵泡分泌的雌激素促进子宫内膜增生、充血，固有层增厚，子宫腺增多和增长。增生期末导致内膜增厚、水肿、充血和出血。排卵后子宫内膜进入分泌期，子宫内膜很厚，黏膜上皮部分细胞核移向细胞顶部，核下区呈空泡状。子宫腺稠密，切面很多，腺变长而弯曲，腺腔大，腺上皮细胞变矮，腺腔内见许多嗜酸性分泌物。固有层结缔组织中组织液增多，呈水肿状态，染色较浅。

（四）阴道

犬阴道壁由黏膜、肌层和外膜组成。黏膜向阴道腔内形成许多横行皱襞。黏膜上皮为非角化的复层扁平上皮，固有层为细密结缔组织，较厚，内含较多的弹性纤维及小血管。肌层为平滑肌，较薄，肌纤维束呈螺旋状交错排列，肌束间为富含弹性纤维的结缔组织。外膜为致密结缔组织，内含有丰富的弹性纤维。

（五）乳腺

Beagle 犬有 4～5 对乳头，分列于腹正中线的两侧。分泌乳汁的乳腺称活动期乳腺；不分泌乳汁的乳腺较小，称静止期乳腺。犬活动期乳腺被覆皮肤，深部是致密结缔组织被膜，由实质和间质组成。间质为富含血管、淋巴管及神经的疏松结缔组织，它伸入实质内把实质分隔成许多腺小叶。实质由分泌部和导管部组成，分泌部由泡状或管状的腺泡组成，腺泡的数量、大小和腺上皮的形态随分泌周期而变化，分泌前腺上皮细胞呈高柱状，分泌后呈立方形或扁平。活动期乳腺腺组织发达，腺泡多，而腺间结缔组织却较少，腺腔大且内有分泌物。导管为输送乳汁的管道，包括小叶内导管、小叶间导管和输乳管等。小叶内导管与腺泡相连，上皮为单层立方上皮或柱状上皮；小叶间导管则为双层低柱状；输乳管则为复层扁平上皮，活动期的乳腺导管也有乳汁。犬静止期乳腺腺组织不发达，腺泡少且小，而腺间结缔组织却很多，腺上皮细胞呈立方或扁平状，腺腔和导管腔小，腔内均无分泌物。

十一、肌肉、骨骼、关节组织学

（一）肌肉组织

肌肉组织主要由具有收缩功能的肌细胞构成，分为骨骼肌、心肌、平滑肌 3 种。肌细胞细长，呈纤维状，故常称为肌纤维。肌细胞间含少量结缔组织、血管、淋巴管及神经等成分。

1. 骨骼肌

骨骼肌由许多平行排列的骨骼肌纤维组成，每条肌纤维和每块肌肉群周围都有结缔组织膜分隔和包绕。H.E. 染色标本的骨骼肌细胞，为长柱状多核细胞，长短不一，表面有很薄的肌膜，肌膜外与结缔组织间有基膜紧贴，细胞核椭圆形，异染色质细小，核仁明显，细胞核数量多，位于细胞的周边肌膜下。肌浆内可见许多沿细胞长轴平行排列的肌原纤维，其上有明带和暗带相间排列的横纹。

2. 心肌

心肌分布于心脏和附近大血管的根部。心肌纤维的光镜结构呈短柱状，核呈卵圆形，位居中央，多为单核，偶尔有双核。在细胞核的两端，肌浆较多呈淡染区，含有少量脂褐素。心肌纤维有横纹结构，为横纹肌。相邻两个心肌纤维之间形成闰盘结构，用碘酸钠苏木精染色时，心肌闰盘清晰，呈蓝色至黑色横行阶梯状线纹。在 H.E. 染色的标本上闰盘呈深红色。心肌纤维有基底膜和网状纤维包裹，心肌纤维之间有丰富的毛细血管。

3. 平滑肌

平滑肌没有横纹，受自主神经支配，收缩缓慢而持久。平滑肌细胞呈长梭形或长纺锤形。在平滑肌束或层中，平滑肌纤维相互平行。

镜下为梭形，中部略粗，两端尖细的无横纹细胞。有一个长椭圆形或杆状的细胞核，位于细胞中央，核内异染色质呈细颗粒状，可见 1～2 个核仁，细胞收缩时，核扭曲呈螺旋状。在 H.E. 染色的标本，细胞质嗜酸性呈均匀一致的淡红色。平滑肌细胞长度长短不等，长的可达 500 μm（妊娠子宫壁），短的约

20 μm（小血管壁）。平滑肌细胞按一定方向排列，往往是细胞中段较粗的部分与相邻细胞较细的两端毗邻。此外，在两肌层之间的结缔组织中还常见植物性神经的末梢神经节，即肌间神经丛。

（二）软骨

软骨由软骨组织及其表面的软骨膜构成。软骨膜包被在软骨的表面，由致密结缔组织构成。软骨组织是一种固态的结缔组织，由软骨细胞和软骨基质构成。软骨细胞包埋在基质内，软骨基质呈凝胶状，其中含有纤维。软骨内无血管、淋巴管和神经。软骨的再生能力较弱，损伤或切除后通常由结缔组织取代。

根据软骨基质内纤维成分不同，分为透明软骨、纤维软骨和弹性软骨 3 种类型。其中，透明软骨呈半透明状，间质纤维含量较少，基质较丰富，质地较脆易折断。弹性软骨基质中含有大量交错分布的弹性纤维，软骨中央部弹性纤维较密集，而周边部较疏松。此外，在 Beagle 犬的会厌软骨中，含有很多脂肪细胞或脂肪组织。它们穿插在弹性软骨组织内，两者形成一种特殊的结合体。纤维软骨基质中含有大量平行或交错排列的胶原纤维束，胶原纤维束嗜酸性着红色，基质少，略呈嗜碱性。

软骨细胞埋藏于软骨基质形成的软骨陷窝，靠近软骨膜的软骨细胞较小且幼稚，呈扁椭圆形，单个存在，渐至软骨深部，软骨细胞逐渐增大，呈圆形或椭圆形，并在软骨陷窝内继续分裂增殖形成数个细胞在一起的同源细胞群。

（三）骨

骨由细胞和细胞外基质（细胞间质）组成，基质成分较多，细胞成分少，基质是决定骨组织主要功能的成分，而骨的细胞是决定骨的生长成熟和功能完整性的成分。

骨组织的细胞主要有骨原细胞、成骨细胞、骨细胞、骨衬细胞和破骨细胞5 种类型。其中骨细胞数量最多，散在分布于骨基质的骨陷窝内，其他类型细胞则主要位于骨外膜内层和骨内膜。它们共同参与骨的形成、生长、吸收、重建及修复和维持钙磷平衡。

骨基质是骨组织的细胞间质，由有机成分和无机成分构成，钙盐沉积是骨有别于其他结缔组织最主要的特点。骨组织中的有机成分和无机成分的比例随年龄有所变化，幼犬骨的有机质成分较多，随年龄增长，胶原纤维的直径逐渐增粗，排列更密集，老年犬骨的无机成分较多，骨组织相对较脆。

骨膜为结缔组织膜，除关节面以外，骨的内外表面分别有骨内膜和骨外膜覆盖。骨外膜通常称为骨膜，分为内外两层。外层厚而致密，内层薄而疏松。

组织学上骨组织可分为板层骨和非板层骨。非板层骨是未成熟的骨组织，其胶原纤维束粗、短，呈编织状排列，骨细胞较大，形状不规则，其分布和排列均无规律，细胞数目也较板层骨多。板层骨骨板的厚度不等，一般为 3 ～ 7 μm，同一骨板内的纤维互相平行排列，而相邻骨板内的纤维则互相垂直，羟基磷灰石结晶就沿着胶原原纤维的长轴分布。

Beagle 犬的骨均由 2 种类型的骨质构成，即松质骨和密质骨。松质骨分布于长骨两端骨骺和干骺端及短骨、扁骨和不规则骨内部。密质骨除了显微结构上的腔道外为坚硬的致密的连续体，一般位于长骨骨干和其他类型骨的外层，两类骨彼此渐次移行。早期骨骺与骨干之间亦保留一定厚度的透明软骨层，称骺软骨或称骺板。松质骨由分支的骨小梁构成，是由大量针状或片状的骨小梁互相连接而成的多孔隙结构，构成一个间隙互相连通的错综复杂的立体网络，网间充满红骨髓和脂肪细胞。密质骨骨板排列致密而有规律。

骨单位又称哈弗斯系统，是长骨干的主要结构单位，介于内、外环骨板之间，呈圆筒状，由多层环行骨板顺长骨纵轴围绕骨内纵行血管呈同心圆排列的圆柱形结构单位，有分支经横行的福尔克曼管互相连接。在横切面上骨单位呈圆形，大小略有差异，在其中央有一中央管或称哈弗斯管，内有少量结缔组织、血管和神经穿行，其周围有 5 ～ 20 层环绕中央管排列的骨板，称哈弗斯骨板，骨板间或骨板内有小腔隙称骨陷窝，陷窝的周围有放射状排列的骨小管。骨细胞充满于骨陷窝内，其突起则伸入骨小管中。

（四）关节

关节是骨与骨之间连接结构，通常分为活动关节和不动关节两种。

1. 活动关节

活动关节也称关节，具有屈曲、伸展和旋转活动功能，由关节囊、关节面和关节腔构成。关节囊外层与骨外膜连接，含有排列紧密的纤维；内层疏松光滑，向关节腔内突出形成滑膜皱褶或绒毛。滑膜内层被覆 1～4 层滑膜细胞。关节液中除含水、透明质酸、黏蛋白和电解质等外，还有少量细胞，主要为淋巴细胞和巨噬细胞。

2. 椎间连接

椎间连接为椎骨之间的连接结构，由软骨终板和椎间盘构成。椎间盘髓核呈胶状，富含水、胶原纤维、蛋白多糖等，其胶原纤维锚定在椎体软骨终板上。幼龄犬的髓核可见脊索细胞和软骨样细胞。脊索细胞核深染，细胞器少，胞质内含有大量不规则的空泡。

十二、皮肤组织学

Beagle 犬的皮肤被覆于体表，由表皮、真皮和皮下组织构成。皮肤的附属结构包括毛、汗腺、皮脂腺、枕和爪等，犬的汗腺不发达，在毛发密集的区域更少，主要分布于趾枕等处。

（一）皮肤结构

1. 表皮

表皮位于皮肤表层，由复层扁平上皮构成。分为角质形成细胞和少量非角质形成细胞。

Beagle 犬皮肤较厚的部位表皮从基部到表面可分为基底层、棘层、颗粒层、透明层和角质层，例如趾枕部皮肤。皮肤较薄的部位的表皮仅由 1～3 层细胞组成，例如犬头皮和腹皮。

2. 角质形成细胞

角质形成细胞将表皮分为基底层、棘层、颗粒层、透明层、角质层。

基底层细胞呈圆形或矮柱状，位于基底膜处，可不断增殖向浅层移动，补充衰老脱落的细胞。

棘层细胞表面可见棘状突起，故称棘细胞。棘细胞体积较大，呈卵圆形或多边形，胞核正中，向浅层移行过程中逐渐变扁。

颗粒层由数层梭形或多边形细胞组成，胞质内含有较多嗜碱性的透明角质颗粒。

透明层由数层梭形扁平透明细胞组成，细胞间界限不清，不见胞核和细胞器。无毛的足爪底部上皮中明显可见。

角质层的胶质细胞扁平，不见胞核和细胞器，均质、嗜酸性、细胞轮廓不清。

3. 非角质形成细胞

非角质形成细胞分为黑色素细胞、朗格汉斯细胞、梅克尔细胞。

黑色素细胞多位于表皮基底层，可生成黑色素。镜下可见胞质内由单位膜包被的椭圆形黑色素体。

朗格汉斯细胞散在分布于表皮棘细胞间，为抗原呈递细胞。细胞核呈圆形，着色深。

梅克尔细胞呈圆形或卵圆形，胞核可见深凹陷或呈分叶状，分布于表皮基底层或表皮与真皮连接处。

4. 真皮

真皮由纤维结缔组织和皮肤附属结构组成。真皮内有由表皮陷入的毛发和腺体，还包括血管、淋巴管、竖毛肌、神经等结构。真皮内细胞成分较少，主要为成纤维细胞、吞噬细胞和肥大细胞等。

5. 皮下组织

皮下组织位于真皮下，主要由疏松结缔组织和脂肪组织构成，内含血管、淋巴管、浅表淋巴结等，结构丰富。

（二）皮肤附属结构

1. 毛发

除足底、嘴唇和鼻等少数部位外，Beagle 犬体表大部分区域被覆有毛发。

毛发结构分为毛干、毛根和毛球 3 部分。毛干位于皮肤表面，毛根位于毛囊内，毛根根部膨大形成毛球。毛球底部含有丰富的血管和神经，为毛乳头。毛干和毛根由上皮细胞组成，上皮细胞呈同心圆排列并含有丰富的角蛋白和色素。

毛囊分为内毛根鞘和外根鞘，内毛根鞘与表皮相延续，外根鞘与结缔组织相延续。毛囊近表皮处膨大形成毛囊隆起，皮脂腺开口于此处，其外根鞘部附着有竖毛肌。毛囊隆内有毛囊干细胞，可分化为各种毛囊细胞。

2. 汗腺

位于真皮内，可以分泌汗液，调节体温。犬的汗腺不发达，尤其在毛发密集的部位，主要分布于趾枕等处。

3. 皮脂腺

位于真皮内，毛囊附近，由基细胞和分泌细胞组成。

十三、眼及耳组织学

（一）眼

1. 眼球前部

（1）角膜

犬角膜呈透明圆盘状，中央薄，边缘略厚，以角膜缘与巩膜相连。

低倍镜下见角膜内无血管和淋巴管，但含丰富的神经末梢，从外向内依次由 5 层组成。角膜上皮为 5 ～ 7 层未角化的复层扁平上皮，上皮下基膜为上皮下方紧贴基膜的一层透明均质膜，犬缺乏由固有层分化来的前界层。角膜基质又称固有层，较厚，由规则的致密结缔组织构成，内含大量与表面平行的胶原纤维板层。胶原纤维板层之间有角膜细胞，是一种成纤维细胞。后界层是角膜内皮细胞深面一层薄而均质折光性很强的基膜。角膜内皮为单层扁平上皮。

（2）巩膜

巩膜为眼球壁的最外层，主要由交织成网的致密胶原结缔组织构成，不透明。内可见少量血管和成纤维细胞（称巩膜细胞），还有色素细胞等。

（3）角巩膜缘

位于角膜和巩膜的交界处二者的移行部。角巩膜缘的内侧部有许多巩膜血管丛及其间结缔组织。还有由胶原纤维、网状纤维及内皮细胞构成的小梁网，小梁网间为小梁间隙，眼房水经它们回流入静脉。

（4）虹膜

虹膜为角膜后方一个环行板状薄膜，其根部与睫状体相连，中央有瞳孔。虹膜与角膜之间的空隙为眼前房，虹膜与晶状体之间的空隙称眼后房，两房经瞳孔相通。低倍镜下，虹膜由前部的虹膜基质和后部的虹膜上皮构成，虹膜基质为疏松结缔组织，内含大量的色素细胞和血管。虹膜上皮由前、后两层上皮细胞构成，前层细胞在瞳孔周缘和外侧特化为瞳孔括约肌和瞳孔开大肌，后层上皮细胞为较大的立方形色素细胞，内充满了色素颗粒。

（5）睫状体

睫状体介于虹膜和脉络膜之间，Beagle 犬的睫状体不如人发达。睫状体由外侧的睫状肌、肌间结缔组织基质和内侧的睫状上皮组成。睫状肌为排列松散的平滑肌，肌纤维间有散在的色素细胞，犬睫状肌不发达。肌间结缔组织称睫状基质，内含丰富的色素细胞、成纤维细胞和血管等。内侧的睫状上皮由内外两层构成，外层是立方形色素上皮细胞，内含色素颗粒，内层细胞呈立方形或低柱状的非色素上皮，不含色素颗粒。

2. 眼球壁后部

由外向内分别是巩膜、脉络膜和视网膜及视神经乳头等。

（1）脉络膜

脉络膜位于巩膜与视网膜之间，为富含血管和色素细胞的疏松结缔组织。

（2）视网膜

视网膜为眼球壁最内层，细胞成层排列，由 4 层细胞构成，后 3 层为神经组织。高倍镜下，视网膜由外向内依次是：色素上皮层，由立方或扁平细胞构成，内含大量黑色素颗粒。视细胞层，由感光细胞构成，感光细胞根据外突形态不同分为视杆细胞和视锥细胞两种。视杆细胞外突呈杆状，可感受弱光；视锥细胞外突呈锥状，感受强光和辨色。人和大多数动物含有不同视色素的 3 种视锥细胞，可分别感受蓝、绿、红 3 种色觉，而 Beagle 犬缺乏红（或绿）视锥细胞。双极细胞层，是链接视细胞和节细胞的纵向联络神经元。节细胞层，是多极神经元，胞体较大，其树突与双极细胞的轴突形成突触。

3. 眼球内容物

（1）晶状体

晶状体是具有弹性双面凸的透明体，借睫状小带悬于虹膜睫状体与玻璃体之间，高倍镜下犬晶状体外包一层均质性的晶状体囊，由增厚的基膜及胶原纤维组成。在晶状体的前表面，囊的下方有一层立方形或低柱状的晶状体上皮，它向晶状体赤道部逐渐移行增长，变成长柱状的晶状体纤维。浅层的晶状体纤维构成晶状体皮质，中心部位的纤维构成晶状体核，纤维内充满均质状的蛋白质，晶状体内无血管和神经。

（2）玻璃体

玻璃体位于晶状体和视网膜之间，为无色透明的胶状物，其成分主要的是水，还有透明质酸、玻璃蛋白、胶原原纤维及透明细胞等。

（3）房水

房水为填充于眼前房和后房的无色透明液体，其主要成分为水与极少量蛋白质。房水由睫状体的非色素上皮分泌和毛细血管渗透产生，由后房经瞳孔至前房，再沿前房角经虹膜角小梁网间隙输入巩膜血管丛，最终从静脉排出。

（4）眼附属结构

眼睑覆盖于眼球前方。低倍镜下，犬的眼睑从前向后由皮肤、皮下组织、肌层、睑板和睑结膜等 5 层构成。最外面的是皮肤，薄而柔软，睑缘有睫毛，睫毛根部见皮脂腺和腺腔较大的汗腺。皮肤深面是薄层疏松结缔组织，为皮下结缔组织层。中央很厚的部分是肌层，为骨骼肌。肌层内侧的厚层致密结缔组织称睑板，内有大量分支呈管泡状的皮脂腺称睑板腺，可见其导管开口于睑缘。最内层是睑结膜，由上皮和固有层组成，前者为复层柱状上皮，含有杯状细胞，后者为薄层结缔组织。

（二）耳

1. 外耳

外耳包括耳郭、外耳道和鼓膜。

（1）耳郭

耳郭主要以不规则的弹性软骨为支架，表面覆盖软骨膜和皮肤，皮肤与软骨膜紧密粘连。

（2）外耳道

外耳道是从耳郭基部到骨膜的管道，犬的外耳道由垂直耳道和水平耳道组成。外耳道表面为薄层皮肤，有毛、皮脂腺和耵聍腺。耵聍腺是一种大汗腺，与皮脂腺共同开口于毛囊，腺细胞的分泌物与皮脂脱落的上皮细胞共同构成耵聍。

（3）鼓膜

鼓膜位于外耳道和中耳之间，为圆形或卵圆形的薄膜。外表面为复层扁平上皮，与外耳道的表皮相延续；中间为薄层结缔组织，主要由胶原纤维束组成；内表皮为单层扁平上皮，与鼓室膜相连续。

2. 中耳

中耳包括鼓室、听骨和咽鼓管。

（1）鼓室

鼓室是位于颞骨岩部的一个不规则腔室，腔内充满空气，在犬中，鼓室的骨壁为密质骨。鼓室黏膜由上皮和固有层组成，外侧壁和内侧壁为单层扁平上皮，后壁为单层立方或单层纤毛柱状上皮，前壁和下壁为单层纤毛柱状上皮。固有层为致密结缔组织，内含血管、淋巴和神经。

（2）听骨

听骨是横贯鼓室的 3 块听小骨，由锤骨、砧骨和镫骨构成，彼此连接。听小骨为致密骨，由哈弗系统构成，外包骨膜锤骨头和砧骨体，内有骨髓腔，表面覆有单层扁平上皮。

（3）咽鼓管

是连接鼓室和鼻咽部的管道。近鼓室部黏膜上皮为单层纤维柱状上皮，有杯状细胞，近咽部黏膜上皮为假复层柱状纤毛上皮。

3. 内耳

又称迷路，位于头颞骨岩部，为一些弯曲的管状系统。可分为骨迷路和膜迷路两部分。

（1）骨迷路

骨迷路实系颞骨内不规则的腔隙和隧道，腔面覆以骨膜，表面衬以单层扁平上皮。骨迷路又分为骨半规管、前庭和耳蜗。

（2）膜迷路

膜迷路为位置感受器和听觉感受器，是一系列的膜性管和囊，悬于骨迷路内。骨半规管内有膜半规管；前庭内有球囊和椭圆囊，二者借"Y"字形小管相连；耳蜗内有膜蜗管。它们都是由上皮和固有层构成。上皮为单层扁平上皮，固有层为纤维性结缔组织。

第二节　实验 Beagle 犬常见的组织病理学

一、神经系统

实验犬常见的神经系统病变有脑室扩张（脑积水）、脑出血、炎症如脑膜炎和脊髓炎等。其中，脑积水的发生率较高，可能是犬的先天性疾病，也可能是未被识别的脑室扩张。外周神经系统可见自发性退行性病变，认为是一种衰老的变化，但在年轻 Beagle 犬的坐骨神经中偶尔会看到髓鞘空泡。由于犬的脑组织体积较大，病理制片中的取材和包埋方法不同于啮齿类动物。美国毒性病理学会（Society of Toxicologic Pathology，STP）推荐检查 7 个脑切面。

（一）脑

1.脑室扩张

双侧或单侧脑室间隙增宽，室管膜细胞、白质、神经胶质细胞或小胶质细胞无病理学改变，脑脊液流量正常。脑积水也可引起脑室扩张，但由于脑积液循环受阻，可引起脑的退行性病变。脑室扩张通常在大体观察时做出诊断。

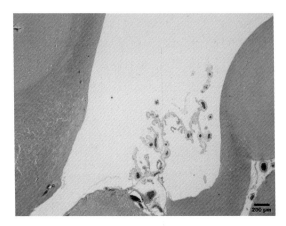

图 4–1　大脑脑室扩张（自发病变）HE 20×（图片来自中检院安评所）

2.脑出血

脑膜或脑实质的血管壁破裂出血。急性出血，红细胞颜色鲜红；陈旧性出血则表现为含铁血黄素沉积。

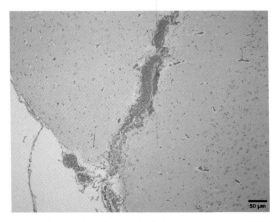

图 4–2　大脑实质出血伴炎症细胞浸润（自发病变）HE 100×（图片来自中检院安评所）

3. 血管异常

脑局部血管数量和结构异常，为先天性非肿瘤性发育异常。

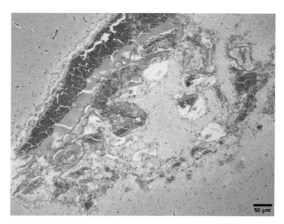

图 4-3　脑血管异常（自发病变）HE 100×（图片来自中检院安评所）

4. 胶质细胞增生

胶质细胞的肥大和数量增多，可进一步分类为星形胶质细胞、小胶质细胞和少突胶质细胞。为中枢神经系统胶质细胞的非特异性反应，主要是星形胶质细胞和小胶质细胞的增多。外周神经系统则为施万细胞增多。

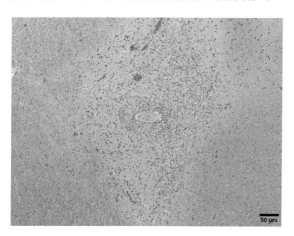

图 4-4　大脑胶质细胞增生（自发病变）HE 100×（图片来自中检院安评所）

（二）外周神经

雷诺小体（Renaut 小体）　为神经内胶原的良性增生，界限清晰的椭圆形层状结构，内含强嗜酸性纤维核。各种外周神经中出现的聚集在神经束膜下的细长、松散、富含黏液的结缔组织，主要出现在坐骨神经远端分支的胫腓神经，而内脏附近的自主神经中则较少。Renaut 小体出现于神经纤维内，但不会引起轴突变性或反应性胶质增生 / 炎症。横切面呈椭圆形，纵切面呈圆柱形，呈质地松散的洋葱皮样排列，混杂着稀疏的暗纺锤核的丝状束的同心片层。

二、内分泌系统

犬的内分泌系统包括垂体、松果体、甲状腺、甲状旁腺、肾上腺皮质和髓质和胰腺内分泌部（胰岛）。所有内分泌腺中，甲状腺是最常出现潜在重要病变的脏器。实验室犬甲状腺的潜在的两个主要病变是滤泡萎缩和淋巴细胞甲状腺炎。垂体和甲状旁腺自发性病变中经常可见囊肿，甲状腺常见囊肿和 C 细胞增生等。

（一）垂体

1. 囊肿

囊肿内衬单层立方上皮至柱状上皮，上皮可能带有纤毛，管腔内含有蛋白性物质。垂体的前叶、中间部和神经垂体均可见囊肿，最常见于前叶。

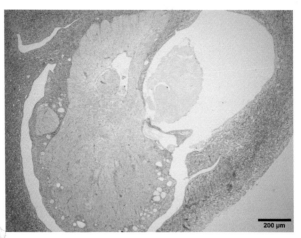

图 4-5　垂体前叶囊肿（自发病变）HE 40×（图片来自中检院安评所）

2.前叶内分泌细胞增生

内分泌细胞数量呈局灶性增多，通常为一种细胞类型（嗜酸性细胞、嗜碱性细胞和嫌色细胞）的增生。与周围正常组织界限不明显，没有压迫或轻微压迫周围组织，细胞体积可增大，形状一致，增生部位直径小于前叶宽度的50%。

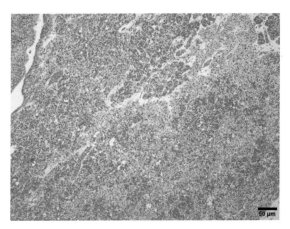

图 4-6　垂体前叶嫌色细胞增生（自发病变）HE 100×（图片来自中检院安评所）

（二）甲状腺

1.淋巴细胞甲状腺炎

以淋巴细胞浸润为特征，可在间质中形成明显的生发中心。滤泡被破坏，残留的滤泡内衬肥大的上皮细胞。此病变可能与自身免疫系统紊乱有关。

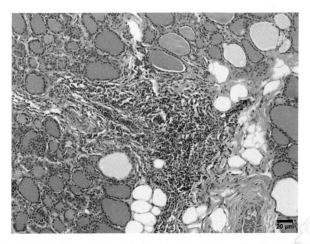

图 4-7　甲状腺间质淋巴细胞浸润（自发病变）HE 200×（图片来自中检院安评所）

2. C 细胞增生

与同龄对照组动物相比，每个甲状腺小叶中的 C 细胞数量显著增加诊断为 C 细胞增生。甲状腺小叶需要进行一致性纵向切片，以便进行对比诊断。局灶性 C 细胞增生与 C 细胞腺瘤的鉴别诊断是，腺瘤大小要超过几个甲状腺滤泡，较小的腺瘤不会压迫甲状腺滤泡，也不会出现包膜。

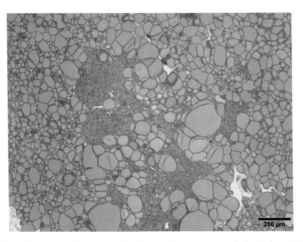

图 4-8 甲状腺 C 细胞增生（自发病变）HE 40×（图片来自中检院安评所）

3. 脂肪细胞浸润

间质中存在局灶性或弥漫性的成熟的脂肪细胞。无退行性病变。腺泡数量可能减少。

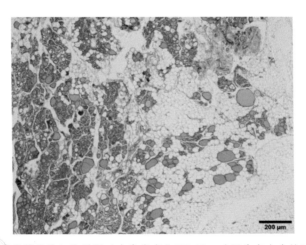

图 4-9 甲状腺脂肪细胞浸润（自发病变）HE 40×（图片来自中检院安评所）

（三）甲状旁腺

1. 异位胸腺组织

胸腺组织位于甲状腺附近或内部。由于甲状旁腺、甲状腺和胸腺起源于胚胎发育过程中相同的原始咽囊，因此，甲状腺或甲状旁腺中常见异位的胸腺组织。

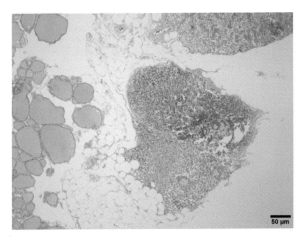

图 4-10　甲状旁腺异位胸腺组织（自发病变）HE 100×（图片来自中检院安评所）

2. 囊肿

内衬带有纤毛的立方上皮，管腔中含有蛋白物质。囊肿是在Ⅲ和Ⅳ咽囊中连接甲状旁腺 – 胸腺组织管的胚胎残留。

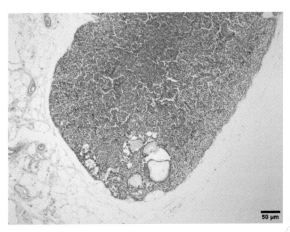

图 4-11　甲状旁腺囊肿（自发病变）HE 100×（图片来自中检院安评所）

（四）肾上腺

1. 皮质肥大

细胞体积增加，通常是细胞核增大。肥大的细胞胞浆呈嗜酸性，空泡减少，细颗粒状，或充满小脂质空泡。弥漫性肥大的特征是皮质厚度增加，可影响几个皮质区域，如球状带和束状带。

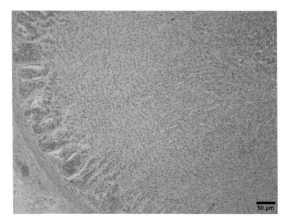

图 4-12　肾上腺皮质束状带细胞肥大（应激反应）HE 100×（图片来自中检院安评所）

2. 皮质细胞空泡化

皮质细胞脂质空泡化，可以是小空泡或大空泡。细胞体积增大。Beagle 犬球状带细胞常见大量脂滴聚集，偶见邻近网状带区域的束状带细胞呈带状空泡化，可以表现为各级病变程度。

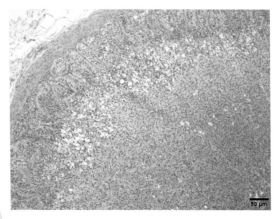

图 4-13　肾上腺皮质细胞空泡化（自发病变）HE 100×（图片来自中检院安评所）

三、淋巴造血系统

淋巴造血系统病变包括脾脏、胸腺、骨髓、淋巴结和扁桃体的特异性和一般组织病理学改变，以下部分病变也可见于黏膜相关淋巴样组织（Mucosa-associated lymphoid tissue，MALT）和其他淋巴样结构。实验 Beagle 犬淋巴造血系统的偶发病变多发生于脾脏。

（一）脾脏

1. 巨噬细胞吞噬空泡形成

巨噬细胞胞浆内形成空泡。可能是磷脂质沉积症，也发生于暴露于某些外源物质的情况下，如图为吞噬药物脂质成分。特殊染色可以证实空泡的性质，如脂质空泡、磷脂空泡等。在未证实空泡性质的情况下，可使用"巨噬细胞空泡形成"这个诊断术语。

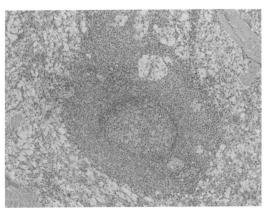

图 4-14 脾脏红髓和白髓巨噬细胞空泡形成（脂质体药物相关病变）
HE 100×（图片来自中检院安评所）

2. 髓外造血增加

脾脏红髓中的一种或几种造血细胞（髓系、红系和巨核细胞系）数量增多，尤其以红系细胞增多最为常见。红髓大小或面积增加。在正常 Beagle 犬中偶发。

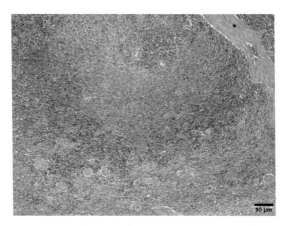

图 4-15　脾脏红髓髓外造血增多（自发病变）HE 100×（图片来自中检院安评所）

3. 白髓易染体巨噬细胞数量增多

胞浆苍白的大巨噬细胞分散在淋巴细胞间，形成"星空"的外观。巨噬细胞胞浆内含有凋亡小体，为凋亡淋巴细胞的浓缩核（易染体），数量和大小不等。依据病程的持续时间，易染体可以是游离的或被吞噬的。该病变是由外源物质（包括某些药物）刺激引起的免疫应答反应。

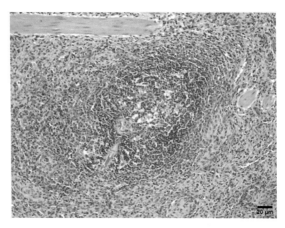

图 4-16　脾脏白髓易染体巨噬细胞数量增多（一种化药相关病变）
HE 200×（图片来自中检院安评所）

4. 肉芽肿性炎症

由淋巴细胞、浆细胞、上皮样细胞、多核巨细胞等组成的局灶性炎症，可伴有不同程度的坏死、感染原或外源性物质。可为药物作用后发生于全身各系统的慢性炎症反应。

图 4-17　脾脏肉芽肿性炎症（一种化药相关病变）HE 200×（图片来自中检院安评所）

5. 白髓淋巴细胞数量减少

一个或多个区室的细胞数量和 / 或面积减小，可能存在淋巴细胞凋亡和易染体巨噬细胞，退化的生发中心中可见透明物质，为嗜酸性蛋白质。

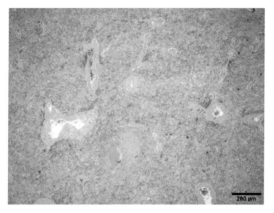

图 4-18　脾脏白髓淋巴细胞数量减少（一种抗癌药物相关病变）
HE 40×（图片来自中检院安评所）

（二）胸腺

1. 胸腺囊肿

单腔或多腔性囊肿，与连接甲状旁腺和胸腺的胚胎导管的残余有关。囊肿内衬有部分纤毛的立方上皮细胞，内含与甲状旁腺囊肿相同的嗜酸性蛋白物质。

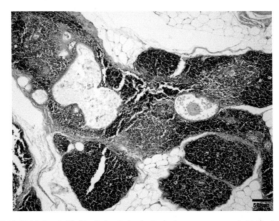

图 4-19　胸腺囊肿淋巴细胞数量减少（自发病变）HE 100×（图片来自中检院安评所）

2. 淋巴细胞数量减少

器官体积减小。皮质和 / 或髓质淋巴细胞数量减少，皮髓质分界不清。持续的细胞数量减少（萎缩），可能出现淋巴细胞凋亡增多和（或）易染体巨噬细胞增多。发生原因可能为直接的胸腺淋巴细胞慢性毒性，也可能与应激反应中释放的内源性皮质醇有关。

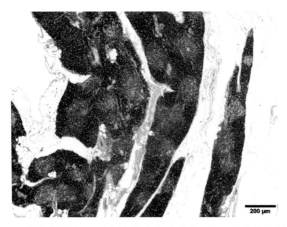

图 4-20　胸腺皮质淋巴细胞数量减少（萎缩）（一种化药相关病变）
HE 40×（图片来自中检院安评所）

3. 色素沉着

为描述性术语，色素可以是陈旧性出血产生的含铁血黄素、巨噬细胞吞噬的脂褐素、蜡样色素及黑色素。可进一步采取特殊染色方法进行鉴定。在毒性研究中，需要与药物相关的色素相鉴别。

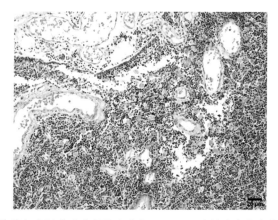

图 4-21　胸腺色素沉着（药源性色素）HE 200×（图片来自中检院安评所）

（三）骨髓

1. 骨髓细胞数量减少

由于毒性、缺氧、营养不良、照射、自身免疫性疾病、炎症、肿瘤、感染、遗传缺陷和正常的衰老过程可导致一个或多个造血细胞谱系（红系、髓系、巨核细胞系）的产生减少或破坏增加。相对于造血细胞，脂肪组织、液体或扩张的骨髓窦相对明显增加。外周血细胞计数中，受影响的细胞类型数量可能相应减少。

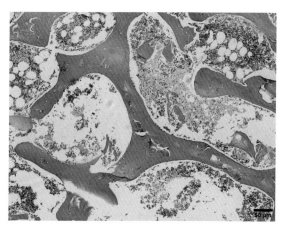

图 4-22　股骨骨髓细胞数量减少（应激反应）HE 100×（图片来自中检院安评所）

2. 骨髓细胞数量增多

造血功能增加，造血系统细胞增生，在骨髓腔内呈弥漫性分布。可以是一个或多个谱系的造血细胞增殖，多种形态的细胞为不同成熟度的造血细胞。可能在机体的其他器官发生或不发生髓外造血。通常通过评估造血细胞与骨髓中脂肪细胞的比率来诊断骨髓细胞数量，但要注意是否为脂肪细胞数量减少（萎缩）导致的比率改变。

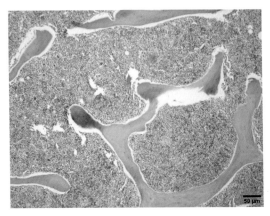

图 4-23　胸骨骨髓细胞数量增多（一种化药继发性病变）
HE 100×（图片来自中检院安评所）

（四）淋巴结

1. 红细胞吞噬作用

巨噬细胞吞噬完整的或破碎的红细胞，可能存在细胞核或红细胞影子。常与含有含铁血黄素的巨噬细胞增多相关联。是正常或病理生理性清除受损红细胞的主要途径。

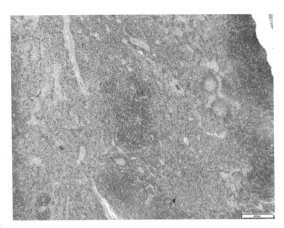

图 4-24　肠系膜淋巴结吞噬红细胞作用（自发病变）HE 40×（图片来自中检院安评所）

2. 色素巨噬细胞数量增多

髓质区域显著的棕色色素沉着和巨噬细胞聚集。注意与暴露途径相关的淋巴结，如肠系膜淋巴结，纹身 Beagle 犬引流的颌下淋巴结，注射给药部位附近的腹股沟淋巴结。

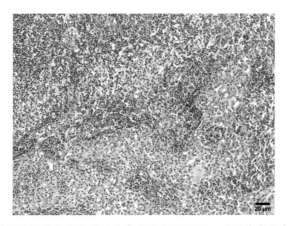

图 4-25　肠系膜淋巴结色素沉着（自发病变）HE 200×（图片来自中检院安评所）

3. 淋巴细胞数量增多（淋巴组织增生）

一个或多个淋巴滤泡或生发中心的体积增大和／或淋巴细胞数量增多（细胞生成增加和／或细胞死亡减少）。可能是对急性和慢性损伤或生理刺激的正常生理反应。增生性变化并不能说明这些器官可能发生肿瘤前或癌前病变。但是，严重或持续的淋巴样增生可能会增加肿瘤转化的风险。

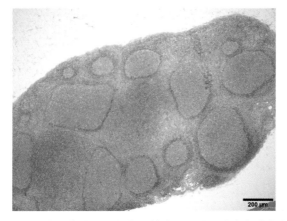

图 4-26　腹股沟淋巴结淋巴细胞数量增多（一种长效胰岛药物相关病变）
HE 40×（图片来自中检院安评所）

4. 易染体巨噬细胞数量增多

胞浆染色较浅的大巨噬细胞分散在嗜碱性的淋巴细胞之间，形成"星空"外观。巨噬细胞胞浆内吞噬有凋亡小体。淋巴细胞凋亡增多时易染体巨噬细胞增多。常见于肠系膜淋巴结，腹股沟淋巴结发生此病变常与给药局部引流相关。

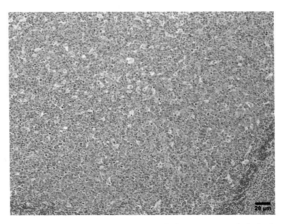

图 4-27　腹股沟淋巴结易染体巨噬细胞数量增多（一种长效胰岛素药物相关病变）
HE 200×（图片来自中检院安评所）

四、肝胆系统

大多数药物经口服途径暴露，肝脏通过门静脉可直接吸收化学物质，因此，包括犬在内的所有动物种属，肝脏是主要的毒性作用靶器官。肝脏代谢（生物转化）这些化学物质，成为水溶性化合物而排泄。在生物转化过程中，中间化合物可能对肝细胞和胆道上皮造成细胞损伤。

（一）肝脏

1. 肝细胞空泡化

细胞质中空泡的过度蓄积。可通过特殊染色方法进一步证实空泡性质为脂肪变性、脂质或磷脂沉积。如果是脂肪性空泡化，可分为大泡性和小泡性。大泡性的诊断特征是每个肝细胞内包含一个大的单圆形空泡，细胞核和细胞质移位到周围，少数肝细胞可能包含一个或多个较小的空泡。小泡性为肝细胞部分或完全被大量的小脂质空泡充满，受影响的肝细胞有"泡沫样"的外观，小空泡通常不会将细胞核移位到周围。

图 4-28　肝脏肝细胞空泡化（自发病变）HE 200×（图片来自中检院安评所）

2. 色素沉着

肝细胞或枯否细胞中存在不同性质的色素沉积。经特殊染色证明这些色素可能是脂褐素、卟啉色素、胆汁色素、含铁血黄素。在年轻 Beagle 犬的小叶中心肝细胞中常见脂褐素，在老年犬中尤为突出。药物作用可能增加脂褐素的积累。

3. 小肉芽肿

Beagle 犬中常见。小肉芽肿主要是巨噬细胞、淋巴细胞和少量的中性粒细胞等炎症细胞的聚集，可能与肝细胞的微小坏死有关。

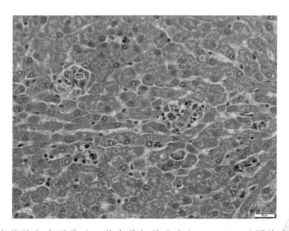

图 4-29　肝脏小肉芽肿色素沉着（一种中药相关病变）HE 200×（图片来自中检院安评所）

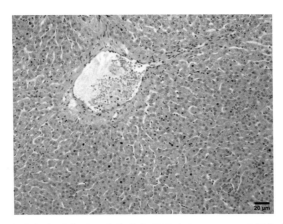

图 4-30　肝脏枯否细胞色素沉着（一种化药相关病变）HE 200×（图片来自中检院安评所）

4. 肝细胞坏死

诊断术语描述为单个肝细胞坏死、灶性或多灶性肝细胞坏死、区域性肝细胞坏死（小叶中心、中间带、门静脉周围、弥漫性）。单个肝细胞坏死在没有伴随炎症反应的情况下，通常被认为是细胞凋亡，明确的凋亡诊断仍需要电镜特征证实。单个肝细胞坏死可自发于肝脏，也可是药物作用引起的区域性坏死。灶性或多灶性肝细胞坏死可能与炎症有关，不规则分布，也可发生于被膜下。偶发的肝细胞坏死灶伴炎症细胞浸润，无明确病因。小叶中心肝细胞坏死通常由于缺氧或暴露于肝毒性药物后出现，此区域氧梯度低，容易发生缺血性损伤，且外源代谢酶含量高易产生有毒代谢物。中间带肝细胞坏死最不常见，由特定有毒物质引起。多种药物可引起门静脉周围的肝细胞肿胀和/或嗜酸性增强、核碎裂，可伴有炎症、纤维化、胆管增生、卵原细胞增生。弥漫性肝细胞坏死为大面积的肝小叶坏死，无特定区域，更广泛的肝细胞坏死与更高的药物毒性剂量有关。

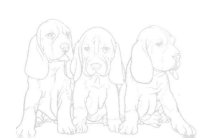

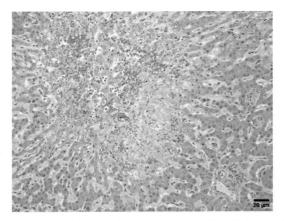

图 4-31 肝脏灶性肝细胞坏死伴出血（一种化药相关病变）
HE 200×（图片来自中检院安评所）

5. 肝细胞肥大

肝细胞胞质蛋白或细胞器（如滑面内质网、过氧化物酶体、线粒体）的增加导致的肝细胞体积增大，细胞质呈均匀或颗粒状。区域性分布在小叶中心、门静脉周围、肝板中间带。当累及大部分或全部小叶时，肝板结构丧失，压迫肝窦。代谢酶诱导的肝细胞肥大是对化学应激的适应性反应，但存在种属差异性，Beagle 犬中不常见，通常为诱发性改变。过度的肥大可导致肝细胞的变性和坏死。肝细胞肥大与肝脏的绝对重量增加有关，当肝脏重量增加小于 20% 时，肝细胞肥大很难诊断。

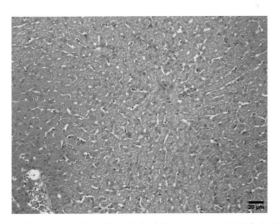

图 4-32 肝脏肝细胞肥大（一种中药相关病变）HE 200×（图片来自中检院安评所）

6. 肝细胞变异灶

肝细胞的局部增生，根据表型和染色质特征分为嗜碱性、嗜酸性、混合细胞（嗜碱性 / 嗜酸性混合）和透明细胞型。混合病灶主要由嗜碱性和嗜酸性 / 透明型细胞组成。病变可由优势细胞类型细分为不同亚型。肝细胞变异灶可以是自发性病变，也可由化学处理诱发。

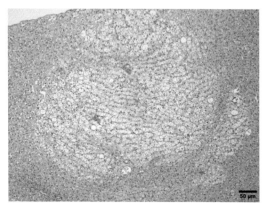

图 4-33　肝脏肝细胞变异灶（透明细胞型）（自发病变）
HE 100×（图片来自中检院安评所）

7. 胆管增生

肝脏门静脉区域小胆管的数量增加。胆道上皮分化良好，形成正常的导管。

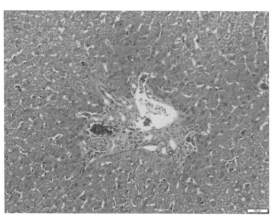

图 4-34　肝脏胆管增生（一种中药相关病变）HE 100×（图片来自中检院安评所）

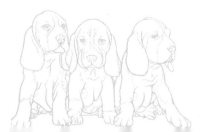

（二）胆囊

1. 胆囊上皮空泡化

胆囊黏膜上皮顶部细胞浆中有细小的空泡蓄积。

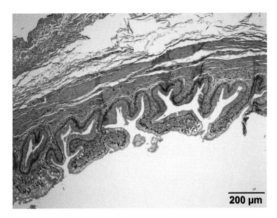

图 4-35 胆囊上皮细胞空泡化 HE 100×（图片来自广州医药研究总院）

2. 炎症细胞浸润

局部胆囊黏膜下淋巴细胞浸润，形成炎症灶。

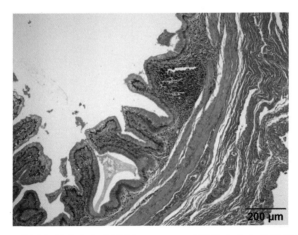

图 4-36 胆囊固有层炎症细胞浸润 HE 100×（图片来自广州医药研究总院）

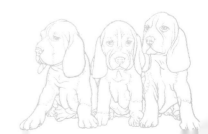

五、心血管系统

在非临床研究中，心血管系统的形态学和功能终点是评价药物与心血管组织相互作用的重要参数，包括心脏重量，心脏、主动脉和血管内瓣膜及心肌的组织病理学改变，血清特异性生物标志物水平。功能评价，如血压和超声心动图，可以提供有价值的生存期信息，与死后形态学检查相关联。还可进一步取样传导系统的附属组织进行评估。其他器官中的血管组织病理学评价则属于每个特定组织评价的一部分，可揭示器官特异性的血管变化，或在几个器官中出现广泛的血管变化，提示全身性血管损伤。

（一）心脏

1. 炎症细胞浸润伴心肌细胞坏死

单形核炎症细胞发生局灶性聚集。这种改变有时伴有轻微的和局灶性的心肌坏死。

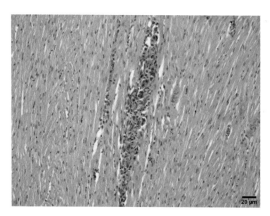

图 4-37　心脏心肌炎症细胞浸润伴坏死 HE 200×

2. 心肌细胞空泡化

不伴有明显的心肌细胞变性或坏死的空泡化可以诊断为心肌细胞空泡化。心肌细胞胞浆内有清晰、离散的微泡，不会改变细胞的大小或形状，这种空泡化与变性或坏死无关。脂质蓄积、磷脂沉积、线粒体肿胀都可导致外观正常的心肌细胞胞质出现透明空泡。

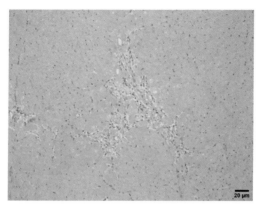

图 4-38　心脏心肌细胞空泡化（自发病变）HE 200×（图片来自中检院安评所）

3. 纤维化

坏死的心肌细胞区域被胶原结缔组织修复和替代，由此产生的"疤痕"。大面积的心肌纤维化影响正常心肌的收缩功能导致心脏功能障碍。

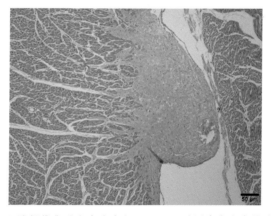

图 4-39　心脏纤维化（自发病变）HE 100×（图片来自中检院安评所）

4. 血栓

常发生于左心房。发生原因可能与内皮损伤和（或）心房收缩功能改变有关。特征为心房腔扩张，大量层状纤维蛋白混合白细胞和红细胞呈节段性黏附于邻近的心房心内膜上。

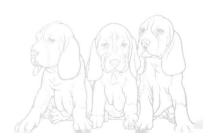

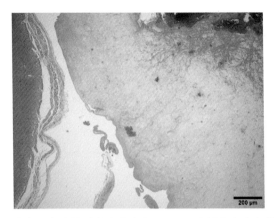

图 4-40　心脏左心房血栓（自发病变）HE 40×（图片来自中检院安评所）

（二）血管

1. 动脉硬化 / 动脉粥样硬化

血管壁内的脂肪斑块。游离脂质或细胞内脂质（通常在泡沫巨噬细胞内）的积聚，中膜增宽并延伸到内膜，内部弹性层被破坏。斑块可能矿化并有中心坏死。少数情况斑块可能出现溃疡，并与血管血栓形成和出血相关。

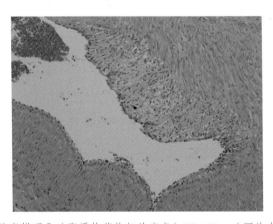

图 4-41　血管动脉粥样硬化（脂质体药物相关病变）HE 100×（图片来自中检院安评所）

2. 血管周围 / 血管壁纤维化

血管或血管周围成纤维细胞和成熟纤维细胞密集排列。呈"洋葱皮"外观的纤维结缔组织的环状增生。为血管壁和血管周围炎症的修复性病变。

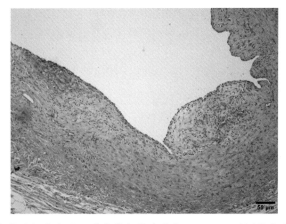

图 4-42 静脉血管壁纤维化（一种中药相关病变）HE 100×（图片来自中检院安评所）

3. 出血

血管壁内有红细胞渗出，但无血管壁的损伤。

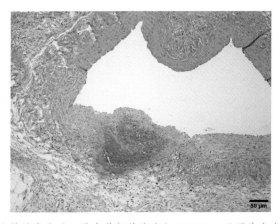

图 4-43 静脉血管壁出血（一种中药相关病变）HE 100×（图片来自中检院安评所）

4. 血管壁坏死 / 炎症

结合了坏死和炎症特征，存在溶解性核碎片，混合炎症细胞浸润，嗜酸性纤维蛋白基质。常伴有出血和水肿。

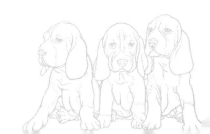

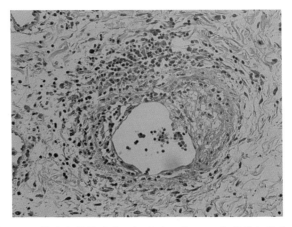

图 4-44　静脉血管壁炎症/坏死（一种 PEG 化药物相关病变）
HE 200×（图片来自中检院安评所）

5. 静脉扩张

内衬扁平的内皮细胞的血管壁变薄，腔内仅有少量红细胞。受累区域不受限，血管数量无增加。

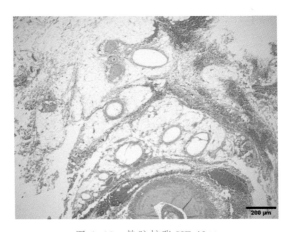

图 4-45　静脉扩张 HE 40×

6. 血栓

由于血管内皮损伤或凝血级联反应失调而在血管腔内形成的由不溶性纤维蛋白、血小板、白细胞和红细胞组成的纤维蛋白性血栓。常见于静脉，附着或融合在血管内壁的呈嗜酸性的同心、层状结构。可继发于自发性或诱发性血管炎引起的血管壁损伤。当成为慢性病变时可出现机化、再通，纤维化。

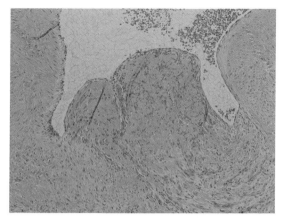

图 4-46　注射部位血管血栓／血栓机化（一种 PEG 化药物相关病变）
HE 200×（图片来自中检院安评所）

六、消化系统

消化道是口服药物第一个接触的部位，受到药物不良反应的影响，可导致局部急性病变。另一方面，口服药物通常会暴露于全身，足以对其他器官产生毒性，但对消化道不一定有明显影响。消化道的显著特征是上皮细胞增殖率高，使其对干扰细胞分裂的物质特别敏感，再生能力也很高。由于肠道表面积大，为了准确评估潜在毒性必须进行全面的大体检查和对局灶病变的准确取样。

（一）口腔和舌

1. 鳞状细胞乳头状瘤

有纤维柄的疣状病变。常发生在口腔／咽喉、舌和食道黏膜上皮的鳞状细胞。一般体积较大。有多个指状／叶状突起，被覆有不同厚度的鳞状上皮，鳞状上皮常发生重度角化。

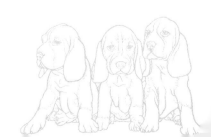

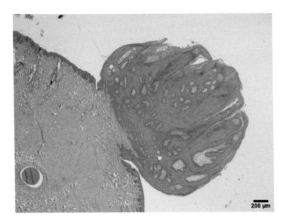

图 4-47　舌黏膜鳞状细胞乳头状瘤（自发病变）HE 20×（图片来自中检院安评所）

2. 肉芽肿性炎症

由淋巴细胞、浆细胞、上皮样细胞、多核巨细胞等组成的局灶性慢性炎症。

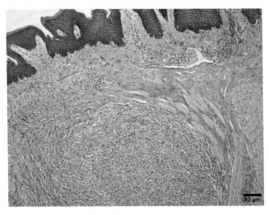

图 4-48　舌肌层肉芽肿性炎症（一种化药相关病变）HE 100×（图片来自中检院安评所）

（二）胃

1. 胃黏膜局灶性增生

在老年犬中，由于腺体和黏膜下层肉芽组织增生及肌层肥大，获得性增生性病变表现为幽门狭窄，幽门区环状增厚。犬的毒性研究中，幽门区增生可能是给药相关性病变。

2. 胃粘膜内幽门螺杆菌感染

感染偶发于幽门腺管腔内，无炎症。许多 Beagle 犬胃里都有幽门螺杆菌。

3. 炎症细胞浸润

在固有层和 / 或黏膜下层，中性粒细胞和（或）单形核细胞的浸润。

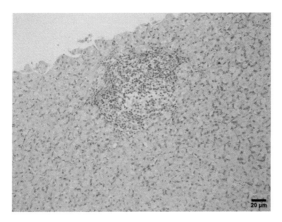

图 4-49 胃粘膜固有层炎症细胞浸润 HE 200×

（三）大肠、小肠

1. 出血

Beagle 犬肠道的黏膜层、MALT 中常见红细胞渗出，为血管通透性增加或血管破裂所引起。

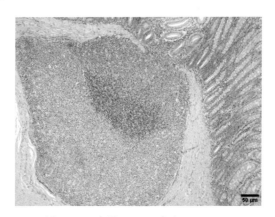

图 4-50 盲肠 MALT 出血 HE 100×

2. 黏膜层血管扩张

黏膜层血管充满血液，管腔扩张，可见于各段肠道。

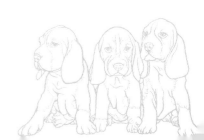

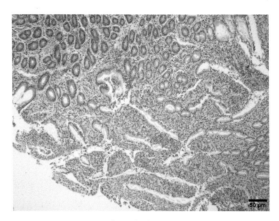

图 4-51　结肠粘膜充血 HE 100×

（四）唾液腺

单形核细胞浸润

局灶性淋巴细胞浸润，偶尔伴有淋巴滤泡形成，常见于导管或腺泡周围。

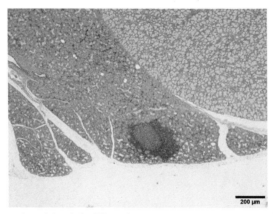

图 4-52　舌下腺间质单形核细胞浸润（淋巴滤泡形成）（自发病变）
HE 40×（图片来自中检院安评所）

（五）胰腺外分泌部

1. 外分泌部腺泡萎缩

腺泡细胞数量和（或）大小减少。腺泡细胞嗜碱性减弱，酶原颗粒减少呈小柱状细胞，几乎没有细胞质，细胞核不活跃。可见核固缩、核碎裂、凋亡小体和有丝分裂象。可伴有轻微的淋巴细胞或巨噬细胞浸润，不同程度的间质纤维化。胰岛不受影响。外分泌部腺泡萎缩是啮齿类动物和犬中常见的自发性病变，通常是慢性炎症的结果。

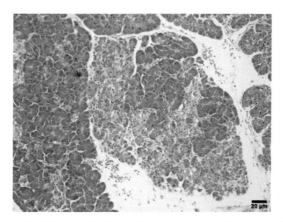

图 4-53　胰腺外分泌部腺泡萎缩（自发病变）HE 200×（图片来自中检院安评所）

2. 外分泌部腺泡细胞分泌减少

腺泡细胞酶原颗粒的部分或完全丢失，细胞体积减小，基底部嗜碱性细胞质增多，腺泡直径减小。腺泡细胞的细胞核不活跃，无纤维化或脂肪细胞浸润。病变可呈局灶性、小叶性或弥漫性分布。胰岛不受影响。濒死和 / 或厌食动物因缺乏蛋白质，可导致酶原颗粒减少。

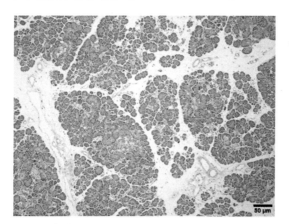

图 4-54　胰腺外分泌部腺泡细胞分泌减少（应激反应）HE 100×（图片来自中检院安评所）

3. 外分泌部腺泡细胞空泡化

胞浆内有大小不同的空泡，特殊染色鉴定空泡可能是液体、脂质、磷脂和糖蛋白等物质。腺泡细胞略有肿胀呈淡嗜酸性，有时可见核偏位。

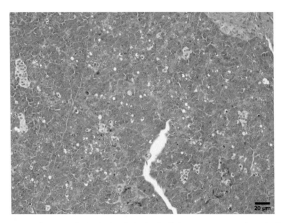

图 4–55　胰腺外分泌部腺泡细胞空泡化（自发病变）HE 200×（图片来自中检院安评所）

七、呼吸系统

　　血液传递或吸入生物制剂容易引起呼吸系统损伤，因此应在所有毒性研究中常规检查呼吸系统器官。呼吸道由多个器官和附属组织组成，包括鼻腔、鼻咽、喉、气管、支气管、肺（犬肺分为 7 个叶）和引流淋巴结。鼻腔、喉和肺是复杂的器官，有多种类型的上皮和特定的解剖结构。每一个器官、细胞类型和结构都必须单独检查，以准确评估呼吸道。特别是在吸入性研究中，取样和检查组织的标准化很重要，建议检查 4 个鼻腔横段、2 个喉横段、1 或 2 个气管横段、1 个隆突纵（水平）切片，所有肺叶样本及气管支气管淋巴结。非吸入性研究的组织取样不必那么广泛，但应包括至少 2 个肺切片（靠近主干支气管的近端区域和周围区域）和 1 个气管切片。会厌和口咽的一个横切面可以选择性取样以进行特定研究。

（一）气管

　　炎症细胞浸润：气管黏膜内偶尔可见局灶性的以淋巴细胞为主的浸润。黏膜上皮细胞通常是完整的。炎症是气管常见的背景性病变，仅当病变程度或累及范围大于背景范畴时才进行诊断。

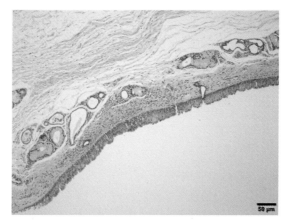

图 4-56　气管黏膜层和黏膜下层炎症细胞浸润（自发病变）
HE 100×（图片来自中检院安评所）

（二）肺脏（含支气管）

1. 间质性肺炎

肺泡间隔变宽，肺泡腔缩小，肺间质、细支气管周围有炎症细胞浸润。由高浓度毒物引起的急性间质性肺炎可引起水肿、出血和累及细支气管和肺泡的血清纤维素渗出物，低浓度毒物仅引起短暂的浆液性、纤维蛋白性或化脓性渗出物和 / 或肺泡内巨噬细胞数量的增加。慢性间质性肺炎表现为血管周围和细支气管周围单形核炎症细胞的浸润、间质纤维化、支气管相关淋巴组织增生。

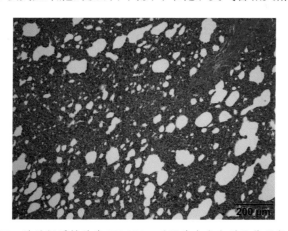

图 4-57　肺脏间质性肺炎 HE 100×（图片来自广州医药研究总院）

2. 肺泡上皮增生 / 纤维化

纤维化和间质炎症引起的肺泡间隔增厚，增厚的间隔被覆增生的上皮。可能存在肺泡巨噬细胞增多和鳞状化生。在 Beagle 犬中，通常病变呈楔形从胸膜下延伸至肺实质，并伴有胸膜纤维化。

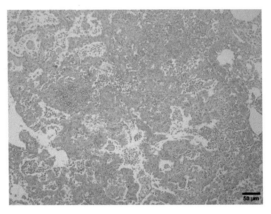

图 4-58　肺脏肺泡上皮增生 / 纤维化（自发病变）HE 100×（图片来自中检院安评所）

3. 肺泡型肺气肿

末端细支气管远端的空气腔异常增大，并伴有肺泡间隔的破坏性改变。肺体积增加、肺泡大小增加和肺泡表面积减少。犬中不常见。

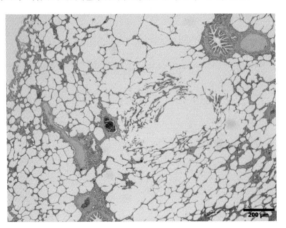

图 4-59　肺脏肺泡型肺气肿（自发病变）HE 40×（图片来自中检院安评所）

4. 肺纤维化

肺实质中胶原蛋白数量增加，位置异常或性质异常，破坏了肺组织的正常结构。以成纤维细胞反应为主的纤维化是可逆性的损伤，如果纤维生成则趋向于不可逆反应。

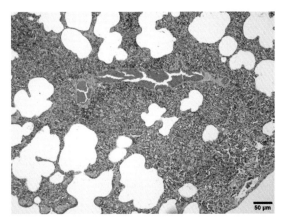

图 4-60　肺脏间质纤维化炎症细胞浸润（自发病变）HE 100×（图片来自中检院安评所）

5. 骨化生 / 软骨化生

肺实质间质中的骨组织结节，可能存在骨髓。由成纤维细胞向成骨细胞 / 软骨细胞分化引起的，犬中偶发，与大小鼠中的相似，但发生频率低于大鼠。

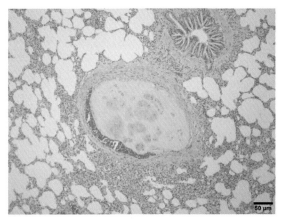

图 4-61　肺脏软骨化生（自发病变）HE 100×（图片来自中检院安评所）

6. 巨噬细胞增多

肺泡内不同程度的含有泡沫样胞浆的巨噬细胞聚集，无炎症细胞反应。一些明显的聚集灶也可能是气管内灌注的人工假象。

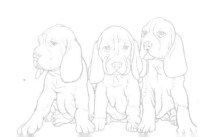

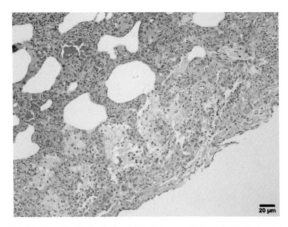

图 4-62　肺脏泡沫样细胞聚集（自发病变）HE 200×（图片来自中检院安评所）

7. 脓肿

肺实质中化脓性渗出物积聚。渗出物中存在大量嗜酸性粒细胞，并伴有淋巴细胞和浆细胞浸润。病变累及气道黏膜下层甚至更广泛的区域。

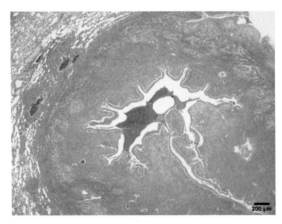

图 4-63　肺脏 脓肿（自发病变）HE 20×（图片来自中检院安评所）

8. 肺水肿

肺水肿是由于肺血流动力学的改变或肺泡壁的空气 – 血屏障破坏所引起。水肿液为粉红色染色的均质渗出物，PAS 染色阴性，无细胞成分。轻度或早期间质性肺水肿表现为血管周围和肺叶间隔增宽。如果水肿的主要原因是肺泡壁的直接损伤，或者严重且持续的间质水肿不能被淋巴管清除，就会导致肺泡水肿。如果水肿只是炎症的表现之一，则不需要单独诊断。

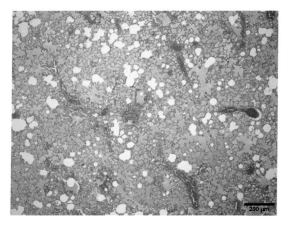

图 4-64　肺脏水肿（自发病变）HE 40×（图片来自中检院安评所）

9. 异物肉芽肿

异物被巨噬细胞和淋巴细胞包围。这种变化常见于胃内容物或食物颗粒的吸入引起的。

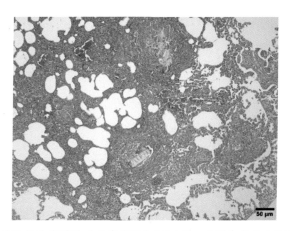

图 4-65　肺脏异物肉芽肿（自发病变）HE 100×（图片来自中检院安评所）

八、泌尿系统

犬泌尿系统常见的疾病是肾炎，包括肾小球肾炎、急性和慢性间质性肾炎、肾盂肾炎、肾乳头炎等。Beagle 犬的肾脏还常见未成熟肾小球、矿化、肾盂积水等背景性的病变。单侧肾发育不全偶尔在实验室 Beagle 犬中发现。

1. 未成熟肾小球

比成熟的肾小球体积小，在毛细血管袢和 Bowman 囊之间的空隙明显增宽。发育中的肾小球呈泡状、逗号、S 形或毛细血管环状，毛细血管丛为致密的、嗜碱性的细胞聚集，衬有深染的上皮细胞（足细胞）。

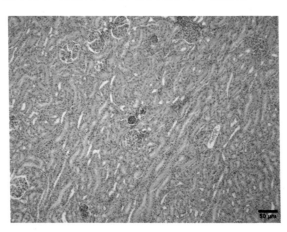

图 4-66　肾脏未成熟肾小球（自发病变）HE 100×（图片来自中检院安评所）

2. 肾小球硬化

由于系膜细胞增殖和基质增加而导致的毛细血管袢塌陷引起的病变称为肾小球硬化。一个或几个肾小球中存在一些系膜细胞和基质的节段性嗜酸性结节。

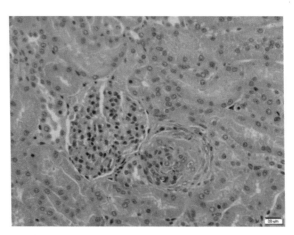

图 4-67　肾脏肾小球硬化（自发病变）HE 200×（图片来自中检院安评所）

3. 肾小球脂沉积

肾小球系膜细胞中沉积细空泡样的脂质，呈泡沫细胞。可在毛细血管腔内或系膜内观察到泡沫细胞，呈局灶性或节段性分布。此图片为 Beagle 犬给予脂质体药物后，系膜细胞吞噬脂质成分所引起的脂质沉积。

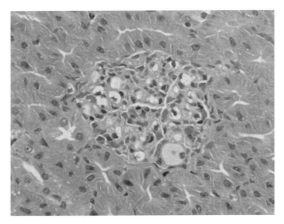

图 4-68　肾脏肾小球脂沉积（脂质体药物相关病变）HE 400×（图片来自中检院安评所）

4. 嗜碱性肾小管

局灶性肾皮质或髓质外带具有高密度核的嗜碱性肾小管。细胞略有增大，细胞核质比例增加，早期可见有丝分裂象，有些肾小管基底膜增厚。嗜碱性肾小管周围偶尔出现炎症细胞浸润。

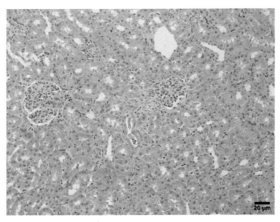

图 4-69　肾脏皮质嗜碱性肾小管（自发病变）HE 200×（图片来自中检院安评所）

5. 炎症细胞浸润

肾盂黏膜层和肌层见多灶性炎症细胞浸润，以淋巴细胞和浆细胞为主。慢性炎症可导致纤维化。

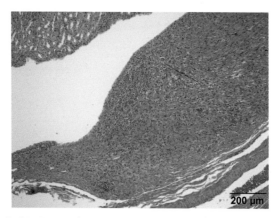

图 4-70 肾盂黏膜层和肌层炎症细胞浸润 HE 100× （图片来自广州医药研究总院）

6. 肾小管坏死

肾小管上皮细胞胞质嗜酸性增强，细胞核固缩或核破裂，细胞坏死脱落到肾小管管腔。肾小管坏死与其他退行性病变如空泡化、肾小管扩张、结晶尿等有关。

7. 肾小管透明小滴蓄积

肾小管上皮细胞胞浆中嗜酸性液滴的积聚。与肾小管损伤有关。

8. 管型

常见的管型有透明管型或颗粒管型。脱落的上皮细胞失去细胞轮廓，充满管腔时形成细胞管型。其中，透明管型最为常见，为管腔内充满均质的嗜酸性物质，通常为蛋白质。常与肾小球通透性增加有关。在外髓质的远端节段或集合小管中偶尔会发生单个管型。肾炎或药物引起的肾脏损伤也会导致蛋白质在肾小管腔的积聚。

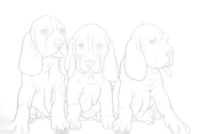

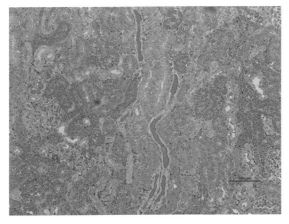

图 4-71　肾脏肾小管透明小滴蓄积，肾小管坏死，蛋白管型（庆大霉素相关病变）
HE 100×（图片来自中检院安评所）

9. 肾盂结晶

肾盂中出现尿液沉淀的晶体。可引起局部刺激，导致肾盂黏膜上皮增生和炎症。

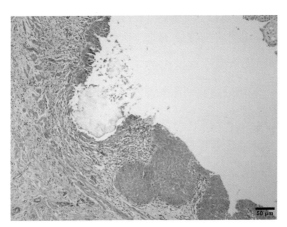

图 4-72　肾脏肾盂结晶 尿道上皮增生（一种化药结晶）
HE 100×（图片来自中检院安评所）

10. 肾小管上皮细胞空泡化

在 Beagle 犬的近端和远端小管细胞中可见含有微小的脂质空泡，雌性中更常见，是 Beagle 犬的一种自发性病变。各种药物和化学物质包括载体可能会加重这种小管的自发性空泡化。细胞质脂滴可以通过油红 O 染色来证实。

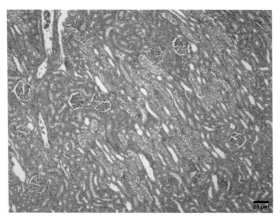

图 4-73　肾脏肾小管上皮细胞空泡化（一种中药相关病变）
HE 100×（图片来自中检院安评所）

九、雄性生殖系统

　　犬的雄性生殖器官解剖学和组织学结构不同于啮齿类动物。犬不能像啮齿类动物一样主动将睾丸缩回到腹股沟管。大约 6 周龄的犬，如果睾丸没有从腹股沟管或腹腔下传则提示隐睾症。犬的先天性盲端传出管易在附睾头部附近诱发精子肉芽肿（精子滞留）。前列腺是雄性犬唯一的附属性腺。应该使用性成熟犬进行毒性研究。在常规毒性研究开始时，通常犬是 5 ～ 6 个月龄，但性成熟发生在 7 ～ 12 个月龄。区分不成熟或青春期的睾丸组织形态与实验给药相关的组织病理学改变十分重要。应记录犬的性成熟阶段，分为未成熟、青春期和性成熟。犬的雄性生殖道与睾丸、附睾和前列腺的成熟度并不同步。睾丸和前列腺之间成熟状态的差异归因于雄激素受体表达的差异。病理学家通常通过精子发生（即存在长形精子）和含有精子的附睾尾来确定睾丸的成熟情况。

（一）睾丸

1. 精子生成减少

　　随机影响整个睾丸中的一些小管。小管完全或部分没有精母细胞、圆形精子和 / 或长形精子。当只影响某段生殖细胞周期时，生精小管直径可能减小。

受累小管可能有明显的支持细胞或含有少量的管腔碎片、多核巨细胞和 / 或肿胀的精母细胞。可发生于单侧或双侧。为一种常见的自发性病变。

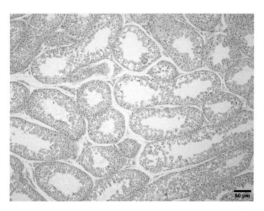

图 4-74 睾丸精子生成减少（一种化药相关病变）HE 100×（图片来自中检院安评所）

2. 多核巨细胞

在生精上皮内、生精小管管腔中或附睾管腔可见局灶性或散发性多核巨细胞形成，细胞较大，具有多个成熟的生殖细胞核。多核巨细胞的出现常为生精小管变性的一部分。

3. 生精小管变性

不同类型或分化阶段的生殖细胞都可能发生变性，同时伴有多核生殖细胞，精子滞留，支持细胞胞质空泡化，生殖细胞组织紊乱，脱落到管腔，附睾中有生殖细胞碎片，与睾丸重量减小有关。

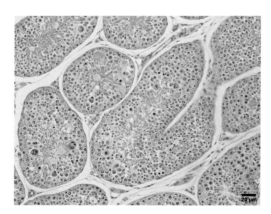

图 4-75 睾丸生精小管变性 多核巨细胞（一种化药相关病变）
HE 200×（图片来自中检院安评所）

4. 生精小管萎缩

部分生精小管无或仅有少量生精细胞，或仅存支持细胞。是长期或严重的生精细胞变性的结果，可由炎症、缺氧、原发性细胞毒性引起。如果小管萎缩和变性同时出现，建议诊断为"生精小管变性 / 萎缩"。

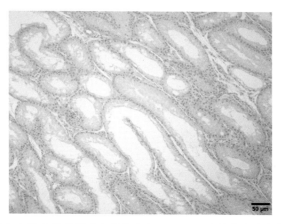

图 4-76　睾丸生精小管萎缩（自发病变）HE 100×（图片来自中检院安评所）

（二）附睾

1. 管腔内细胞碎片

在正常 Beagle 犬的附睾腔内的精母细胞或精子细胞的细胞碎片，为睾丸生殖细胞脱落进入附睾腔，发生于睾丸成熟过程中或继发于睾丸生殖细胞损伤和脱落。可以分布在全部附睾中或局限于附睾的头部和尾部。

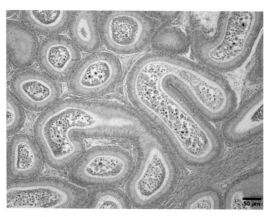

图 4-77　附睾管腔内细胞碎片（一种化药相关病变）HE 100×（图片来自中检院安评所）

2. 精子肉芽肿

变性精子滞留，被上皮样（噬精）巨噬细胞和淋巴细胞等肉芽肿性炎症细胞包围，周围可以发生纤维化。导管内的肉芽肿可引起附睾上皮细胞肥大 / 增生。通常位于附睾体和附睾尾。

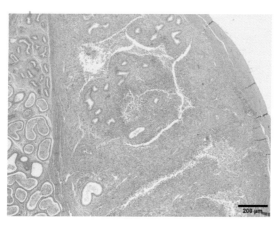

图 4-78　附睾精子肉芽肿（自发病变）HE 40×（图片来自中检院安评所）

十、雌性生殖系统

犬的雌性生殖系统生理特性包括存在多卵卵泡、未成熟卵母细胞排卵，以及具有特高浓度循环孕酮的排卵期。雌犬的卵巢、子宫、子宫颈、阴道均有明显的周期性变化。这个周期分为：①发情前期，卵巢卵泡期 1～2 周，可见带血的阴道分泌物；②发情期，包括卵巢卵泡晚期，随后排卵和黄体化早期，持续 1～2 周；③间情期，功能完整的卵巢黄体持续 2～3 个月；④不动情期，3～5 个月的卵巢相对静止期。

（一）卵巢

1. 矿化

矿化表现为颗粒状的嗜碱性物质部分或完全取代原有结构。原始卵泡和早期次级卵泡偶尔发生矿化，也见发生于黄体和间质细胞中。矿化也可能发生在坏死的卵母细胞中，并伴有卵泡闭锁。

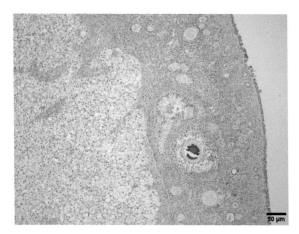

图 4-79　卵巢矿化（自发病变）HE 100×（图片来自中检院安评所）

2. 黄体囊肿

偶发于黄体中。内衬 1 至几层大的多边形黄体化细胞。造成这种变化的原因可能是一个黄体化的未破裂的卵泡。

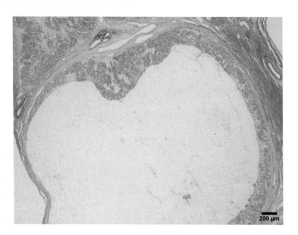

图 4-80　卵巢黄体囊肿（自发病变）HE 20×（图片来自中检院安评所）

3. 萎缩

卵巢体积减小。卵母细胞、卵泡和黄体的数量减少或消失。很少或没有原始卵泡。间质细胞变小呈梭形。没有正常的发情周期模式。

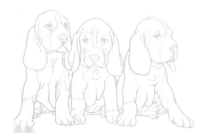

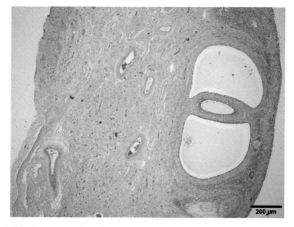

图 4-81　卵巢萎缩（一种化药相关病变）HE 40×（图片来自中检院安评所）

（二）子宫和子宫颈

1. 子宫内膜 / 肌层萎缩

子宫内膜腺体数量减少，腺上皮细胞由立方形变成扁平。萎缩性上皮细胞的细胞核排列紧密，细胞质减少。子宫肌层变薄，平滑肌细胞体积减小。

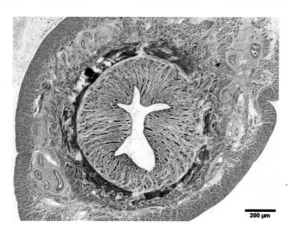

图 4-82　子宫内膜 / 肌层萎缩（一种化药相关病变）HE 40×（图片来自中检院安评所）

2. 宫颈炎症细胞浸润

宫颈黏膜间质弥漫性浸润粒细胞、巨噬细胞、淋巴细胞等炎症细胞。很少出现血管充血、水肿、渗出物、坏死、纤维化等其他炎症相关的改变。

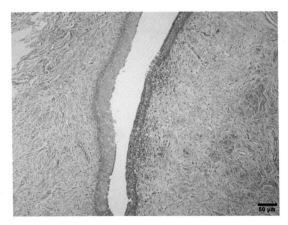

图 4-83 子宫宫颈炎症细胞浸润（自发病变）HE 100×（图片来自中检院安评所）

（三）阴道

囊肿

囊肿内衬明显上皮细胞，扩张的、充满液体或角蛋白的囊性结构。可能有平滑肌壁，鳞状化生和 / 或角化。

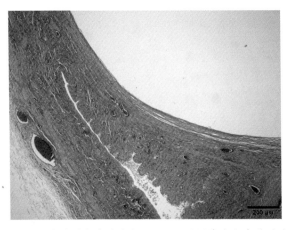

图 4-84 阴道囊肿（自发病变）HE 40×（图片来自中检院安评所）

十一、骨骼系统和牙齿

很少有报道关于骨骼系统的自发性病变。少数报道犬的肋软骨连接处发生软骨营养不良。

（一）骨骼

1. 骨纤维结构不良

边界清楚的髓内病变，可使骨扩张和扭曲。以无序的编织骨小梁为特征，缺乏明显的成骨细胞边缘，被中度的成纤维细胞增生所包围。存在透明软骨结节，出现囊性变性、出血和泡沫样巨噬细胞。属于骨发育障碍。

2. 生长板闭合

为生长板骨化。当生长放缓时，骨干的生长板干骺端变窄。最后，生长板的软骨被骨瘢痕所取代，骨瘢痕被重塑成骨小梁。在判定是否为药物引起的生长板闭合延迟或过早时，需要将骨骼的成熟度与雄性或雌性的生殖器官发育程度进行比较。

（二）关节

关节软骨变性：关节软骨中囊泡和 / 或裂隙形成。囊泡中有液体积聚，裂隙内有碎片聚集（如胶原纤维、嗜酸性物质、颗粒状的细胞外基质）。靠近裂隙有纺锤形细胞。软骨细胞存在退行性变化，例如细胞质萎缩、细胞核固缩、软骨细胞着色不良。浅表软骨丢失。软骨细胞簇状再生。

（三）牙

牙周炎：大体观察可见斑块形成、变红和牙龈肿胀。显微镜下检查的特征是炎症过程和相关的炎症细胞浸润。

十二、皮肤及其附属物

犬的皮肤解剖结构与其他哺乳类动物相似。Beagle 犬的皮肤厚度为 1.3～1.4mm。正常皮肤表皮变化范围为 0.1～0.5 mm，2～3 个有核角质细胞层。Beagle 犬皮肤非肿瘤性病变通常是由擦伤或咬伤造成的皮肤伤口及皮肤寄生虫（毒理病理学研究中少见）。犬皮肤自发肿瘤的高发年龄为 6 ～ 14 岁，但在 2 岁以下的 Beagle 犬中也有报道，如组织细胞瘤、肉瘤等。乳腺肿瘤是雌犬最常见的肿瘤，但在 2 岁以下的犬中很少见。药物诱导如口服避孕药类固醇的犬乳腺为毒性研究提供了模型。

（一）皮肤

糜烂/溃疡

糜烂为浅表表皮层缺失。当基底层被破坏时则为溃疡。糜烂和溃疡是连续性病变，通常都伴有炎症反应。

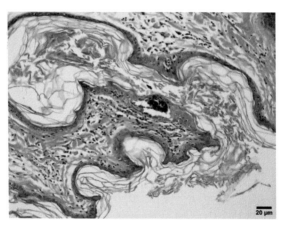

图 4-85　皮肤表皮糜烂（自发病变）HE 200×（图片来自中检院安评所）

（二）乳腺

细胞凋亡：细胞质和细胞核的凝固，核碎裂，病程后期细胞膜破坏，无炎症反应，可见易染体巨噬细胞。

十三、外周感官器官

眼的标准命名细分为眼球和腺体。外周器官中耳、鼻不是毒理病理学中常规检查的器官。

（一）眼

1. 结膜混合细胞浸润

在结膜内，单形核细胞或淋巴细胞浸润，可能为结膜相关淋巴组织（conjunctiva--associatedlymphoid tissue，CALT）。通过慢性抗原刺激，在 CALT 结构中可能发生淋巴样增生。

2. 囊肿

由 1 ～ 2 层不同色素的立方体葡萄膜上皮细胞排列的充满液体的结构，由一个薄纤维囊支撑。可能在组织处理过程中破裂。

3. 泪腺纤维化

Beagle 犬中偶见泪腺局灶性纤维化，伴有单形核细胞或淋巴细胞浸润和 /或腺泡萎缩。

第三节　实验 Beagle 犬生理和生化指标

一、生长曲线

生长曲线是研究实验 Beagle 犬生长发育规律的方法之一，可动态了解实验 Beagle 犬的生长过程。根据实验 Beagle 犬在不同时期的生长发育特点可划分为哺乳期、幼年期、青年期和成年期等。根据行为特点还可划分为新生儿期（0 ～ 2 周）、过渡期（2 ～ 3 周）、社会化期（3 ～ 12 周）、青少年期（12 ～ 26 周）。不同的划分方式可方便 Beagle 犬的饲养管理或行为训练。

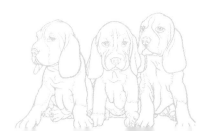

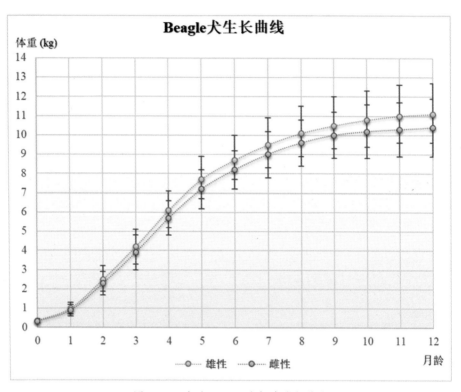

图 4-86　实验 Beagle 犬标准生长曲线

二、实验犬各器官系统的发育关键时间节点

（一）眼

出生时形态学发育几乎已完成，出生后 10 ～ 14 天眼睑首次张开；至 7 周龄时视网膜成熟；角膜透明和虹膜色素沉着约在 8 周龄时完成；于 12 ～ 14 周龄时视力完全成熟。

（二）心血管系统

从 1 周龄到 6 月龄时血压逐步升高，心率下降。

（三）神经系统

出生时高张弯曲，在第 1 周伸展；约在出生后 28 天新生（原始）反射消失；出生后出现运动功能发育并在 8 周内快速进展；出生后第 6 周脊髓结构成熟，6 ～ 12 个月期间神经传导速度加快；出生后 18 ～ 28 天为快速认知和学习的关键期发育期。

（四）肺脏

出生后肺持续成熟，通常可在出生后 1 ～ 2 周与人类足月新生儿相当；至 8 周龄时呼吸速率为有规律的日常节奏；至青春期时，呼吸速率随着生长而降低；肺脏持续发育至 8 周龄，到 1 岁时达到最大肺泡容量。

（五）肝脏

肝胆结构至 1 周龄时成熟；胆汁分泌功能成熟较慢，4 ～ 6 周龄时胆汁分泌功能仅为成年时的 30% ～ 70%。

（六）肾脏

出生时肾脏在结构和功能上不成熟，约 2 周龄完成肾发生；肾小管生长和小体成熟持续至出生后第 3 周，离乳时达到成熟；出生前开始浓缩能力发育，出生后开始酸碱平衡发育。

（七）胃肠道系统

出生时胃肠道完全形成；出生后 1 ～ 2 天吮吸、吞咽及觅食反射完全正常；初乳促进肠道成熟和生长；在出生和离乳之间完成代谢功能发育。

（八）内分泌系统

出生前，开始内分泌组织发育和初始激素产生；内分泌功能对整个青春期的生长 / 发育和进展至关重要。

（九）免疫系统

出生时血中丙种球蛋白贫乏；在出生后 12 ～ 24 小时内通过初乳转运来自

母体的 IgG；在出生时或出生后不久大部分免疫组织结构上成熟并开始发挥功能；胸腺在出生后快速生长，在离乳时达到最大尺寸，并在青春期退化。

（十）生殖系统

雄性动物出生后 5 ～ 6 周睾丸下降；5 ～ 8 月龄达到性成熟；雌性 6 ～ 12 月龄时达到性成熟。

（十一）体被

屏障、水合作用、电导、感觉等关键新生儿功能在出生后约 2 周开始发育；出生后有初始毛发和附件；平毛和毛垫在离乳期间增厚，过渡至成年被毛。

（十二）骨骼系统

长骨骨化中心在 1 ～ 10 周龄之间出现；肢体不能支持体重直至 2 周龄时；5 月龄时最快速的长骨生长完成，约 18 月龄持续缓慢生长。

三、血液学指标

血液在机体内具有物质运输、生理调节和免疫防御等重要功能。血液不仅可以维持机体内环境的稳定，还参与生理性止血功能和机体的防御功能。因此，血液系统对于生命的维系及机体各部分正常生理功能的维持都起着至关重要的作用。与此同时，血液系统又极为敏感，组织器官损伤、疾病或者药物等均可导致血液的成分、数量或性质发生变化。因此，血液学检测在临床诊断、药物毒性评价中具有重要的价值。

同一生长时期不同产地的实验 Beagle 犬血液学检测值差异较小，实验 Beagle 犬血液学指标主要受不同生长时期的影响，特别是红细胞数（RBC）、血红蛋白（Hb）、血小板计数（PLT）等血液学指标差异较大，成年犬明显高于幼犬。

（一）白细胞的生理及相关指标

白细胞具有变形游走、趋化、吞噬和分泌等生理特性，是机体防御系统的重要组成部分。白细胞是一个不均一的细胞群，根据其形态、功能和来源可分为粒细胞、单核细胞和淋巴细胞 3 大类。粒细胞又可根据其浆颗粒的嗜色性质不同，分为中性粒细胞、嗜酸性粒细胞和嗜碱性粒细胞。中性粒细胞是血液中主要的吞噬细胞，淋巴细胞主要参与机体的特异性免疫应答反应。与其他血细胞相比，单核细胞内含有更多的非特异性酯酶，同时也具有更强的吞噬能力。

（二）红细胞的生理及相关指标

机体内的红细胞通过血液循环起着运输细胞代谢所需 O_2 及代谢产物 CO_2 的功能。红细胞是通过细胞内的血红蛋白来实现运输氧的功能，一旦红细胞发生破裂，血红蛋白就会暴露到血浆中，丧失其运输氧的功能。此外，各种生理或病理情况还可导致红细胞数量的改变，甚至还会引起红细胞形态的改变。对实验 Beagle 犬进行红细胞计数及其相关指标的检测是临床疾病诊断及动物实验常用的方法。

（三）血小板的生理及相关指标

血小板是从骨髓成熟的巨核细胞胞质裂解脱落下来的小块胞质，具有黏附、释放、聚集、收缩、吸附等生理特性，发挥凝血和止血的功能。临床上常使用血小板计数和血小板平均容积两个指标考察血小板的功能改变。

四、血液生化指标

血液的生化学指标可以正确反映物质特征，是机体健康状况的重要指标，同时是生理学、病理学、毒理学等研究的重要参考指标。探讨实验 Beagle 犬的血液生化学指标特征，阐明其相互之间的差异，建立正常参考值，是犬饲养管理中疾病的诊疗、动物实验设计、新药开发及新药安全性评价中不可缺少的参考数据。同一生长时期不同产地的实验 Beagle 犬血液生化指标检测值差异较大，因此在新药临床前开发过程中最好采用同一地区的实验 Beagle 犬，以便实验结果具有较好的一致性和可对比性。

（一）肝功能检查指标

实验 Beagle 犬和人一样，肝脏都是体内最大的消化腺，其重量相当于体重的 3%。肝脏在糖类、脂类、蛋白质、维生素和激素等物质代谢中发挥重要作用，此外还具有生物转化、排泄、分泌等方面的功能。肝功能检测指标主要包括天门冬氨酸氨基转换酶（ALT）、丙氨酸氨基转化酶（AST）、碱性磷酸酶（ALP）、总胆红素（TBIL）、γ-谷氨酰转移酶（GGT）、总蛋白（TP）、白蛋白（ALB）、球蛋白（GLB）功能等，这些指标反映了肝脏的生理功能，即解毒、代谢、分泌、免疫防御功能等。目前临床常反映肝细胞损伤及判断损伤程度的指标有 ALT 和 AST；GGT、ALP 主要反映胆汁淤积；TBIL 用于诊断是否有肝脏疾病或胆道异常；TP、ALB、GLB 则主要反映肝脏的合成贮备功能。

（二）肾功能检查指标

泌尿系统的主要器官是肾脏。肾脏可通过生成尿来排泄水和代谢废物如尿酸、尿素等，进而调节体内水、电解质和酸碱平衡，维持机体内环境相对稳定。血中的肌酐（CREA）主要经肾小球滤过排出体外，当发生肾实质损害时，血中 CREA 浓度明显上升，可用于评价肾脏的过滤能力。血液尿素（Urea）或尿素氮（BUN）是蛋白质代谢的终末产物，其生成量取决于饮食中蛋白质摄入量、组织蛋白质分解代谢及肝功能状况。当肾实质受到损害时，肾小球滤过率降低，致使血浓度增加，因此也可作为评价肾脏过滤能力的指标。

（三）脂类代谢、糖代谢检查指标

脂类是生物体内重要的有机化合物，类别包括脂肪和类脂，是哺乳类动物体内脂肪储备能量的重要物质。血液脂类的代谢非常活跃，无论是肠道吸收的外源性食物脂类，还是肝合成的内源性脂类，以及脂肪储存，经脂肪动员后都必须先经血液再到其他组织。因此血脂水平可反映全身脂类代谢的状态。机体脂类代谢的指标主要有总胆固醇（TC）、三酰甘油（TG）等。

糖类物质可通过氧化释放大量的能量，在体内可作为合成蛋白质、核酸、脂类等物质的原料。血糖浓度的相对恒定主要依靠多种激素的精细调节。其中降低血糖的激素主要是胰岛素，升高血糖的激素主要有胰高血糖素、肾上腺素、皮质醇和生长激素。反映机体糖代谢指标主要有血糖（GLU）、糖化血红蛋白等。

（四）电解质代谢检查指标

电解质是体液中以离子形式存在的无机盐，具有维持体液渗透压、保持体内液体正常分布的作用，参与机体重要的生理和生化过程。反映电解质代谢的主要指标有血清中钾离子、钠离子、氯离子浓度。

（五）其他指标

骨骼是支撑机体的框架，具有机械支撑和保护脏器的重要作用。骨骼作为钙、磷等无机矿物质的储藏库和缓冲库，维持着内环境矿物质的稳定，并参与酸碱的调节。检测骨代谢的主要指标有血清中各种矿物质的含量，主要有钙、磷。

心脏是人体最重要的器官之一，和血管组成人体的循环系统。心脏有节律地收缩和舒张，推动血液在心脏和血管中单向循环流动，并且通过毛细血管和组织进行物质交换。心脏主要由心肌纤维组成，心肌富含蛋白及能量代谢有关的酶。心肌酶检测指标主要有肌酸激酶（CK）、乳酸脱氢酶（LDH）、天门冬氨酸氨基转移酶（AST）等。当心肌损伤时，具有心肌特异性的心肌损伤标志物可大量释放至循环血液中，通过检测其浓度变化，可诊断心肌损伤的程度。具体见附表 4-2。

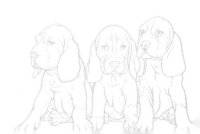

五、凝血功能指标

血液凝固是指血液由流动的液体状态变成凝胶状态的过程，其机制是血浆中的可溶性纤维蛋白原转变为不溶性的纤维蛋白的过程。血液凝固需要经过一系列复杂的酶促反应过程，期间有多种凝血因子参与。凝血过程可分为凝血酶原酶复合物的形成、凝血酶的激活和纤维蛋白生成 3 个基本步骤。其中凝血酶原酶复合物可以通过内源性和外源性凝血途径生成，两条途径的主要区别在于启动方式和参与的凝血因子不同。在临床应用和药物评价中，常通过检查凝血因子及内、外凝血途径相关联的凝血功能指标，包括活化部分凝血活酶时间（APTT）、凝血酶原时间（PT）、凝血酶时间（TT）、纤维蛋白原含量（Fbg），来实现对实验 Beagle 犬的凝血功能变化的考察。具体见附表 4-3。

六、实验犬骨髓细胞学指标

实验 Beagle 犬骨髓粒细胞系以成熟阶段细胞为主。原、幼粒细胞的胞核多呈圆形或椭圆形，染色质呈沙粒状，分布较均匀，有 3 ～ 5 个核仁，胞浆量少。红细胞系以中幼红、晚幼红细胞为主，原、早幼红细胞的胞核为圆形或椭圆形，位于中央或稍偏，染色质呈粒状，有聚集趋势。中幼红、晚幼红细胞的胞体较小，核大浆少，边缘不整齐；原始粒细胞染色质要比原始红细胞的染色质相对细腻，且原始红细胞的胞浆比原始粒细胞的胞浆着色更深。淋巴细胞核偏位，在核一侧有少量胞浆，且着色呈半透明状。

实验 Beagle 骨髓象检验对评价药物是否对实验动物造血系统有影响具有非常重要的意义。骨髓象是实验动物的重要生物学特性之一，能够表现出血液系统的全貌，对疾病诊断也具有很重要的作用。具体见附表 4-4。

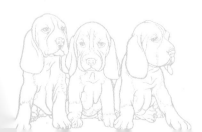

七、实验犬心电图指标

实验 Beagle 犬具有较普遍的窦性心律不齐，约占全部动物的 1/3。实验 Beagle 犬的窦性心律不齐主要表现为典型的呼吸性窦性心律不齐，这是由于犬呼吸运动导致迷走神经的活动而引发周期性的心率加快或减慢，表现为吸气时心率加快，呼气时心率减慢。另外犬的 T 波可以表现为负相、正向或者双向。引发犬 T 波改变的因素很多，心肌细胞复极化稍显随意性，犬体位改变时心脏位置发生相应的转动，T 波也会随之变化。由于犬 T 波的变异性，对犬的 ST 和 T 波改变的评估存在局限性。因此在科研实验中，应注意实验 Beagle 犬心电图背景数据的分析，区别是否为药物原因引起的心电图改变。具体见附表 4-5。

八、实验犬血压指标

目前实验 Beagle 犬的血压测量主要分为无创血压测量和植入式血压测量。无创血压测量主要通过柯式音法、振荡法或动脉传递时间法检测动物尾部或四肢的动脉血压。而植入式血压则是将血压换能器的导管直接插入动脉中对动脉血压进行测量。两种测量方法各有优缺点，但研究中发现二者具有较好的数据相关性。实验人员可根据具体需求对测量方式进行选择。具体见附表 4-6。

九、实验犬尿常规检查指标

血液流经肾小球时会在其滤过作用下生成滤过液（原尿），滤过液再流经肾小管和集合管时经过重吸收和分泌，最终形成尿液。尿液一般检验主要包括传统的肉眼观察、尿液分析仪检查、显微镜检查。目前常用的尿液分析仪检查主要包括 pH 值、亚硝酸盐、葡萄糖、比重、隐血、蛋白质、胆红素、尿胆原、酮体、白细胞。具体参考范围见附表 4-7。

参考文献

[1] 黄韧 .Beagle 犬描述组织学 [M].广州：广东科技出版社，2006.

[2] 李宪堂，（美）纳西尔•汗 (K. Nasir Khan), （美）约翰•伯克哈特（John E. Burkhardt）.实验动物功能性组织学图谱 [M].北京：科学出版社，2019.

[3] Watkins W B.Neurosecretory neurons in the hypothalamus and median eminence of the dog and sheep as revealed by immunohistochemical methods[J].Annals of the New York Academy of Sciences, 1975, 248: 134-152.

[4] Halmi N S, Peterson M E, Colurso GJ, et al. Pituitary intermediate lobe in dog: two cell types and high bioactive adrenocorticotropin content[J]. Science, 1981, 211(4477): 72-74.

[5] 戴芳，王丽，王涛，等 .实验动物呼吸系统主要器官比较组织学研究 [J].中国比较医学杂志，2013，23(04)：14–18+87–89.

[6] Njaa B L, Cole L K, Tabacca N.Practical otic anatomy and physiology of the dog and cat[J].Veterinary Clinics of North America: Small Animal Practice, 2012, 42(6): 1109-1126.

[7] Bolon B, Garman R H, Pardo I D, et al.STP position paper: recommended practices for sampling and processing the nervous system (brain, spinal cord, nerve, and eye) during nonclinical general toxicity studies[J].Toxicologic Pathology, 2013, 41(7): 1028-1048.

[8] Haggerty G C, Peckham J C, Thomassen R W, et al. The dog: Animal models in toxicology[M].Florida, USA: CRC Press, 2015.

[9] Rosol T J, Meuten D J.Tumors of the endocrine glands.In: Tumors in Domestic Animals[M].New Jersey, USA: Wiley-Blackwell, 2017: 766-833.

[10] Sato J, Doi T, Wako Y, et al.Histopathology of incidental findings in Beagles used in toxicity studies[J].Journal of Toxicol Pathology, 2012, 25(1): 103-34.

[11] Woicke J, Al-Haddawi M M, Bienvenu J G, et al.International Harmonization of Nomenclature and Diagnostic Criteria (INHAND): Nonproliferative and Prolifer-

ative Lesions of the Dog[J].Toxicologic Pathology, 2021, 49(1): 105-109.

[12] Foley G L, Bassily N, Hess R A.Intratubular spermatic granulomas of the canine efferent ductules[J].Toxicologic Pathology, 1995, 23(6): 731-734.

[13] Creasy D, Chapin R E.Male reproductive system.In: Haschek and Rousseaux's Handbook of Toxicologic Pathology[M].Salt Lake City: Academic Press, 2013.

[14] Dorso L, Chanut F, Howroyd P, et al.Variability in weight and histological appearance of the prostate of Beagle dogs used in toxicology studies[J].Toxicologic Pathology, 2008, 36(7): 917-925.

[15] Elmore S A, Cesta M F, Crabbs T A, et al. Proceedings of the 2019 national toxicology program satellite symposium[J].Toxicologic Pathology, 2019, 47(8): 913-953.

[16] Mantis P, Tontis D, Church D, et al. High-frequency ultrasound biomicroscopy of the normal canine haired skin[J].Veterinary Dermatology, 2014, 25(3): 176-e45.

[17] Lloyd DH, Garthwaite G.Epidermal structure and surface topography of canine skin[J].Research in Veterinary Science, 1982, 33(1): 99-104.

[18] Muller G H, Kirk R W, Scott D W.Small animal dermatology[M]. Philadelphia: Saunders, 1983.

[19] Hottendorf G H, Hirth R S.Lesions of spontaneous subclinical disease in Beagle dogs[J].Veterinary Pathology,1974, 11: 240–258.

[20] ICH S11: Nonclinical safety testing in support of development of paediatric medicines, 2020.

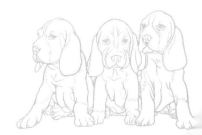

第五章 实验 Beagle 犬设施及运行管理

设施建设与运行管理是保障实验动物正常繁育、生长和生活及动物实验成功的必要条件。本章节主要从实验 Beagle 犬场规划与布局、实验 Beagle 犬的生产环境控制、实验 Beagle 犬的设施与运行等 3 个方面介绍实验 Beagle 犬设施及运行管理。

第一节 实验 Beagle 犬的环境与设施

一、场址选择

实验动物生产繁育场址选择要符合环境保护要求和动物防疫条例，应严格遵守国家和地方相关法律、法规和规定。

（一）用地面积的估算

实验动物生产繁育场场区占地估算可用场内建筑物的总建筑面积（底层）占全场土地面积的百分数求得。一般可按建筑物占全场面积的 15% ～ 25% 来估算，需考虑 10% ～ 20% 余地。

（二）自然条件因素

地势：地势高燥，向阳背风，至少高出历史洪水线，排水良好。
地形：开阔整齐，边角不宜过多。

水源：水量丰富，水质清洁，不含细菌、寄生虫卵及矿物毒物。在选择地下水作水源时，要调查是否因水质不良而出现过某些地方性疾病。

土壤：以沙壤土最为理想，沙土类、黏土类和盐碱地要根据土质特性和生产要求采取相应措施。

（三）社会条件因素

饲养场区距离国道和铁路的距离不少于 500 米；距离省级道路不少于 300 米；距地方公路不少于 50 米；与其他畜牧场、居民点的距离，小型场不少于 200 米，大型场不少于 500 米。应建在居民点的下风向和地势较低处；但要离开居民点及污染企业的污水排出口和水保护区、旅游区、自然保护区、环境污染严重区、畜禽疫病常发区和山谷洼地等易受洪涝威胁地段。

二、规划与布局

（一）规划和布局原则

因地制宜，布局便于疫病防控与生物安全防控；设置物流、人员、污物通道，方便人员、车辆出入管理；生产区与生活区相对隔离。

（二）功能分区及其规划

各功能区可分为管理区、生产区和隔离区 3 大部分。

1. 管理区包括办公室、宿舍、料库、车库、消毒间、配电室、水塔等。

2. 生产区是饲养场的核心，主要包括各种犬舍。应根据不同用途、类型、犬不同发育阶段来确定不同类型犬舍的位置。种犬和幼犬应放在防疫比较安全的地方，外来人员不得入内，一般要求上风向；大规模的生产繁育犬场应进一步划分为种犬、幼犬、育成犬、待发检疫犬等不同类型犬舍。

3. 隔离区包括兽医诊疗室、隔离舍、污水环保处理池等。应设在生产区的下风向和地势低处，与其他犬舍保持 300 米的卫生间距。

（三）各区布局

建筑物的排列，一般要求横向成行、纵向成列；尽量将建筑物排成方形，避免排成狭长形而造成饲料、粪污运输距离加大，管理和工作不便。需要考虑功能关系，即房舍建筑物在犬生产中的相互关系。如饲养繁育犬场的工艺流程是配种－妊娠－分娩－哺乳－育成－出库，犬舍则应按种犬舍－妊娠犬舍－产房－保育舍－育成犬舍－待发检疫犬舍等顺序安排；饲料仓和污水环保池与每栋犬舍都发生联系，应合理安排考虑防疫要求，主要考虑场地地势和主风向。先种犬及幼犬，再次为生产群，隔离舍和粪污处理在最下风向和地势最低处。

（四）建筑物的朝向

根据日照确定犬舍朝向，要向当地气象部门了解日辐射总量的变化图。我国大多数地区夏季辐射，日总量东西向远大于南北向；冬季则为南向最大，北向最小。因此从防寒、防暑考虑，犬舍朝向以南向或南偏东、偏西45°以内为宜。

根据通风确定犬舍朝向，要向当地气象部门了解风向频率图。若犬舍纵墙与冬季主风向垂直，则保温不利；与夏季主风向垂直则通风不均匀。

（五）建筑物的间距

相邻建筑物纵墙之间的距离。其合理与否，直接关系到犬舍的采光、通风、防疫、防火和占地面积。

1. 根据日照确定犬舍间距

犬舍朝向一般是南向或南偏向一定角度，因此确定犬舍间距要求冬季前排犬舍不挡后排日照。一般冬至时太阳高度角最低，要求此时犬舍南墙满日照，犬舍间距应不小于南排犬舍的阴影。

2. 根据通风确定犬舍间距

要求适宜的犬舍间距，使下风向犬舍保证有足够的通风；而且使其免受上风向排出的污浊空气的影响，有利于卫生防疫。

3.根据防火间距确定犬舍间距

犬舍间距一般是砖墙，混凝土屋顶或木质屋顶，耐火等级是 2～3 级，防火间距应该是 6～8 米。

三、建筑构造

（一）地基和基础

地基，是基础下面承受荷载的土层，可分为天然地基与人工地基。利用天然土层称为天然地基；土层在施工前经人工处理加固的称为人工地基。根据犬舍总重（规模大小）来选择地基。是犬舍地下的承受犬舍各种负载并将其传给地基的部分。要求基础具有坚固、耐久、防潮、抗冻和抗震等性能。

（二）墙

墙是饲养场主要结构，冬季外墙体的失热量占犬舍总失热量的 35%～40%。根据用途可分为承重墙和非承重墙；根据与外界关系可分为外墙和内墙；外墙体的两长墙称为纵墙或主墙，两短墙称为端墙或山墙。

（三）屋顶

防止雨、雪、风、沙侵袭；保温隔热。

（四）地面

地面要求坚实、有一定弹性、不滑、保温、耐水、易清洗消毒、经济适用，此外要求有 2%～3% 坡度。水泥地面坚实耐久，有利于消毒排污，比较经济，但其导热性强，无弹性。

（五）门

可分为内门和外门两种。外门的大小应充分考虑动物出入和运料清粪及发生意外的需要。

（六）窗

主要功能在于保证犬舍的自然通风和自然光照。但在冬季应考虑窗户失热对犬舍保温的影响。

第二节　实验 Beagle 犬的生产环境控制

Beagle 犬的生产一般使用普通环境。普通环境应符合实验动物居住的基本要求，控制人员、物品和动物出入，不能完全控制传染因子，适用于饲育普通级实验动物。采用自然通风或设有排风装置，有防虫、防鼠设施，笼具要求定期消毒并使用无污染的饲料，人员进出有一定的防疫措施。SPF 犬的生产需要使用屏障环境。屏障环境应严格控制人员、物品和空气的进出，适用于饲育清洁级和（或）无特定病原体级实验动物。进入系统的笼具、饲料、饮水、器械等一切物品都要经过严格的消毒灭菌；工作人员从专门通道进入，工作时戴消毒手套，更换灭菌工作服；进入的动物要有专用包装，并严格的消毒处理。屏障内的人员、物品和空气等采用单向流通路线，有呼吸系统疾病和皮肤病的人员不能进入系统内。

一、环境技术指标

（一）环境指标

实验动物生产间的环境技术指标应符合表 5-1 所列要求，实验动物生产设施的待发室、检疫观察室和隔离室主要技术指标也应符合表 5-1 的规定。

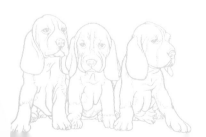

表 5-1　实验 Beagle 犬生产间的环境技术指标

项目		指标		
		普通环境	屏障环境	隔离环境
温度 /℃		16～28	20～26	20～26
最大日温差 /℃≤		4	4	4
相对湿度 /%		40～70	40～70	40～70
最小换气次数 /（次 /h）≥		8[b]	15[a]	20
动物笼具处气流速度 /（m/s）≤		0.20	0.20	0.20
相通区域的最小静压差 /Pa ≥		—	10	50[c]
空气清洁度 / 级		—	7	5 或 7[d]
沉降菌落最大平均浓度 /（CFU/0.5h·φ90mm 平皿）≤		—	3	无检出
氨浓度 /（mg/m³）≤		14	14	14
噪声 /dB（A）≤		60	60	60
照度 /（lx）	最低工作照度≥	200	200	200
	动物照度	100～200	100～200	100～200
昼夜明暗交替时间 /h		12/12 或 10/14	12/12 或 10/14	12/12 或 10/14

注：a 为降低能耗，非工作时间可降低换气次数，但不应低于每小时 10 次。

　　b 为可根据动物种类和饲养密度适当增加。

　　c 指隔离设备内外静压差。

　　d 根据设备的要求选择参数。用于饲养无菌动物和免疫缺陷动物时，洁净度应达 5 级。

二、生产环境控制要求

实验 Beagle 犬的生产环境，对动物健康及质量有直接影响，因此改善环境条件，并对设施环境实施严格的监控，以保证实验动物的健康和质量标准化，保障各品系动物具有稳定的表现型。生产环境人工控制程度越高，生活在该环境中的实验动物就越具有一致性，即使不同时间、地点及人员，只要按相同的规范操作，均能获得一致的实验结果。首先，实验动物设施选址时，其外环境的要求如下：

1.实验动物繁育、生产及实验场所应避开自然疫源地。

2.应选在通风、绿化、自然环境条件好、空气质量优良的区域。

3.远离铁路、码头、飞机场、交通要道,避开散发大量粉尘和有害气体的工厂、贮仓、堆场等有严重空气污染、振动或噪声干扰的区域。

4.实验动物繁育、生产及实验场所应与居民区保持一定的卫生防护距离。

其次,实验动物设施按照微生物控制程度可分为普通环境、屏障环境和隔离环境 3 种类型,普通环境饲养普通级动物,屏障环境饲养清洁级动物和 SPF 级动物,隔离环境饲养 SPF 级动物、无菌级动物和悉生动物。目前实验动物犬有两个等级,包括普通级犬和 SPF 犬,主要涉及普通环境和屏障环境,要根据生产犬的级别做好生产环境的微生物控制。

三、影响生产环境质量的主要因素

影响实物动物的环境因素指对实验动物个体发育、生长、繁殖及生理生化平衡和有关反应性产生影响的一切外界条件。这些因素依其来源、性质及对实验动物的影响,可分为气候因素、理化因素、营养因素和生物因素等。气候因素包括温度、湿度、气流和风速,理化因素有光照、噪声、粉尘和有害气体、生物因素(含空气落下菌数)、社会因素和动物饲养密度等。它们可对实验动物造成"有利"或"有害"的影响。在进行实验动物环境控制研究时,要充分利用和创造对动物有利的因素,消除和防止有害的因素。

环境因素必须对实验犬具备接触机会(如频度)、接触方式(如呼吸道、消化道、皮肤等)、接触时间、接触强度或浓度等作用条件,才能对实验犬造成影响。有关因素对实验犬造成影响的性质与程度不同,因而其重要性亦不相同。某些环境因素对实验动物的影响不一定很快就表现出来,须一定量的累积才能发生质的变化并显示其作用。

(一)气候因素

影响实验动物的气候因素包括温度、湿度、气流和风速等。犬是恒温动物,在体温调节中枢的精细调节下使犬在不断变化的环境中能维持体温的相对稳定。但由于犬的汗腺不发达，通过表皮的蒸发只能散发有限的水分，不利于犬热量的散发，所以犬对高温十分敏感，对高温的抵抗能力也远小于其他动物。当外界环境温度升高，超出了机体的适应和调节范围，犬的体温调节中枢将被破坏，出现体内积热过多，引起体温升高，造成犬发生一系列的不良反应，严重时出现热休克，甚至死亡。高温环境导致的犬热应激对犬的神经系统、免疫机制、抗氧化功能及对机体组织损伤的治疗等方面均有影响。

正常情况下，实验 Beagle 犬生产设施的相对湿度应维持在 40% ～ 70%，过高或过低的湿度都会影响犬的生长和性能。高湿不利于温度的调节，特别是高温高湿的天气会造成犬的繁殖率明显下降，同时高湿会造成机体的抵抗力减弱，发病率增加，促进病原性真菌、细菌和寄生虫的发展。

实验动物设施内的气流指空气的流动，而风速则是指气流的速度；室内的气流和风速来源于通风换气设备。研究发现，合理组织气流流向和风速能调节温度和湿度，又可降低室内粉尘及有害气体污染，甚至可以控制传染病的流行，因而有利于实验动物和工作人员的健康。

饲养室内的通风程度，一般以单位时间的换气次数（即旧空气被新风完全置换的次数）为标志。室内换气次数实际上决定于风量、风速、送风口和排风口截面积、室内容积等因素。2010 年颁布了新版国家标准，要求饲育室和动物实验室动物笼具处的气流速度 ≤ 0.2 m/s，屏障环境最小换气次数 ≥ 15 次/小时。此外，送风口和出风口的风速较快，其附近不宜摆放实验动物笼架。

（二）理化因素

影响实验动物的理化因素有光照、噪声、粉尘及有害气体等。

1. 光照

实验动物的生理节律，特别是生殖周期明显受光照的影响。光能影响到动物的生理、形态及行为。对动物产生影响的光照包括不当的光照时间、光照强度及光谱。许多因素都可能影响动物对于光照的需求，包括光强度、曝光持续的时间、光的波长、动物以往的光接触、动物的色素沉着、生理期间的光暴露、体温、激素状况、年龄、性别等。尽管很少人研究光谱对动物的影响，但一般认为，动物饲养室的照明光谱越接近太阳光光谱越好。国标 GB14925-2010《实验动物环境及设施》中要求实验用 Beagle 犬的生产环境照度需达到 100 ～ 200lx，昼夜明暗交规时间需 12/12 小时或 10/14 小时。

2. 噪声

噪声是指频率高、声压大、带冲击性具有复杂波形的声音。噪声不仅影响实验动物的生长发育和各种生理常数，而且还影响实验动物的繁殖生长。噪音是干扰动物的一个重要理化因子。高噪音水平或突然的噪音会导致动物紧张。人类听力范围内的噪音和超声 (超声是超过人类听力范围，一般情况下是接近 20 Hz 的声音) 都应该降到最低，尤其是动物休息的时候。噪音的强度、频率、启动速率、持续时间、声音产生的震动等都会对动物产生影响。国标 GB14925-2010《实验动物环境及设施》中要求实验用 Beagle 犬的生产环境的噪声强度需低于 60db(A)。由于 Beagle 犬属于喧闹型动物，检测噪音时应尽量降低人为和动物自身交流时的干扰。

3. 粉尘及有害气体

动物生产环境中空气中漂浮的颗粒物与有害气体对动物可造成不同程度的危害，也可干扰动物正常生产。动物粪尿等排泄物发酵分解可产生许多污物，尤其是各种有害气体。如氨气即就是一种刺激性的有害气体，它可刺激动物眼结膜、呼吸道黏膜而引起流泪、咳嗽，严重者甚至可出现急性肺水肿而致动物死亡；硫化氢也是一种具有强烈臭鸡蛋味的有害毒性气体，也可刺激黏膜、神经，危及动物健康。另外，动物生产环境中空气颗粒污染物影响着动物的生存质量，这些颗粒主要来源是动物生产环境外空气未经过滤而直接带入，还有动物皮毛、皮屑、饲料等被气流携带或动物活动扬起在空气中漂浮的粉尘颗粒。这些粉尘颗粒可经呼吸道进入细支气管与肺泡而引起动物呼吸道疾病；另外它还是微生物的载体，影响动物的健康和干扰动物正常生产。虽然国标 GB14925-2010《实验动物环境及设施》中对普通级实验用 Beagle 犬生产环境的空气洁净度没有要求，但生产环境的氨浓度仍需 ≤ 14mg/m^3。

(三) 营养因素

影响实验动物的营养因素有饲料、水、蛋白质、矿物质和维生素等。实验用 Beagle 犬因生理阶段、生产状况、使用情况和年龄差异等存在的不同，其营养需求量也存在明显差异。一般来说，日常营养主要通过饲料来提供，除个别特殊情况外，不额外添加蛋白质、矿物质和维生素。目前，根据 Beagle 犬不同阶段的营养需求，饲料主要分为生长饲料、繁殖饲料和维持饲料 3 种。

动物的生长阶段是指通过机体的同化作用进行物质积累、细胞数量增多、组织器官体积增大，从而使动物的整体体积及其重量增加的过程。Beagle 犬在不同生长阶段，不同组织和器官的生长强度和占总体生长的比重不同。在生长早期，骨组织及头、腿生长较快；生长中期，体长和肌肉生长幅度较大；生长后期，则以身体的增长和脂肪的贮积为主。因此，实验用 Beagle 犬的生长饲料需要满足动物生长与体内同化过程所需的各种营养物质。

动物的繁殖过程包括雌雄动物的性成熟、性欲、性功能的维持，精子、卵子的生成，受精，妊娠及哺乳过程，其中任何一个环节都可能受饲料营养影响而发生障碍。实验用 Beagle 犬的繁殖饲料除了要求能够满足动物母体自身的营养需要外，还要为胎儿生长发育与哺乳提供各种优质、充足的营养物质，以保证动物繁衍过程的正常进行。

动物的维持阶段是指在正常情况下实验动物体重不增不减，不进行生产，体内合成与分解代谢处于动态平衡状态。在维持状态下动物对能量、蛋白质、矿物质、维生素等营养物质的需要被称为维持的营养需要。动物只有在维持需要得到满足后，多余的营养物质方可用于生长、繁殖。实验用 Beagle 犬维持饲料的营养需要在总营养需要中占很大一部分，消耗于维持的能量约为总能量需要的一半。

实验用 Beagle 犬的饲料营养成份，如常规营养成分、氨基酸、维生素等指标要求请参考第七章 Beagle 犬的饲养管理一节的内容。

（四）生物因素

影响实验动物的生物因素包括空气中的微生物、社会因素和饲养密度等。

1. 空气中的微生物

空气的微生物洁净度是实验动物环境最为重要的监测指标之一。空气中的微生物有致病性和非致病性两类。通常，微生物不能游离于空气中存活，而是附着于粉尘成为气溶胶（悬浮于气体介质中的粒径一般为 0.001 ~ 100μm 的固态或液态微小粒子形成的相对稳定分散体系）。在湿度很高时，气雾微粒也成为微生物的载体和良好的生活环境，随着气流扩散，可在实验动物引发感染性疾病。国家质量监督检验检疫总局于 2010 年颁布实施的国家实验动物环境及设施标准中，对实验动物设施的空气沉降菌最大平均浓度有明确规定：普通环境不要求检测，屏障环境 ≤ 3 个菌落 / 皿（CFU/0.5h · φ90mm 平皿）。

2. 社会因素

实验动物的社会因素指在某个种属中，实验动物个体的优劣、社会地位及饲养密度等。不同种属实验动物的社会性各有特点。但动物个体的优劣，通常决定了它在其社会中的地位。

3. 饲养密度

饲养密度可对实验动物的社会造成明显影响。如饲养密度过高时，动物活动受限，容易发生激烈争斗而被咬伤；同时可导致温度、湿度升高，排泄物增加，有害气体增多，影响动物健康。但动物单独饲养，如犬在长期毒性实验时，也会引起生理和行为改变，因而应按动物种属和具体情况决定实验动物的饲养密度。饲养动物群养时，笼具底板每平方米面积可收容的成年犬最大密度为 1 只。

四、环境消毒与规范用药

犬舍应根据计划进行消毒，一般采用 0.1 % 的新洁尔灭或 4 % 来苏水或 0.2 % 过氧乙酸或次氯酸盐，抗菌谱广效果好但刺激性、腐蚀性强。其次是用紫外消毒。最好的环境消毒方式还是多通风。

第三节　实验 Beagle 犬的设施与运行

一、实验 Beagle 犬笼具的质量要求与管理

（一）笼具的质量要求

实验 Beagle 犬基本饲养于笼具中，因此，笼具结构、大小及材质对实验动物质量、健康和福利产生直接影响。随着实验动物科学的发展和实验动物质量要求的提高，实验动物笼具的开发生产向着统一的要求靠拢，逐步形成了相对一致的规范要求。

在国内外的标准与指南中都提出了不同动物对于笼具尺寸的要求，尽管没有明确笼具材质和结构的要求，但以下几点是公认的：笼具材质应是安全无毒的，不能对动物产生危害；应能有效防止动物逃逸和嘴咬；耐用，清洗消毒、灭菌而不损坏；结构上符合动物习性的要求。

1. 笼具的选择

饲料笼一般采用不锈钢金属笼具，可收容一定动物量的容积，符合动物要求的最小空间值。内外边角圆滑无毛刺。保证不损伤动物，尤其是足蹠部。同时有利于通风、散热，给动物以舒适的内环境。

2. 笼具选材原则

一般按下列 3 方面进行选材。

（1）制作笼具的材料对人和动物均无毒、无害，保证人和实验动物福利和健康。

（2）笼具成品应适应使用要求（频繁更换、清洗，经常性地高温、高压及药物消毒）。

（3）笼具应能防止实验动物啃咬和逃逸。

3. 笼具选材要求

笼具选材要求比较严格，一般应考虑以下几个方面。

（1）制作笼具的所有材料及零部件必须具有无毒、无味、易清洗、易消毒、耐酸碱腐蚀的性能。

（2）材料应具有耐高温、高压及耐冲击等性能。

（3）材料的性能宜达到如下指标。

① 耐酸碱腐蚀，分别在 pH2、pH10 的溶液中浸泡 24 小时不腐蚀，即不改变其原来的物理、化学性质。

② 耐高温，在 121℃以上温度蒸汽熏蒸，30 分钟不变形。

③ 耐冲击，制成箱体后，从 1 米高度自由落下不破损。

④ 金属笼具宜选用不锈钢，其材质首选 1Cr18Ni9Ti，其化学成分、机械性能指标等应符合国家标准。

（二）笼具的大小

按照国家标准，实验动物笼具的大小尺寸最低应符合表 5-2 的要求，同时在使用过程中满足动物福利的要求和各项操作的需求。

表 5-2　实验 Beagle 犬所需居所最小空间

项目	犬／单养时		
	< 10kg	10 ~ 20kg	> 20kg
底板面积 / ㎡	0.6	1	1.5
笼内高度 /m	0.8	0.9	1.1

（三）笼具的使用管理

应每天上下午各冲洗 1 次，冲洗笼具彻底、无粪尿等污物附着，每月对整个笼具进行 1 ~ 2 次全面的擦抹或喷雾消毒，发现有损坏的笼具或者有危及动物健康的地方及时维修处理。

二、实验 Beagle 犬供水系统

进入实验动物设施的水有两部分功能，清洗用水和饮用水。清洗用水有时需要热水，这些水只能进入屏障系统实验动物设施的非洁净区，要充分考虑供水管道、管线和供水量，要便于使用又不会影响对设施环境和微生物的控制。屏障系统实验动物饮用水需要经灭菌处理才能供应。常用方法有酸化水、紫外消毒、高压灭菌水等，无论哪种方法最好净化过程在设施外完成，形成一个独立的辅助设施。把经过净化的灭菌水通过特殊管道引入设施内供动物饮用。最好净化之前用渗透水系统或软化器，使水软化。国内外已经有了成套设备可供选择。小巧灵便的紫外消毒水器、高压灭菌器对小规模设施也完全可采用。

三、实验 Beagle 犬生产通风换气系统运行与管理

（一）通风换气量标准

动物室的通风换气，其目的在于供给动物以新鲜空气，除去室内恶臭物质。排出动物呼吸、照明和机械运转产生的多余热，稀释粉尘和空中浮游微生物，使空气污染减少到最低程度。通风换气量的标准可以根据动物代谢量来估计。动物代谢量见表 5-3。

表 5-3　犬的代谢量和必要换气量 *

品种	体重（g）	代谢量（相等于一个人量的只数）	保持清净空气状态所需的		备注
			气流（米 / 只）	换气量（米 / 小时）	
犬	14000	5	4.25	47.2	代谢率大致和人相等

* 但是一般动物室的换气以换气次数为标准，即每室的空气 1 小时需换几次，一般规定为 12 ～ 15 次 / 小时。管理上换气次数并非设计在某一固定值上，而应在测定温、湿度及换气次数的基础上加以调节，使冷暖气开放时湿度、温度变动范围尽量缩小。

（二）风速标准

对于风速来说，ASHRAE 1961 年所订标准，在冷暖气开放时对人的允许范围是 10 ～ 25 cm/s，其理想值是 13 ～ 18cm/s，这对动物至今仍然适用。其下限为冷气开放时，上限为暖气开放时的标准。并且国家标准 GB/14925–2010《实验动物 环境及设施》便有对气流速度、气压的压强梯度、换气次数做了相关规定见表 5–1。

（三）氨气

动物设施一旦启动，开始饲养实验动物，人和动物的呼出气，动物本身所产生的体味，动物排泄物中含氮化合物及其他物质生化反应产物所散发的恶臭气味，如氨气、甲基硫醇、硫化氢、硫化甲基、三甲胺、乙醛和二硫化甲基等对动物影响极大，必须加以控制。

动物设施中主要恶臭物质来自氨，氨含量是衡量设施空气洁净度的重要标志。用氨气含量作为指示性指标足以反映动物舍空气质量。美国劳动卫生标准规定，连续 5 天，每天 8 小时与氨接触而不对成年人产生危害影响的浓度为 25 mg/ L。大多数国家将动物设施中氨浓度的上限定为 20 mg/L。对其他恶臭物质由于还未充分了解，没有相应规定。相同的，我国对实验动物氨气指标的标准规定见表 5–1。

（四）气流组织

屏障环境设施净化区的气流组织宜采用上送下回（排）方式。

屏障环境设施净化区的回（排）风口下边沿离地面不宜低于 0.1 米；回（排）风口风速不宜大于 2 m/s。

送、回（排）风口应合理布置。

（五）通风设备

通风设备的作用是将犬舍内的污浊空气、湿气和多余的热量排出，同时补充新鲜空气，一般犬舍采用轴流风机。

（六）送风系统

使用开放式笼具的屏障环境设施动物生产区（动物实验区）的送风系统宜采用全新风系统。采用回风系统时，对可能产生交叉污染的不同区域，回风经处理后可在本区域内自循环，但不应与其他实验动物区域的回风混合。

使用独立通风笼具的实验动物设施室内可以采用回风，其空调系统的新风量应满足下列要求。

（1）补充室内排风与保持室内压力梯度。

（2）实验动物和工作人员所需新风量。

屏障环境设施生产区（实验区）的送风系统应设置粗效、中效、高效 3 级空气过滤器。中效空气过滤器宜设在空调机组的正压段。

对于全新风系统，可在表冷器前设置一道保护用中效过滤器。

空调机组的安装位置应满足日常检查、维修及过滤器更换等要求。

对于寒冷地区和严寒地区，空气处理设备应采取冬季防冻措施。

送风系统新风口的设置应符合下列要求。

（1）新风口应采取有效的防雨措施。

（2）新风口处应安装防鼠、防昆虫、阻挡绒毛等的保护网，且易于拆装和清洗。

（3）新风口应高于室外地面 2.5 米以上，并远离排风口和其他污染源。

（七）排风系统

有正压要求的实验动物设施，排风系统的风机应与送风机连锁，送风机应先于排风机开启，后于排风机关闭。

有负压要求实验动物设施的排风机应与送风机连锁，排风机应先于送风机开启，后于送风机关闭。

有洁净度要求的相邻实验动物房间不应使用同一夹墙作为回（排）风道。

实验动物设施的排风不应影响周围环境的空气质量。当不能满足要求时，排风系统应设置消除污染的装置，且该装置应设在排风机的负压段。

屏障环境设施净化区的回（排）风口应有过滤功能，且宜有调节风量的措施。

清洗消毒间、淋浴室和卫生间的排风应单独设置。蒸汽高压灭菌器宜采用局部排风措施。

四、实验 Beagle 犬的运输

实验 Beagle 犬在运输前需对运输车辆进行消毒。在运输过程中，禁止与有毒有害物品和其他品种的实验 Beagle 犬混装。运输动物，应把动物放在合适的笼具里，笼具应能防止动物逃逸或其他动物进入，并能有效防止外部微生物侵袭和污染。运输过程中，能保证动物自由呼吸，必要时应提供通风设备。实验 Beagle 犬不应与感染性微生物、害虫及可能伤害动物的物品混装在一起运输。患有伤病或临产的怀孕动物，不宜长途运输，必须运输的应有监护和照料。运输时间较长的，途中应为实验动物提供必要的食物和饮用水，避免实验动物过度饥渴。运输时间在 24 小时内的，可以不饲喂饲料；运输时间超过 24h 小时，应饲喂饲料。运输时间超过 6 小时要保证饮用水。高温、高热、雨雪和寒冷等恶劣天气运输实验动物时，应对实验动物采取有效的防护措施。地面运送实验动物应使用专用运输工具，专用运输车应配置维持实验动物正常呼吸和生活的装置及防震设备。运输人员应经过专门培训，了解和掌握有关实验动物方面的知识。

五、实验 Beagle 犬废弃物的处理

实验 Beagle 犬的废弃物处理主要为动物尸体及相关废弃物处理。实验动物尸体指生产与科研实验后死亡的实验动物及生病死亡的实验动物及脏器；废弃物指实验动物解剖后的血液、组织液及擦拭物、针头、注射器、手套、垫料等动物实验相关物品。生产科研实验动物尸体及废弃物不得随意丢弃，需分类收

集。动物尸体严禁与其他废弃物混放，感染性动物尸体需经高温高压灭菌后，存放在冰柜内。收集的尸体定期统一送到持有相关处理资质的动物尸体和废弃物处置机构运走及时进行无害化处理。（具体内容见第十章）

参考文献

[1] GB 14925–2010. 实验动物 环境及设施 [S]. 2011.

[2] GB 50447–2008. 实验动物 设施建筑技术规范 [S]. 2008.

[3] 李根平 . 实验动物管理与使用手册 [M]. 北京：中国农业大学出版社，2010.

[4] Wells D L.A review of environmental enrichment for kennelled dogs, Canis famil-iaris[J].Applied Animal Behaviour Science, 2004, 85(3-4): 307-317.

[5] Schipper L L, Vinke C M, Schilder M, et al. The effect of feeding enrichment toys on the behaviour of kennelled dogs (Canis familiaris)[J]. Applied Animal Be-haviour Science, 2008, 114(1-2): 182-195.

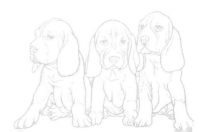

第六章　实验 Beagle 犬的生产管理

实验 Beagle 犬的生产趋向于规模化，其生产管理必须考虑实验 Beagle 犬的生活习性及不同功能、不同阶段、不同等级的犬只的特性。对于种犬而言，要保证种犬的稳定高效生产，不仅要按要求对种犬的系谱、选种和繁育进行科学管理，而且对各个阶段的种犬进行严格的饲养管理；对于育成犬，要保证犬只质量和健康成长，必须做好犬只免疫、驱虫及合理的饲喂。对于普通级和 SPF 级的实验 Beagle 犬，也应采取符合自身特性的饲养管理措施，本章主要从普通级实验 Beagle 犬的种犬的选育与评价、种犬的饲养管理、育成犬和初生幼犬的饲养管理等方面介绍。因 SPF 犬目前在国内养殖机构极少，饲养管理体系不是很成熟，故另起一节进行简要介绍。

第一节　实验 Beagle 犬的种犬管理

一、系谱管理

完整的系谱信息是作为种犬的首要条件，只有保证核心种群背景清晰、系谱完整，才能采取相应的繁殖方法有效避免群体近交系数过快上升，保持种群原种特性，使生产的 Beagle 犬符合实验犬的标准，同时，选育时可以通过系谱查阅祖先生产信息，判断所选实验 Beagle 犬是否适合作为种犬用，因此，系谱管理无论是在种群遗传质量控制上还是种犬的选育上，都显得尤为重要。在系谱的管理上，一般要求记录种犬祖上 3 代以上的耳号，并且可以查阅每一代的种犬来源、留种日期、生产情况等信息。如果仅靠人工对每一代种犬的系谱进行记录，在种群规模较大时，不仅耗费大量人力物力，而且容易在大量的人工记录中出错，难以保证系谱准确性。国家犬实验动物资源库采用了国内先进的信息管理系统，只需将日常生产信息录入系统内，便可通过系统查阅相应种犬的系谱信息，可追溯到最初引种实验 Beagle 犬的耳号，一次性可导出 5 代的系谱信息，同时可查阅祖先的留种和生产情况，在选配种时，输入待配种公母犬耳号，便可判断是否为近亲交配。该系统充分提高了系谱管理的易操作性和准确性，保证封闭群实验 Beagle 犬的繁殖育种及遗传质量控制符合国标要求。

二、选育

种犬的选育是优化种群生产性能的至关重要的一步，也是保持种群原种特性的关键步骤。对于封闭群而言，要保持足够大的种犬群，繁殖过程中严密监控近交系数，并通过遗传质量监测防止品种退化。

根据繁殖计划进行选留种，对 3 ～ 4 月龄的幼犬进行初步选种，在同一窝幼犬中尽量选雄不选雌或选雌不选雄，选留种的数量控制在所有 3 ～ 4 月龄幼犬数的 20% 以内，根据已制定的实验 Beagle 犬共性描述标准进行选留种，一般根据系谱情况、外观检查、生理生化检查、性格、体型和营养状况等指标进行评估。

三、繁育

规模化饲养的封闭群实验 Beagle 犬属于非季节性单次发情动物，两次发情间隔可达 4 ～ 6 个月，科学高效的饲养繁育方法能确保在繁母犬的发情配种和受胎，为规模化养殖场创造更大的生产效益。

（一）育种措施

在实验 Beagle 犬的保种育种上，为保持其原种特性，需保存足够大的种犬群。在其繁殖过程中，应严密监控近交系数，避免过度近亲繁殖。除了活体保种外，可通过精子、卵子及胚胎冷冻保存的技术建立精子库和胚胎种子库，必要时可采用隔代胚胎移植和人工授精的方法，保持种群原种性，降低种群遗传变异。

同时，可采用微卫星 DNA 等技术对种群遗传质量进行监测，掌握种群品种特性和遗传特征，防止品种退化。

（二）饲养管理

实验 Beagle 犬繁育生产场地和建筑必须符合国家标准，包括环境条件、饲养设施、饲料、饮水等。在日常的生产管理中，根据实验 Beagle 犬的生理阶段和功能划分不同片区，并制定相应的饲养管理体系，包括环境控制、饲养密度、饲料投喂量和主要成分、饮水和兽医护理等，各片区饲养室由专职饲养员负责，定期做好犬舍的卫生清洁与消毒。

在实验 Beagle 犬的生长发育过程中，根据已制定的免疫驱虫程序进行疫苗接种和驱虫，疫苗包括犬细小病毒、犬瘟热、犬肝炎、副流感、狂犬等疫苗的预防接种，每年对免疫效果进行自检。

犬是群体性动物，除特殊要求外，饲养时同笼至少有 2 只，并且考虑到动物福利和环境丰富原则。

（三）繁殖管理

实验 Beagle 种公犬的性成熟年龄为 10 ～ 12 月龄，种母犬的初情期在 8 ～ 10 月龄，种公犬的初配种年龄在 1.5 岁，种母犬的初配期在第二次发情时。种母犬的发情期持续 4 ～ 7 天。配种方法一般有两种。同居配种法：以种公犬为主 1 :（4 ～ 5）的分组固定配种制，并一起在种犬饲养房中饲养，自然交配，发现怀孕的转移至产房中单独饲养。人工查情配种法：种公犬和种母犬分开饲养，发现种母犬发情日起一周内，将发情待配的种母犬移入种公犬笼配种 2 次，每次交配完成后即将种母犬移出。

封闭群尽量采用最佳避免近交法；初次选配或种母犬改变配种对象时，必须查阅种犬的系谱，3 代内有共同祖先的不予选配。

（四）发情鉴定

根据实验 Beagle 母犬发情的特点，判断最佳配种时间，能有效提高种母犬的受胎率，从而提高群体生产效益。目前常用的发情鉴定方法有外部观察法、试情法、阴道涂片法、促黄体素浓度分析法、孕酮测定法和超声波成像法，其原理主要是根据母犬发情时外生殖器、阴道黏膜、生殖激素和卵泡的变化规律，来判断母犬的排卵时间。一般规模化生产中常用外部观察法和试情法，针对单个或少量实验 Beagle 犬的发情判断，最准确的方法是孕酮测定法。

四、种犬评价

在实验 Beagle 犬规模化的生产中，部分种犬的生产性能因配种能力、年龄、疾病、外伤等原因变差，及时对种犬生产力进行评价，更换生产性能差的种犬，对维持整个种群的生产水平、提高生产效益有着至关重要的作用。

（一）精液品质检查

精液品质检查的目的在于鉴定种公犬配种能力的优劣，种公犬的精液质量直接影响与配母犬的生产效益。在选配种时，对适龄后备种公犬转种犬前需先进行精液品质检查，品质合格才可作为种公犬；日常生产中，如果种公犬的年度配种次数下降，与配母犬出现产胎数下降、空怀、早产等现象时，也要对种公犬的精液质量进行检查，检查步骤分为精液的采集和品质分析。

1.精液采集

在安静且温度适宜的环境下，由熟悉的饲养员保定公犬，首先用发情母犬对公犬进行刺激，采精人员配戴无菌乳胶手套，左手持采精杯，右手对公犬阴茎及阴茎球按摩，待其阴茎球充分勃起后，准备好采精杯，用手给阴茎球继续按摩，射精前弓腰，可感受到阴茎球后肌肉收缩。犬的精液分 3 段，第 2 段富含精子，一般收集第 1、2 段进行检查。

2. 精液品质分析

采集新鲜精液后，对色泽、pH 值、射精量及精子密度、活率和形态进行检查。正常精液为无异味的乳白色或淡乳白色，pH 值呈弱酸性（6.0～6.7 之间），前两段射精量在 1～3 mL，密度为每毫升 $200×10^6$ 个以上，鲜精活力在 0.7以上。

（二）种公犬生产力评价

对于种公犬而言，生产力的主要表现为能否产生品质良好的精液和具有较强的配种能力。每年根据评价标准对所有种公犬进行一次评价，主要指标包括种公犬的年龄、精液品质、总配种次数、最近 1 年与配母犬的产胎数及空怀数、最近 1 年与配母犬的总产仔数及平均胎产数、毛色及外生殖器变异情况、后代毛色及性格等。根据评价结果确定种公犬的意见，保留、治疗观察还是淘汰。

（三）种母犬生产力评价

对于种母犬而言，生产力是个综合性概念，它表现在性成熟的早晚，繁殖周期的长短，每次发情排卵数目的多少，妊娠、分娩及哺乳能力的高低等，概括起来就是繁殖后代数量及质量的能力。每年对所有种母犬进行一次评价，评价内容包括毛色及外生殖器病变情况，有效乳头数、初情期月龄，母犬年龄，空怀次数，最近 1 年生产次数、产仔数、平均胎产数，断奶幼犬成活率，后代毛色及性格等。根据评价结果确定种母犬的意见，如保留、治疗观察还是淘汰。

第二节　种犬的饲养管理

一、种公犬的饲养管理

种公犬是一个种群的根基，其不仅要稳定地产生优良后代，而且关系整个繁殖种群的繁殖水平和经济效益，所以科学合理的对种公犬进行饲养管理尤为重要。

一般对种公犬的要求包括：体型健硕，性欲旺盛配种能力强，精液品质良好，精子密度大、活力高等特点。为了满足这些要求，在种公犬的饲养管理上要注重生活环境、营养需求、运动水平及合理配种。

（一）生活环境

种公犬对生活环境的要求除了保持干燥通风、清洁卫生、安静和足够大的运动场地外，最重要的一点是温度的控制，尤其是炎热的夏季，过高的犬舍温度直接影响公犬的精液质量，所以在种公犬的饲养中，要保持犬舍处于 28℃以下。

（二）营养需求

为了使种公犬保持较强性欲及良好的精液质量，必须满足其蛋白质、维生素及矿物质和微量元素的摄入。蛋白质是组成精液和精子的物质基础，在种公犬的饲料中，不但要满足日常蛋白质摄入，而且要改善蛋白质的品质，应多添加动物性蛋白质。维生素 A、C、E 及烟酸、泛酸、胆碱对种公犬的繁殖性能有影响。缺乏此类维生素会导致精子质量下降，甚至睾丸肿胀或者萎缩。在炎热的夏季，补充维生素 C 和 E，能显著改善热应激下的公犬繁殖性能。锌和硒与精子的产生和生长有关，缺乏锌会导致公犬输精管、睾丸萎缩，性激素合成减少。

（三）运动水平

种公犬每天进行适当的运动，可增强其新陈代谢及呼吸系统、运动系统、血液循环系统等的结构与功能，从而达到增强体质的效果。同时，通过适当的运动，对种犬的性欲及精液品质都有所提升。种公犬的运动应根据季节、日照及气温进行合理安排，每次的运动量也要适当，应多采用游走及慢跑的方式。

（四）合理配种

利用优质种公犬配种，不仅能获得优秀质量的后代，而且直接影响种群生产力水平。对于优质种公犬的配种安排，需要科学且合理，一般种公犬初配年龄要大于 1.5 岁以上，最佳配种年限为 2 ～ 6 岁，个体间存在差异。适龄种公犬每天最多配一次种，连续交配 2 天或者 3 天后需要休息 5 ～ 7 天再进行下一次配种。

二、种母犬的饲养管理

种母犬的饲养管理十分重要，直接关系着繁殖工作的成效。怀孕母犬要及时转移到已清洁和消毒的产房中单独饲养并记录。妊娠期间饲养管理任务是保证孕犬的营养摄入和运动水平，既要增强母犬的体质，保证胎儿健全发育，还要防止流产或胎儿过大导致难产。哺乳期的母犬要做好产后护理、提高营养水平，保证初生幼犬的生长发育，同时让母犬健康地进入下一次发情周期，保证群体生产力水平。

（一）妊娠期种母犬的饲养管理

1. 妊娠诊断

妊娠母犬的妊娠期为 58 ～ 63 天，母犬的妊娠诊断方法很多，目前较常用的方法有外部观察法、触诊检查法、超声波探测法、X 线检查法、血液学检查法、尿液检查法等。在实验 Beagle 犬规模化饲养中，采用较多的方法是外部观察法和超声波探测法。外部观察法：母犬怀孕 2 ～ 3 周时乳房开始逐渐增大，食欲大增，被毛光亮，性情温顺。一个月左右，可见腹部膨大、乳房下垂、乳头富有弹性，乳腺逐渐膨大数倍，体重迅速增加，排尿次数增多。超声波探测法：多采用 B 型超声波检查法，可通过调节深度在荧光屏上反映子宫不同深度的断面图，可以判断胎儿存活情况和数量，一般在配种后第 28 ～ 35 天是最适检查期。

2. 营养调控

对妊娠母犬的饲养管理，除供应全价日粮外，饲料要讲究卫生和保证质量。绝不可饲喂发霉、腐败、变质、带有毒性和强烈刺激性的饲料，以防发生流产。饲料不能频繁变更，以免影响胎儿发育。妊娠母犬在妊娠初期（约 35 天内）要注意按时喂食。1 个月后，胎儿开始迅速发育，对各种营养物质的需要量急剧增加，这时除要增加食物的供给量之外，还应给妊娠期母狗补充一些易消化，蛋白质含量高，钙、磷、维生素丰富的饲料。妊娠 35 ～ 45 天时，不喂过冷的饲料和饮水，以免刺激肠胃，影响消化，甚至引起流产。

（二）哺乳期种母犬的饲养管理

1. 分娩和助产

妊娠母犬预产期为 58 天，临产时母犬食欲不振，开始显得坐卧不安，不停地用前脚抓地板、垫子，呈做窝动作，分娩多在夜间，每只幼犬出生间隔时间为 30 ～ 60 分钟，分娩室应保持 20 ～ 28℃。

母犬产仔间隔时间越长，幼犬就越不健康，早期死亡的危险性就越大。当母犬分娩时出现烦躁、极度紧张、幼犬出生期间超过 2 小时以上等症状时，可初步判断为难产，此时应分析原因，由兽医或经培训授权的技术人员进行处理。属产力不足的，可肌注催产素；属胎位不正的，可及时纠正胎位；属胎儿过大、产道异常的或药物催产无效时进行剖宫产手术。

2. 产后护理

母犬在生产后，产道开张、局部组织损伤、体力和水分的消耗及子宫内恶露的存在等都会导致免疫力的下降，此时，病原微生物容易侵入和感染。为使产后母畜尽快恢复健康，饲养管理尤为重要。

对产后母犬的外阴部和臀部认真清洗和消毒，用温毛巾擦拭乳房，保持清洁卫生，犬舍内保持干燥洁净，并让母犬适度运动。注意母犬恶露的排出情况，一般 7 天内排净，若长时间未排干净，则需打缩宫素促进恶露排出。要注意观察产后母犬的行为状态和奶水情况，如果母犬出现压仔、咬仔、不带仔或奶水质量差的情况，要及时对幼犬进行寄养或人工哺乳。

3. 营养调控

母犬产后身体较为虚弱，加上需要哺乳，因此要提供其质量好、营养丰富且容易消化的饲料，特别是需要高质量的蛋白质，同时要补充维生素和矿物质，必要时要补钙，饲喂时遵循少量多餐原则，防止采食过多引起消化道及乳腺疾病。分娩时和后续的哺乳，母犬会失去很多水分，因此产后需提供足够的温水。

（三）休产期种母犬的饲养管理

休产期是指种母犬停止哺乳后到下一次发情配种前的一段时间，一般有3～5个月。休产期的种母犬处于体力、体况和生殖系统恢复的阶段，这段时间的饲养管理直接影响种母犬下次发情配种。一般从以下几个方面对休产期的种母犬加强饲养管理：①加强断奶期种母犬乳房护理，观察种母犬乳房情况，对于分泌乳汁多的种母犬需降低饲料营养含量，逐渐减少哺乳次数，预防乳腺炎的发生；②增强种母犬体质，种母犬哺乳期消耗过多蛋白质和能量，易造成其瘦弱，除了提供瘦弱种母犬足量蛋白质外，还需提高脂肪的摄入量，促进毛色和膘情的恢复，对于体型较胖的种母犬，应多喂干料、精料，控制采食量，促进种母犬腹部的收缩复原；③定期驱虫，最好在发情期前半个月进行，保障种母犬怀孕期间胎儿的健康发育；④加强运动，适当的运动可增强休产期种母犬体质及产后恢复体型；⑤保持犬体卫生，种母犬生产后，身体附着大量的枯毛及污物，休产期应根据母犬个体情况进行清洁、修剪指甲及清洗耳朵等护理工作。

第三节　初生幼犬的饲养管理

一、初生幼犬的护理

幼犬出生后，如胎膜未破裂，接产人员应及时撕破胎膜，同时清除幼犬口腔及呼吸道的黏液、羊水，防止其窒息，并用毛巾擦干犬体。有些母犬不会咬断脐带，接产人员应把脐带中的血反复向幼犬腹部方向挤压，在距腹部 2 ~ 3 cm 处剪断，断处用线结扎，并用 5% 碘酊消毒。

加强保温。新生幼犬的体温调节中枢尚未发育完全，皮肤调节体温的能力差，要注意幼犬防寒和保温。分娩后，幼犬身上的黏液应尽量擦干或让母畜舐干，可减少幼犬热量散失，并有利于亲子关系的建立。

尽早吃初乳。初乳的营养丰富，蛋白质、矿物质和维生素 A 等脂溶性维生素含量较高，且容易消化，甚至有些小分子物质不经肠道消化可直接吸收；初乳中镁含量高，可以软化和促进胎便排出；初乳中含有大量的免疫球蛋白，这对新生幼犬获得抗体、提高抗病力是十分必需的。

二、寄养或人工哺乳

生产幼犬过多、母犬奶水不足或剖宫产的幼犬，应选择寄养。代乳母犬需具备泌乳力强、性情温驯、母性好的特点，且两只母犬的产仔日期相近。幼犬代乳前应尽量让其吃上生母的初乳。用代乳母犬的尿液、乳汁喷涂幼犬，或把代乳幼犬和原窝幼犬放置一起，经 1 小时后气味一致再哺乳。注意有些母犬嗅觉灵敏，容易闻出寄养仔犬而拒绝哺乳，甚至咬伤、咬死寄养幼犬，一旦发现立即制止，并采取其他补救措施。

犬奶的特点是高蛋白质、高脂肪、低乳糖，与牛奶有所不同，因此人工哺乳可用市售犬奶粉，或用牛奶加入蛋黄、骨粉等配制。每次人工哺乳前，用酒精棉球轻轻擦拭幼犬肛门周围，刺激其及时排出大小便。白天每隔 2 小时、夜间每隔 3 ~ 6 小时人工哺乳 1 次，每昼夜保持 8 ~ 10 次。使用犬专用奶瓶，每次哺乳 10 ~ 20 分钟，直到幼犬吃饱或睡着为止。奶水的温度约 39℃，喂奶时一定要有耐心让幼犬完全吃饱。奶瓶也要保持干净，瓶中喂剩的奶水不可留到下次再喂食。

三、断奶

幼犬出生 21 天后，就可进行诱食，将颗粒饲料添加到冲泡好的奶粉中饲喂，提前让幼犬自主采食，减少对母乳的依赖，便于断奶。

断奶是幼犬的一个关键时期，直接影响到幼犬的身体发育，因此要根据母犬和幼犬的身体状况，选择适宜的时间，进行合理的断奶，一般情况在 45～55 天断奶。断奶方法：一是到断奶日期，将母犬抓离产房与幼犬分开；二是分批断奶，根据幼犬的发育情况，生长发育好的可先断奶，体格弱小的后断奶，适当延长哺乳时间，促进其生长发育。

第四节　育成犬的管理

育成犬在 6 月龄前其体重增长最快，饲料转化率最高，6 月龄后随着日龄的增加，生长速度而逐渐减缓。因此，在 3～6 月龄时期，给予丰富的营养和精心的护理，可保证育成犬正常生长发育，并大大减少和消除疾病的侵袭。

一、饲养管理

不同年龄段的育成犬需按照不同的饲养方式进行饲喂。其中 2～5 月龄育成犬每天上下午各饲喂一次，每天按其体重的 4%～6% 投料；而 5 月龄以上育成犬每天则饲喂一次，每天饲喂量为 250～350g。正常情况下，所饲喂的饲料应为干性颗粒饲料，对于个别瘦弱的实验 Beagle 犬，可以适当添加湿性饲料，加强营养。

二、饮水

育成犬一般采用自由饮用的方式进行饮水。目前，主要采用饮水器饮水和食盆饮水两种方式进行饮水。采用饮水器供饮水的，每天由饲养员检查饮水器是否能正常供实验 Beagle 犬饮水，发现不能正常供水的，用食盆临时供饮用水，记录并通知设备管理员申请维修。采用食盆供饮水的，添加饮水前倒掉剩水并冲洗干净，上下午各添加 1 次，漏水的立即更换。

三、清洁

育成犬所在犬舍每天进行卫生清洁，清洁时应打开饲养笼，用手将犬赶到一边，将墙壁和笼底清洗干净后，按同样方法再清洗另一边，清洗完整排饲养笼后，再冲洗笼底墙壁和地面，最后冲洗走道和排水沟，清除粪便，扫除地面积水。

四、育成犬异常情况处理

犬的异常行为常可反映其健康状态，在日常饲养管理中要做到认真观察，及时掌握种群的健康状况。建立由饲养员、饲养繁育管理员和兽医组成的三级异常行为观察体系，饲养员、饲养繁育管理员若发现实验 Beagle 犬异常，应立即通知兽医，并由兽医对异常实验 Beagle 犬进行诊断、治疗和处理。

若在日常饲养管理中出现以下情况，则对其进行淘汰，并实行安乐处理。包括有永久性损伤形成缺陷或损伤恢复后形成结节或其他缺陷；严重营养不良、生长发育异常；对人有攻击行为；严重外伤无治疗价值或治疗后无法恢复或恢复后无使用价值；严重皮肤病或中耳炎，经长期治疗后无法恢复；烈性传染病。

第五节　基因工程犬的管理

基因工程犬是通过基因编辑手段将新的遗传物质导入犬的胚胎细胞或者对犬胚胎自身遗传物质进行编辑，并通过胚胎移植，获得稳定遗传的一类犬。基因工程犬的生产管理，要遵循《农业部转基因生物安全管理条例》、《农业转基因生物安全评价办法》附录、《实验动物管理条例》等有关法律法规。

一、基因工程犬的饲养管理

基因工程犬生产必须在具有《实验动物使用许可证》的单位进行。基因工程犬的饲养场所应相对独立，与其他犬舍的实验 Beagle 犬隔离开来，且饲养场外界隔离。试验场所的环境于设施要落实清洁卫生和消毒灭菌制度，定期进行清洁卫生和消毒，配备防治昆虫、野鼠等动物进入实验场所或基因工程犬外逃的设施，严防疾病传入基因工程犬饲养设施。

基因工程犬饲养由专职饲养员负责，所有进入基因工程犬饲养室的人员必须更换专用的工作服和帽子、耳塞和手套等，并定时清洗和消毒，禁止将与饲养管理无关的物品带入饲养室。在各饲养室中设置专用的饲喂和清洁用具，禁止未经消毒的用具在各个饲养室间串换使用。饲养室门口的缓冲区、门窗、墙壁和犬舍周围每月清洁和消毒 1 次。保证基因工程犬有充足的饲料和饮用水，同时要定期对犬进行护理。每只基因工程犬建立有生产记录卡，详细记录基因编辑情况及生产记录情况。

二、基因工程犬的繁育管理

基因工程犬应采取近交系的保种方法，分核心保种群、扩大群和生产群。

而且核心保种群需要在 3 ～ 5 代进行基因修饰，既要保证全同胞兄妹对交配 3 ～ 5 代后的每个个体能够找到共同祖先，同时还应在此时与其遗传背景相同的品系回交一次，保持与对照组其他基因的趋同性。

基因工程犬经过数代繁殖后有可能会发生导入基因片段的丢失。基因敲除犬经过数代繁殖后有可能将所敲除的基因自行修复。基因突变犬经过数代繁殖后有可能发生自发回复突变，这样会导致基因工程犬原有生物学特性的丢失，因此在繁育过程中要及时进行遗传检测。

三、基因工程犬的运输管理

基因工程犬的运输采用专用车运输或者航空运输。运输车辆应具有温度调剂系统，确保车内温度适宜。航空运输应确保运输箱温度不对犬产生危害性影响，当环境温度过高或过低时且没有有效温控措施时，禁止采用航空运输。基因工程犬运输应使用专用的、有透明观察窗、滤膜、经消毒灭菌的塑料运输箱，根据运输距离的远近，在运输箱内放置一定量的饮水及饲料，用以在运输过程中供食、供水。基因工程犬运输箱要张贴有转基因生物标识，清楚标注基因型、出生日期及代数等信息。

四、基因工程犬健康状况管理

加强基因工程犬的健康监测，兽医要定期对基因工程犬体重监测，同时不定期进行血检、粪检等检测，并根据检测结果针对性地制定驱虫计划等管理方案。重视基因工程犬的疾病预防，积极开展狂犬病、犬瘟等常见传染病疫苗的免疫接种工作，并开展多种传染病的常规性监测工作。

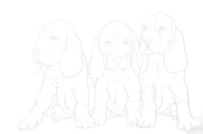

第六节　SPF 级实验犬的饲养管理

　　SPF 犬指无特定病原体的实验 Beagle 犬，但其带有非特定的微生物和寄生虫，要求在屏障系统内生长，实行严格的微生物学控制。在 SPF 犬的饲养管理上，无论是饲料、饮水、笼具还是饲养环境，除了要满足国标外，还要达到无菌的要求。管理人员应为医学、动物学等相关专业人员，并经严格的培训，能全面熟练地掌握各方面的无菌操作和各种仪器设施的使用、保管方法及动物的饲育管理技术。

一、饲喂

　　应选用无毒、耐冲洗、耐高温、易消毒灭菌的材料制作饲养笼具与食槽。饮水和饲料应在符合国标的基础上，达到无菌要求。在幼犬的饲喂上，SPF 幼犬不能由母犬进行哺乳，应为其提供配制合理的人工乳，进行人工哺育。人工乳应易于消化，因为初生幼犬自身的消化能力比较差，所以在配制人工乳时一定要选择适宜的原料，同时添加合适的消化酶。人工乳的适口性同样会直接对幼犬的采食量产生不同程度的影响，应尽量选择适口性比较好的原料。在幼犬大于 35 日龄后即可逐步停用人工乳，选用合适的幼犬料代替。

二、繁育

（一）剖腹取胎

　　该方法是从母犬的体内将胎儿取出，生产中常用子宫切除术和子宫切开术。子宫切除术为母犬在临产前的 1～2 天对其体表进行消毒处理之后进行麻醉、剖腹操作，然后将其子宫从根部进行切除处理并浸泡在消毒溶液中，同时迅速的将其转移至无菌室中，从子宫中将幼犬取出即可；子宫切开术将母犬的子宫切开后将幼犬取出即可。实际生产中可以根据待产母犬的具体情况而选择合适的方法将幼犬取出，但是取出的幼犬必须置于恒温环境中通过人工哺育的方式长大，并且要在隔离的环境中进行后代的繁殖以育成 SPF 群。

（二）无菌接产

无菌接产法是在母犬自然分娩的情况下，对母犬的后躯及产道进行消毒处理，之后通过人工接产的方式来代替剖腹取胎。此方法的优点是不会对母犬产生损害。

三、转运

运输笼具需清洁消毒，达到无菌状态；材质坚固，防止动物破坏、逃逸，笼门开启关闭方便，宜带有粪尿收集装置，符合动物健康和福利要求，宜配备空调等设备以保持环境的温度稳定，并且能够保证有足够的新鲜空气和摆放运输笼具的空间，满足动物的健康、安全和舒适的需要。

四、健康状况管理

SPF 犬因其无特定病原体的特性，在日常管理时要加强健康状况的监测。管理人员进入屏障系统操作时，要严格控制污染，认真执行无菌操作。实时监测犬只的外观、精神状态，按时检测犬只寄生虫和病原微生物携带情况，若在日常饲养管理中出现异常情况，则对其进行淘汰，并实行安乐处理。

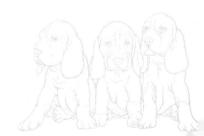

第七章　实验 Beagle 犬的质量管理

实验 Beagle 犬是目前国际公认的实验用犬，已广泛用于外科学、生理学、病理学、药理学、毒理学等科学实验研究中。我国广东、上海、北京等地已引入 Beagle 犬，并成功地进行饲养繁育。实验 Beagle 犬的质量是保证实验数据可靠、准确、有效的前提，也是影响生命科学研究的重要因素。因此，本章内容主要针对实验 Beagle 犬的质量管理进行阐述，内容包括实验 Beagle 犬的微生物管理方法、实验 Beagle 犬的营养管理、实验 Beagle 犬的遗传质量管理等，对实验 Beagle 犬的微生物管理、饲养管理及遗传质量控制进行了详细说明，以适应生物医药和生命科学领域的研究需要。

第一节　实验 Beagle 犬的微生物管理

实验 Beagle 犬携带的微生物及寄生虫应有严格的控制，尤其是可引起实验动物暴发烈性传染性疾病的病原微生物，以及引发严重侵袭病的寄生虫，即使是一般性的病原微生物和寄生虫的携带，都必须严格控制。Beagle 犬的微生物和寄生虫感染会不同程度地影响动物实验的结果，从而影响实验数据的准确性和可靠性，甚至会推导出错误的结论；而一些疾病，如犬细小病毒出血性肠炎、犬瘟热等会导致动物大批量死亡，动物群体的健康素质下降，正在进行的科学实验被迫中止，造成难以计算的经济损失。同时犬还有人兽共患的传染性疾病，"狂犬病"的致死率是 100%，对饲养人员和动物实验人员潜伏着巨大的危害。因此做好实验 Beagle 犬的健康控制在实验动物实际生产中的意义重大。

一、实验 Beagle 犬微生物要求

按微生物和寄生虫的控制程度，GB 14922.2–2022《实验生物 微生物学等级及检测》中，将实验动物划分为普通级动物、无特定病原体动物和无菌动物 3 个等级。实验 Beagle 犬有普通级和无特定病源体级两个等级，相关微生物要求见表 7–1、表 7–2、表 7–3。

表 7–1　犬寄生虫检测项目

动物等级		寄生虫	动物种类
			犬
无特定病原体	普通动物	体外寄生虫（节肢动物）ectoparasites	●
		弓形虫 toxoplasma gondii	●
		全部蠕虫 all gelminths	●
		溶组织内阿米巴 entamodium spp	○
		鞭毛虫 flagellates	●

注：● 必须检测项目，要求阴性；○ 必要时检测项目，要求阴性。

表 7–2　犬病原菌检测项目

动物等级		病原菌	动物种类
			犬
无特定病原体	普通动物	沙门菌 salmonella spp.	●
		皮肤病原真菌 pathogenic dermal fungi	●
		布鲁杆菌 brucella spp.	●
		钩端螺旋体 leptospira spp.	△
		钩端螺旋体 * leptospira spp.	●
		小肠结肠炎耶尔森菌 yersinia enterocolitica	○
		空肠弯曲杆菌 campylobacter jejuni	○

注：● 必须检测项目，要求阴性；○ 必要时检测项目，要求阴性；△ 必要时检测项目，可以免疫。
* 不能免疫，要求阴性。

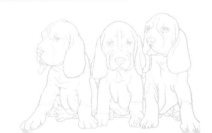

表 7-3 犬病毒检测项目

动物等级		病毒	动物种类
			犬
无特定病原体	普通动物	狂犬病病毒 rabies virus(RV)	▲
		犬细小病毒 canine parvovirus(CPV)	▲
		犬瘟热病毒 canine distemper(CDV)	▲
		传染性犬肝炎病毒 infectious canine hepatitis virus(ICHV)	▲
		上述四种全病毒不免疫	●
注: ● 必须检测项目，要求阴性；▲ 必须检测项目，要求免疫。			

二、实验 Beagle 犬微生物检测方法

据国标要求，实验 Beagle 犬每 3 个月至少检测 1 次，取样数量由生产繁殖单元大小决定，群体大小＜100 只时，取样数量应≥5 只，群体大小在 100～500 只时，取样数量≥10 只；群体大小＞500 只时，要求取样数量≥20 只。实验 Beagle 犬相关检测项目、检测方法见表 7-4 和表 7-5。

表 7-4 普通级实验犬微生物检测方法

病原体	检测方法
体外寄生虫	GB/T 18448.1-2001
弓形虫	GB/T 18448.2-2008
沙门菌	GB/T 14926.1-2001
布鲁杆菌	GB/T 14926.45-2001
钩端螺旋体	GB/T 14926.46-2008
皮肤病原真菌	GB/T 14926.4-2001
狂犬病病毒	GB/T 14926.56-2008
犬细小病毒	GB/T 14926.57-2008
传染性犬肝炎病毒	GB/T 14926.58-2008
犬瘟热病毒	GB/T 14926.59-2001

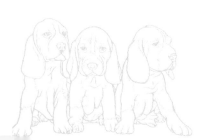

表 7-5　SPF 级实验犬微生物检测方法

病原体	检测方法
体外寄生虫	GB/T 18448.1-2001
弓形虫	GB/T 18448.2-2008
全部蠕虫	GB/T 18448.6-2001
溶组织内阿米巴	GB/T 18448.9-2001
鞭毛虫	GB/T 18448.10-2001
沙门菌	GB/T 14926.1-2001
布鲁杆菌	GB/T 14926.45-2001
钩端螺旋体	GB/T 14926.46—2008
小肠结肠炎耶尔森菌	GB/T 14926.3-2001
空肠弯曲杆菌	GB/T 14926.49-2001
皮肤病原真菌	GB/T 14926.4-2001
狂犬病病毒	GB/T 14926.56-2008
犬细小病毒	GB/T 14926.57-2008
传染性犬肝炎病毒	GB/T 14926.58-2008
犬瘟热病毒	GB/T 14926.59-2001

三、实验 Beagle 犬微生物控制

　　除了要定期对实验动物质量定期检测，微生物的控制还需要做好环境、人员、动物和物品的管理，同时制定相应的操作规程避免生物安全感染，减少并控制微生物进入设施影响实验 Beagle 犬的质量。一般情况下，环境控制要求生产区每周至少进行一次饲养环境消杀，采用高效杀虫除菌药物对饲养区域周边环境进行生物净化，采用低毒无刺激高效消毒剂对饲养区域内进行带犬消毒。动物全部离场后，使用泡沫清洁剂对犬舍内区域进行彻底冲刷，并施以熏蒸，彻底净化生产区域；人员控制要求建立并执行准入制度，所有进入人员都需要培训合格后进入设施，并形成良好的个人日常清洁和消毒习惯，如洗手、淋浴（适用时）等，同时建立立生物安全操作规程，正确使用适当的个体防护装备，

如手套、护目镜、防护服、口罩、帽子、鞋等；动物控制要求实验动物按照相应的免疫程序定期进行微生物抗原免疫及体内外寄生虫预防性驱除并定期进行预防性洗浴，外来实验动物要按照国标要求进行隔离检疫，检疫结束后方可进入设施。

第二节　实验 Beagle 犬的饲养管理

一、营养标准

犬的营养需求中蛋白质含量占 22% ～ 25%，脂肪含量占 8%，粗纤维含量 4% ～ 6%。根据生产和实验需要，犬配合饲料分为维持饲料和生长、繁殖饲料，饲料中的营养成分按《实验动物 配合饲料营养成分》GB 14924.3-2010 规定添加，见表 7-6、表 7-7、表 7-8、表 7-9。

表 7-6　犬配合饲料常规营养成分指标（每千克饲粮含量）

指标	水分和其他挥发性物质 /g ≤	粗蛋白 /g ≥	粗脂肪 /g ≥	粗纤维 /g ≤	粗灰分 /g ≤	钙 /g	总磷 /g	钙：总磷
维持饲料	100	200	45	≤ 40	90	7 ～ 10	10 ～ 15	1.2：1 ～ 1.4：1
生长、繁殖饲料	100	260	75	≤ 30	90	5 ～ 8	8 ～ 12	1.2：1 ～ 1.4：1

表 7-7　犬配合饲料氨基酸指标（每千克饲粮含量）

指标	赖氨酸 /g ≥	蛋氨酸＋胱氨酸 /g ≥	精氨酸 /g ≥	组氨酸 /g ≥	色氨酸 /g ≥	苯丙氨酸＋酪氨酸 /g ≥	苏氨酸 /g ≥	亮氨酸 /g ≥	异亮氨酸 /g ≥	缬氨酸 /g ≥
维持饲料	7.1	5.4	6.9	2.5	2.1	10.0	6.5	8.1	5.0	5.4
生长、繁殖饲料	11.1	7.2	13.5	4.8	2.3	15.6	7.8	16.0	7.9	10.4

表 7-8　犬配合饲料维生素指标（每千克饲粮含量）

指标	VA/IU ≥	VD/IU ≥	VE/IU ≥	VK/mg ≥	VB$_1$/mg ≥	VB$_2$/mg ≥	VB$_6$/mg ≥	烟酸/mg ≥	泛酸/mg ≥	叶酸/mg ≥	生物素/mg ≥	VB$_{12}$/mg ≥	胆碱/mg ≥
维持饲料	8000	2000	40	0.1	6	4	5	50	9	0.16	0.20	0.030	1400
生长、繁殖饲料	10000	2000	50	0.9	13	5	6	50	27	1.00	0.20	0.068	2000

备注：配合饲料维生素含量最高上限为下限值的 2 倍。

表 7-9　犬配合饲料常量矿物质和微量矿物质指标（每千克饲粮含量）

指标	镁/g ≥	钾/g ≥	钠/g ≥	铁/mg ≥	锰/mg ≥	铜/mg ≥	锌/mg ≥	碘/mg ≥	硒/mg ≥
维持饲料	1.5	5	3.9	150	40	12	50	1.4	0.1～0.2
生长、繁殖饲料	2.0	7	4.4	250	60	14	60	1.7	0.1～0.2

备注：配合饲料矿物质含量最高上限为下限值的 2 倍。

二、饲料营养价值评定

实验动物的六大营养成分包括蛋白质、碳水化合物（含包括无氮浸出物及粗纤维）、脂类（包括脂肪、脑磷脂、卵磷脂、胆固醇等）、矿物质（包括常量元素和微量元素）、维生素（包括脂溶性维生素和水溶性维生素）和水。每种成分对动物都具有不同的生理功能，缺乏或过量都会影响动物的生长性能。

（一）蛋白质

蛋白质是生命的基本物质，构成肌肉、神经、内脏、皮肤、血液等组织细胞的基本成分，也是构成酶、部分激素、抗体的成分，具有修补损伤的组织、氧化分解产生能量等作用。蛋白质缺乏会表现为生长发育缓慢、抵抗力下降、体重减轻、贫血、低蛋白血症、水肿、影响生殖机能。

（二）碳水化合物

无氮浸出物即醣类，包括淀粉和糖。无氮浸出物的生理功能：①能量主要来源；②氧化分解产生能量；③以肝糖原形式储存在肝脏；④转化为脂肪。粗纤维可经纤维素分解菌作用，转变成挥发性脂肪酸被吸收；同时促进胃肠蠕动，有利于排便。

（三）脂类

脂类是细胞膜和神经等组织的重要组成成分，是脂溶性维生素的溶剂，助于吸收，同时能够氧化分解产生能量，形成体脂，储备能量和保温。

（四）矿物质

矿物质由常量元素和微量元素组成，常量元素占体重 0.01% 以上，如钙、磷、钾、钠、氯、镁，参与对血液和组织液的调节，具有维持神经肌肉的兴奋性、糖和蛋白质代谢等重要作用；微量元素占体重 0.01% 以下，如铁、铜、锌、锰、碘。矿物质对维持动物机体正常生理功能具有重要作用，特别是微量元素的缺乏严重影响机体的生长。

（五）维生素

维生素作为代谢过程的激活剂，调节控制机体的代谢活动。包括脂溶性维生素（维生素 A、D、E、K）和水溶性维生素（维生素 B 族、维生素 C）。

（六）水

水对实验动物的生存至关重要，水约占实验动物体重的 60%。体内水分减少 8%：严重干渴、食欲丧失、黏膜干燥、抗病力下降、蛋白质和脂肪分解加强。水分减少 10%：引起代谢紊乱。水分减少 20%：导致动物死亡。

三、饲料的日常管理

饲料的日常管理应遵循此国家标准 GB 14924《实验动物 配合饲料》。此标准包含 7 个现行分标准，其统一了实验动物饲料的检测规则、标签、包装和贮存及运输要求，规定了饲料的卫生指标和营养成分，并确定了适用于配合饲料中成分检测的方法。

（一）饲料存贮

GB14924-2001《实验动物 配合饲料通用质量标准》规定，饲料必须储存在通风、清洁、干燥的专用成品料仓库，最好是冷库内，严禁有毒、有害物品混贮，原料和成品饲料也应分开保管，分类存放。饲料应检测合格才能入库，最好贴上标签，标识志清晰，注明入库日期、生产日期、有效期及数量，做到先进先出，账目清楚。保管过程注意温湿度变化，防止霉变，防止鸟类、鼠类、昆虫、爬虫类及有毒物质的污染。一般饲料存放量不宜过多，存放时间不宜过长。具体存放期要根据饲料含水量、存贮季节、存贮仓库的温湿度等条件而定。一般而言，非冷藏的成品饲料储存期不超过 3 个月，夏季、梅雨季节储存期不超过 2 个月。饲料存放应利用隔板，放置时保证离墙有一定距离，避免与地面、墙壁直接接触。

（二）饲料检测

饲料品质的优劣直接影响实验动物质量，并可能影响动物实验结果的重复性和准确性，因此必须通过饲料检测把好实验动物饲料质量关。国标规定的强制性检测项目包括水分、粗蛋白、粗脂肪、粗纤维、灰分、钙、总磷、赖氨酸、蛋氨酸＋胱氨酸等 9 项内容。检测结果符合 GB/T 14924.2-2001《实验动物 配合饲料卫生标准》、GB 14924.3-2010《实验动物 配合饲料营养成分》为合格产品，可以使用；GB/T 14924.9 ～ 14924.12 规定饲料中常规营养成分、氨基酸、维生素、矿物质和微量元素的测定方法，检测时可参照相应标准。

第三节 饮水管理

一、饮用水质量标准

（一）总体原则

一般情况下，应保证实验动物能按其具体要求而获得适宜而无污染的饮水。实验动物饮用水的品质应符合人饮用水的标准。为保证水质的质量，必须定期监测其 pH 值、硬度、微生物状况及化学物质污染情况。

供水装置，如饮水管和自动饮水器，应定期检查以保证正常运行。应训练动物使用自动饮水装置。

（二）质量标准

GB 14925–2010《实验动物 环境及设施》已做了明确规定，基础级实验动物饮用水应符合 GB 5749–2022《生活饮用水卫生标准》，欧美一些发达国家对饮用水的污染物的要求非常严格，而我国的饮用水标准对许多检测指标还没有进行强制性监控。主要差异见表 7–10。

表 7–10 各国对饮用水的控制要求（单位：mg/L）*

污染物	加拿大	美国	WHO	中国（GB 5749–2022）
铝	0.1	0.05 ~ 0.20	—	0.2
锑	0.006	0.006	0.018	0.005
砷	0.025	0.010	0.010	0.01
石棉	—	700 万纤维/升	—	700（纤维＞微米，万个/升）
钡	1.00	2	0.7	0.7
镉	0.005	0.005	0.003	0.005
钙	200	—	—	—
硼	5.00	—	0.5	1.0

续表

污染物	加拿大	美国	WHO	中国（GB 5749–2022）
铁	0.300	0.3	—	0.3
铅	0.010	0	0.001	0.01
镁	50.0	—	—	—
锰	0.050	0.03	0.4	0.1
汞	0.001	0.002	0.001	0.001
钼	0.25	—	0.07	0.07
镍	—	—	0.020	0.02
铬	0.050	0.01	0.050	0.05
铜	1.0	1.3	2.0	1.0
磷	0.010	—	—	—
硒	0.01	0.05	0.01	0.01
银	0.050	0.10	—	0.05
钠	200	—	—	200
铊	—	0.002	—	0.0001
锌	5.00	5.00	—	1.0
铀	0.02	—	0.009	—
溴酸盐	0.01	0.01	0.01	0.01
氯胺	3.0	—	3.0	—
氯化物	< 251	—	—	250
亚氯酸盐	—	1.0	—	0.7
氰化物	0.2	0.2	0.07	0.05
氟化物	1.5	4.0	1.5	1.0
硝酸盐	45	10	—	10
硫酸盐	500	—	500	250
三氯乙烯	0.005	—	—	0.07
总溶解固体	< 500	—	—	< 1000
浑浊度	0.3NTU	5NTU	—	1NTU
pH	6.5 ～ 8.5	6.5 ～ 8.5	—	不小于 6.5 且不大于 8.5
大肠杆菌	0/100mL	5/100mL		不得检出

* 石棉、浑浊度、pH 值和大肠杆菌除外。

二、饮用水质量检测

实验动物饮用水质量是指实验动物设施供水管网末梢水质状况。检测频率一般为每半年一次，特殊情况应增加检测频率。检测方法采用 GB/T 5750 系列标准现行版。

（1）实验动物饮用水的标准检验方法采用《GB/T 5750.1–2006 生活饮用水标准检验方法总则》。

（2）实验动物饮用水水样采集与保存采用《GB/T 5750.2–2006 生活饮用水标准检验方法水样的采集和保存》。

（3）实验动物饮用水水质分析质量控制采用《GB/T 5750.3–2006 生活饮用水标准检验方法水质分析质量控制》。

（4）实验动物饮用水感官性状和物理指标检测采用《GB/T 5750.4–2006 生活饮用水标准检验方法感官性状和物理指标》。

（5）实验动物饮用水无机非金属指标检测采用《GB/T 5750.5–2006 生活饮用水标准检验方法无机非金属指标》。

（6）实验动物饮用水金属指标检测采用《GB/T 5750.6–2006 生活饮用水标准检验方法金属指标》。

（7）实验动物饮用水有机物指标检测采用《GB/T 5750.7–2006 生活饮用水标准检验方法有机物综合指标》及《GB/T 5750.8–2006 生活饮用水标准检验方法有机物指标》。

（8）实验动物饮用水农药指标检测采用《GB/T 5750.9–2006 生活饮用水标准检验方法农药指标》。

（9）实验动物饮用水消毒副产物指标检测采用《GB/T 5750.10–2006 生活饮用水标准检验方法消毒副产物指标》。

（10）实验动物饮用水消毒剂指标检测采用《GB/T 5750.11–2006 生活饮用水标准检验方法 消毒剂指标》。

（11）实验动物饮用水微生物指标检测采用《GB/T 5750.12–2006 生活饮用

水标准检验方法 微生物指标》。

（12）实验动物饮用水放射性指标检测采用《GB/T 5750.13-2006 生活饮用水标准检验方法 放射性指标》。

三、灭菌方法

不强制要求灭菌处理，但应防止二次污染的可能。移动式盛水器皿应每次使用前进行清洗、消毒、漂净，固定式供水管、饮水嘴应定期拆卸进行彻底清洗、消毒、漂净。

四、灭菌效果评价

微生物指标应参考 GB 5749—2022《生活饮用水卫生标准》标准，不得含有病原微生物。

第四节　实验 Beagle 犬的遗传质量管理

犬属于动物界、脊索动物门、脊椎动物亚门、哺乳纲、食肉目、犬科、犬属、犬种。实验动物按遗传学控制分类分为近交系、远交系、封闭群动物。实验中最常见的 Beagle 犬就属于封闭群动物。

为避免近交，封闭群动物保持了较大数量的个体，从而群体内的基因具有较大的杂合性，有利于防止近交衰退，其活力、生育力都强于近交系，因此易饲养、抗病力强、繁殖率高，可大量生产。培育封闭群 Beagle 犬动物的关键是不从外部引进任何新的个体，而同时作随机交配，不让群体内的基因丢失，以保持封闭群一定的杂合性。在一个随机交配的群体中，如果没有突变、选择或迁移等因素的作用，则每代的基因频率和基因型频率都将保持不变。虽然群内的个体会因等位基因不同而各具遗传杂合性，但群体的遗传特性却因基因频率不变而保持相对稳定，因此该群体既保持一般的遗传特性，而各个体却又具有杂合性。

封闭群 Beagle 犬动物培育方法比较简单，只要不从外部引入新品种，至少封闭连续繁殖 4 代以上就能符合要求。为了保持群体的形状、特征保持稳定不变，避免分化为小群体或出现严重近交现象，长期保持封闭就必须要控制条件，采取措施来减少遗传变异。最好能够了解实验 Beagle 犬的群体特性，每年实施监测，采取措施保证其遗传稳定性。

一、遗传质量标准

目前尚无实验 Beagle 犬特有的遗传质量控制标准，行业内应该参考 GB 14923-2022《实验动物 哺乳类实验动物的遗传质量控制》进行动物质量控制。封闭群动物应具有明确的遗传背景资料，来源清楚，有完整的资料（包括群名称、来源、遗传基因特点及主要生物学特性等），其次是用于保种及生产的繁殖系统及记录卡应清楚完整，繁殖方法科学合理，封闭繁殖，保持动物的基因异质性及多态性，避免近交系数随繁殖代数增加而过快上升，并且经遗传检测可判定为相同群体。

二、实验 Beagle 犬的繁殖方法

（一）引种

作为繁殖用原种的封闭群动物必须遗传背景明确，来源清楚，有较完整的资料。为保持封闭群动物的遗传异质性及基因多态性，引种动物数量要足够多，Beagle 犬动物引种数目一般建议不少于 30 对。

（二）繁殖

封闭群动物的繁殖原则应尽量保持封闭群动物的基因异质性及多态性，群

内个体应经常满足"有效群体大小"的要求，能够达到"有效群体"数量的封闭群，可以在为下一代留种时，实行随机留种、随机交配以繁殖后代，从而保持群体基因频率的稳定，防止近交系数上升太快。为保持封闭群动物遗传基因的稳定，封闭群应该足够大，并尽量避免近亲交配。根据封闭群的大小，选用适当的方法进行繁殖。

1. 当封闭群中每代交配的雄种动物数目为 10 ～ 25 只时，一般采用最佳避免近交法，也可采用循环交配法。

2. 当封闭群中每代交配的雄种动物数目为 26 ～ 100 只时，一般采用循环交配法，也可采用最佳避免近交法。

3. 当封闭群中每代交配的雄种动物数目多于 100 只时，一般采用随选交配法，也可采用循环交配法。

二、实验 Beagle 犬的遗传质量监测

实验动物的遗传质量监测是通过科学的方法对近交系动物进行遗传本底的一致性检验和封闭群动物的群体遗传学分析，评价其是否符合品系或群体特征，确保品种、品系动物固有的遗传组成和生物学特性。

（一）动物谱系档案的管理

动物谱系档案的建立是记录动物成长的过程，是动物饲养繁殖和种群建立的基础。记录的内容包括：动物谱系号、呼名、出生日期、性别、三代血亲编号、出生地、父名、母名、死亡时间、来源方式、转移、租借、丢失、饲养管理等。建立完整的可追溯的动物谱系档案，对保护实验动物资源具有重要的意义。

（二）分子生物学监测技术

1. 微卫星 DNA

微卫星 DNA 分布广泛，能够稳定遗传，在分析生物群体内的遗传变异和

不同群体间遗传关系及个体的鉴别研究等方面均存在重要的意义和影响。微卫星位点的选取成为实验 Beagle 犬遗传质量监测的关键。

微卫星 DNA 是基因组中重要的一种重复序列，又称短串联重复（short tandem repeat，STR），由 1 ～ 6 个核苷酸组成的简单串联重复序列。与生化标记相比，微卫星 DNA 对于建立遗传完整性更敏感。微卫星 DNA 具有多态性、共显性等特点，可作为分子标记应用于多种动物遗传多样性研究、遗传质量控制中，其检测效果优于目前国家实验动物遗传质量检测标准。加上国际动物遗传学会（International Society of Animal Genetics，ISAG）早已验证了不同微卫星 DNA 标记在犬亲权鉴定中的有效性及可靠性，并推荐 22 个位点参考使用。目前微卫星 DNA 已作为多种实验动实验用动物选择遗传监测的分子标记，并在 Beagle 犬群体中进行了初步的应用。

2. 限制性片段长度多态性

限制性片段长度多态性（restriction fragment length polymorphism，RFLP）是第一代 DNA 水平的分子遗传标记。RFLP 广泛应用于人类及动物遗传学研究，在种间鉴别中非常有价值，可应用于动物遗传研究和种的鉴别，RFLP 操作简单，结果易于判断，但目前在 Beagle 犬种应用较少。

3. 单核苷酸多态性

单核苷酸多态性（single nucleotide polymorphism，SNP）是指在基因组水平上由于单个核苷酸位置上存在转换、颠换、插入、缺失等变异所引起的 DNA 序列多态性。SNP 是第三代 DNA 遗传标记，遗传稳定性高。常用的 SNP 分析方法包括直接测序法、基质辅助激光解析飞行时间质谱分析法等。SNP 分布广泛、数量庞大，这对寻找合适 SNP 进行各种实验动物遗传监测造成了困难。

（二）形态学标记

形态学标记（morphological markers）是指肉眼可见的或仪器测量动物的外部特征，以这种形态性状、生理性状及生态地理分布等特征为遗传标记，研究物种间的关系、分类和鉴定。最常见的形态学标记是毛色，利用毛色表型分离可以推断近交系的毛色基因的方法称毛色基因测试法。另一种形态学标记是颌骨（mandible）形态测定，该性状与遗传因素密切相关，认为是比较稳定的数量性状。然而，可用作遗传监测的形态学标记是有限的，而且有些又易受环境的影响。所以这类遗传标记有一定的局限性。

（三）细胞遗传学监测

细胞遗传学标记是指生物的染色体特征。常见的显带技术有 Q- 带、G- 带、C- 带等。其中 G- 带在整个分裂间期和分裂期相对稳定，可以用来进行品系鉴定和遗传监测。除了显带技术，荧光原位杂交（fluorescence in situ hybridization，FISH）技术也可以应用于遗传分析，在鉴定基因修饰动物中应用广泛。

（四）免疫学标记监测

免疫标记（immunolabelling technic）监测技术是指利用动物细胞免疫成分进行遗传检测，主要包括组织相容性抗原等。对于近交系品种，鉴定 MHC 基因应用最多的方法是皮肤移植；通过观察同系异体皮肤移植物能否接收可以判定组织相容性基因的异同。皮肤移植方法在新的实验动物近交系品系鉴定中仍然非常重要，但是该方法使用动物数量多，观察时间长，对手术操作的技术要求较高，因此在日常遗传监测中应用较少。

（五）生物化学监测技术

生化标记（biochemical markers）分析方法是蛋白水平的检测，可用于近交系的品系鉴定和封闭群群体遗传结构分析，可作为遗传质量监测的依据。其具有检测基因位点明确、方法简便、快速、经济等优点。另外，生化位点方法对技术的要求较高，其操作和结果判断需要具有非常丰富的经验。

三、保种育种

根据种群的大小，选用最佳避免近亲交配法、循环交配法和随选交配法，注意保持群体特性，避免近交。维持封闭群的时候，需注意以下两点：

1. 群体内部分化成若干个小群，要防止其出现分化进行繁殖的可能。若出现分化，各小群独立进行繁殖，则各小群之间有生产出不同品质动物的危险，进一步会导致分化后各小群动物繁殖数目减少，对防止近亲交配不利。

2. 尽可能维持群体内遗传杂合性不发生变化，避免近亲交配。在此所述的近亲交配不仅仅是指兄妹交配，还包括血缘较近的个体之间的交配。

然而，不管怎样避免近亲交配，在数量有限并且无外部动物进入的封闭群内，随着代数的延续，其群体整体的近交系数会上升。为防止近交系数上升，增大群体内繁殖个体数量是最为有效的办法。而繁殖个体数量不仅会受到经济条件、设施面积等方面的限制，也不可能完全控制住近交系数的上升，所以目前封闭群的近交系数控制在每代 1% 以下。另外，也可以采用胚胎冷冻等方式进行保种。

参考文献

[1] 杜小燕、霍学云、陈振文．实验动物遗传质量监测技术研究进展与应用 [J]．实验动物科学，2021，38（04）：1-5.

[2] 蒋辉、李银银、李长龙，等．封闭群比格犬微卫星的筛选及初步应用 [J]．实验动物科学，2020，37（05）：24-30.

[3] 贺文，王俊霞．分子生物学技术在近交系动物遗传监测中的应用 [J]．医学动物防制，2005，（01）：13-16.

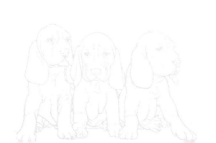

第八章　实验 Beagle 犬的福利管理

实验动物为人类社会发展与健康事业作出了巨大贡献和牺牲，没有实验动物作为人类的替难者，生命科学绝不可能发展到当今的水平。只有深入理解实验动物福利与科学研究的辩证统一关系，在饲养管理与科学研究中坚定关爱动物、善待动物的理念，积极开展实验动物福利研究，推广福利研究成果，健全实验动物福利保障体系，全面与国际惯例接轨，才可以实现实验动物福利与科学研究及人类社会发展双赢的和谐局面。

第一节　实验动物福利的定义及概念

所谓动物福利，即人类应该合理、人道地利用动物，要尽量保证那些为人类作出贡献的动物享有最基本的权利。通俗地说，就是在动物饲养、运输、宰杀过程中要最大限度地减少它们的痛苦，不应该虐待它们。

动物福利也可以简述为"善待活着的动物，减少动物死亡的痛苦"。

Hughes 将饲养于农场的动物福利定义为"动物与它的环境相协调一致的精神和生理完全健康的状态"。

动物福利是动物在整个生命过程中动物保护的具体体现，其基本原则是保证动物的康乐（well-being）。动物康乐也就是指自身感受的状态，即"心中愉快"的感受，包括使动物身体健康，体质健壮，行为正常，无心理的紧张、压抑和痛苦等。从理论上讲，动物康乐的标准是对动物需求的满足。动物的需求包括 3 个方面，即维持生命的需要、维持健康的需要及生活舒适的需要。动物福利的目的是为了动物的康乐，是保证动物康乐的外部条件，而动物康乐的状态又反映了动物福利的状况。搞好动物福利的前提是提高对动物福利的认识，从各个环节去保证为动物创造符合动物要求的生存、居住、生活条件，维护动物的健康。

国际上公认人工饲养的动物应享有五项自由：

不受饥渴的自由

生活舒适的自由

不受痛苦、伤害和疾病威胁的自由

生活无恐惧和悲伤的自由

表达天性的自由

这也是国际社会一致认同的保障动物福利的五条标准，是基本原则。根据这一基本原则，目前世界上已有 100 多个国家建立了完善的动物福利法规。

只有当人们认为动物和人类一样有感知、有痛苦、有恐惧、有情感需求的时候，动物福利理念才能得以建立。人类对于动物的利用和动物福利是相互对立统一的两个方面。动物福利过高，会使生产者或者动物的主人负担过重，造成不必要的浪费。强调动物福利并不是片面地一味地保护动物，而是要求我们在利用动物的同时，改善动物的生存状况，杜绝极端的利用手段和方式。

提倡动物福利所要达到的主要目的有两个：一是从以人为本的思想出发，改善动物福利可最大限度地发挥动物的作用，即有利于更好地让动物为人类服务；二是从人道主义出发，重视动物福利，改善动物的康乐程度，使动物尽可能免除不必要的痛苦。

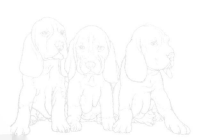

第二节　国内外动物福利的历史与现状

一、国外历史与现状

早在 1776 年，英国一个叫劳伦斯的人从法律角度提出：没有人因为残忍地虐待动物而受过处罚，他唯一的罪行是侵犯了另一个人的财产。1800 年，英国第一个确保动物免受虐待的立法《牛饵法案》被通过，可被视作动物福利的最早立法。英国最早的动物福利法案，也是把动物仅仅看作是财产，而没考虑动物本身应该享有的"权利"。1822 年，被称为"人道的迪克"的理查德·马丁提出"反对虐待及不恰当地对待牛的行为"的法案在英国国会获得通过。两年后，在伦敦一家咖啡屋里，牧师亚瑟·布鲁姆召集成立了世界上第一个动物福利组织"反虐待动物协会"（Royal Society for the Prevention of Cruelty to Animals，RSPCA）。协会里的专职监察员薪水很低，但工作却非常认真，他们不停地向公众宣传动物福利知识，向学校提供教材，对虐待动物的人提起公诉。1840 年，英国女王维多利亚给协会冠以"皇家"头衔。

英国于 1911 年制定了《动物保护法》，其后，又陆续出台了很多专项法律，比如野生动物保护法、动物园动物保护法、实验动物保护法、狗的繁殖法案、家畜运输法案等。这些法律在保证动物不受虐待方面规定得非常细致，鼓励饲养动物的人以最好的措施对待动物，对于没有达到法律规定的，别人可以用这些标准起诉你。英国有关动物保护的法律有 10 多个，而且不断修订。法律对残忍地虐待动物的人判处刑罚，动物的主人未尽到责任而造成动物不必要的痛苦，也要被惩罚。对于饲养以供食用的动物，法律也规定要由专职人员实行"无痛感的"宰杀。因此，英国在动物福利立法方面有以下显著的特点：一是最早；二是最多；三是影响最大；四是非政府机构参与执法。

欧盟国家有专门保护动物福利的法律法规，并且欧盟委员会食品安全署还专门设有负责动物福利的部门，并成立了欧洲动物福利协会。1974 年，欧盟经济共同体制定了宰杀动物的法规，要求动物在无痛苦状态下走向"生命终点"。1976 年通过的《保护农畜欧洲公约》，1979 年制定的《保护屠宰用动物欧洲公约》等。后者规定"各缔约国应保证屠宰室的建造设计、设备及其操作符合本公约的规定，使动物免受不必要的刺激和痛苦"。缔约各国的法规必须与国际公约相匹配，这也对欧洲国家动物福利立法有相当大的促进。2004 年欧盟委员会又公布了一系列新的法规建议，对动物的不间断运输时间及休息时间做了修改。

东亚的一些国家和地区也有各类动物福利法规。日本在原有《动物虐待防止法》（1949）之外，于 1980 年制定了《实验动物饲养及保管基准》（1980 年总理府告示第 6 号），2006 年修订为《实验动物饲养保管及苦痛减轻的基准》（2006 年环境省告示第 88 号）。韩国国民喜欢食用狗肉，但韩国也制定了自己的动物保护法，并对狗肉的食用加以限制。我国香港地区更是早在 20 世纪 30 年代就制定了防止虐待动物条例，并且逐年制定动物保护法规。这些法律对动物福利的规定深入而细致，不仅有效防止虐待性饲养、宰杀，也大大促进了各类动物的基本利益。我国台湾地区 1998 年制定了动物保护法及施行细则，旨在增加动物福利，防止对动物造成不必要的痛苦。

二、国内动物福利的历史与现状

我国是人口大国、农业大国，对于动物福利问题过去一直没有足够关注，就是在当今社会，也存在某些与动物福利原则相背离的现象。

（一）动物福利认识不足

在我国，虐待动物的事件时有发生，如"活猪注水""硫酸伤熊""虐猫事件"等，严重伤害了人与动物和谐的自然关系，破坏了国人的形象，也体现出一部分人道关怀的缺失、动物福利意识的淡漠。随着对这些事件背后成因的大讨论和我们自身的反躬自省，现在越来越多的人主动参与相关动物保护部门的活动，打击猎杀野生动物的犯罪和虐待饲养动物的违规、失德行为。

（二）开始重视动物福利

1988 年，我国出台了《野生动物保护法》，明确了野生动物的法律地位。2003 年 1 月 1 日起，《北京市公园条例》正式实施，规定对于在公园中惊吓、投打、伤害动物的游客或工作人员处以 50 ～ 100 元不等的罚款，构成犯罪的要依法追究刑事责任。北京市实验动物管理委员会办公室在国内率先制定了实验动物伦理审查指南，于 2005 年 12 月发布施行。2006 年 9 月 20 日，国家科学技术部发布了《关于善待实验动物的指导性意见》，对实验动物的饲养管理、运输、应用提出了较为详尽的指导性意见，并提出了相关管理措施。在 2015 年科学技术部基础研究司起草的《实验动物管理条例》修订草案（征求意见稿）中，首次将"动物福利"的概念正式列为一章，成为我国动物福利法的开端。2018 年 9 月 1 日国家又发布了《实验动物福利伦理审查指南》GB/T 35892–2018，这为实验动物的伦理审查提供了标准与指导。中央全面深化改革委员会于 2021 年 12 月 17 日通过《关于加强科技伦理治理的指导意见》，加大了动物实验伦理审查的监管与处理力度，这对提升实验动物福利伦理起到了很好的推动作用。

（三）落实动物福利有利于经济发展

我国已加入 WTO，而 WTO 的规定中有明确的动物福利条款。欧盟曾销毁一批从我国进口的肉食品，就是出于动物福利原因。在动物保护和人道主义温情的背后，动物福利的贸易壁垒作用其实已经初露端倪。现在欧盟一些国家以自己的动物法案为屏障，阻止一些来自发展中国家的动物食品或动物原材料商品进口。这是一种特殊的贸易壁垒。

（四）动物福利理念的内涵

1. 动物福利是人性化的理念，体现关爱动物、保护动物、珍惜生命的境界。动物福利理念是建立在动物和人类一样的感知痛苦、恐惧、情感需求的前提下。

2. 动物福利理念建立在人类文明、道德、伦理的基础上。

3. 保护动物就是保护人类自身。

4. 重视动物福利不等于人类不能利用动物，不意味着人类不能宰杀和利用一些动物或不能再做任何动物实验。

5. 通过科学技术的不断发展，寻求可利用的动物替代品或替代方法，努力减少动物的使用数量，优化动物实验等，即"3R"原则。

第三节 实验 Beagle 犬福利的要素及保障

一、环境因素与保障

（一）环境因素

任何实验动物的住所必须满足干净卫生、使用方便、节省空间的要求，同时确保动物生活在一个没有压力的环境中，行为正常。动物房必须有适当的温度（16 ～ 28℃）、湿度（40% ～ 70%）、换气（每小时 12 ～ 15 次）和照明。处于发情期的雌性应与雄性隔离。生理指标和行为表明，不能适应不适当居住环境的犬可能会长期受到压力。他们可能会发展出刻板的运动行为，如绕圈、踱步，并过度采食。许多犬被用于长期研究，必须保证它们生活环境的卫生，以减少感染和疾病的可能性。在大部分研究方案里，Beagle 犬被单独饲养在笼子里，以尽量减少疾病的传播和减少攻击性问题。笼子的大小和设计要与关在里面的犬的数量和类型相适应。设施的设计对于犬的个体和群体的福利很重要。Beagle 犬的空间需求可以通过监测不同尺寸笼子中的犬的行为来科学地确定。

（二）Beagle 犬的社会化

犬是群居动物，出于行为上的考虑，将它们隔离饲养是不科学的。单独饲养的犬会更容易产生异常行为，允许它们成对或以更大的群体生活可以减少这些异常行为。然而，由于特定的实验规程，在隔离期间、术后康复期间可能有必要将犬单独饲养，要尽可能地让其能够和其他犬有听觉、视觉等物理接触，以使动物之间能够进行足够的社会交流。犬配对饲养是可以采用的方法，将犬饲养在邻近的两个笼子内，中间有拉杆实现两个笼子互通。在特定的时间内遛狗也可以提供良好的社交互动。住在同一房间的犬可以一起活动，但要注意，发情前或发情的雌性动物不应该与雄性动物同时放在同一区域。在实验室中，如果设施设计允许的情况下话，可以将犬群养在一起。很明显，群体的规模越大，每种动物的社会生活就越复杂，它们的社会环境也就越丰富。由于犬的攻击性，将动物移出或进入群体可能会扰乱已经发展起来的等级制度，并导致攻击行为。因此全面了解犬群体结构和社会行为对于犬的管理是很重要的。任何受到群体攻击或威胁而不能自由走动的犬都应该被移走，并给予另一种锻炼方法。犬群最好在犬还小的时候建立起来，但如果必须引入新的动物，那么最好是在一个中立的地方，比如一个新的笼子里，而不是在犬群以前生活过的笼子里。

　　与人类的积极社交互动，可以在幼龄犬锻炼期间，让各种各样的人参与到每只狗的社会化中来。有证据表明，对于被社会孤立的犬来说，被动接触比主动接触更有利。如果一只犬在被处理或抚摸时表现出可怕的行为，处理者应该被动地坐着，避免眼神接触，并允许狗随意接近。随着恐惧行为的减少，犬的行为会出现调整，接触也会逐渐变得更加活跃，表现为友好行为的增加、玩耍行为的增加和正常的梳理行为。在行为调理期间，人员可以通过对动物进行修剪指甲、帮助祛除打结的毛发、洗澡和清洁牙齿等操作增加犬对人的熟悉感。对处于研究的幼犬来说，在社会环境中与人类的积极互动对平衡与研究相关的潜在的厌恶互动至关重要。有研究表明，持续地让犬接受社会化、适应和训练能使犬在随后的实验中更配合实验要求，也更利于犬的福利和实验的科学性。比如为了让幼犬适应它们将来可能遇到的操作程序，可以尽可能频繁地把每只幼犬带到实验室、放在检查台上，模仿幼犬在未来可能经历的过程的互动。比如触摸每只幼犬的头颈、前腿区域，来模拟颈静脉、头静脉采血的操作；操纵爪子来模拟剪指甲；打开每只幼犬的嘴模拟经口给药；在每只幼犬身上放上一个项圈，并系上一根皮带模拟保定等，在模拟过程操作人员需要帮助幼犬保持冷静。

（三）环境丰富化

据观察，犬会操纵和直接注意到在它们生活环境中发现的松散物体。为了释放动物的天性，可以给予动物玩具，让动物在闲暇时间可以玩耍。有研究表明，被提供玩具的犬平均会花费 24% 的时间在玩具上，这些玩具减少了犬的不活动时间，并减少了针对笼子设备的破坏性行为。需要注意的是，当玩具的功能被完全挖掘后，动物很快会对玩具失去兴趣。因此玩具的种类应保持多样性，并且周期性进行更换，或者把玩具悬挂起来，不定期旋转以增加动物对玩具的好奇心和兴趣。如果可行的话，提供能增加嗅觉或味道的咀嚼或觅食玩具，如犬用的咬胶，内部可以塞入犬喜欢的食物，促使其咬食。也可提供敏捷性类型的设备如隧道、坡道等，以便犬可以在学习玩游戏的同时进行锻炼。可以使用偏好测试来确定哪些玩具对犬最容易接受和感兴趣，个体之间有相当大的差异。在群养过程中，犬更喜欢玩软玩具（例如羊皮卷曲玩具）或拖曳玩具，这些玩具似乎也能减少犬之间的攻击性行为。在葛兰素史克制药公司，单养或成对饲养的犬经常使用哑铃状的玩具。犬的玩具应为柔软耐咬材质，如果被严重损坏应立即将玩具移走，避免犬误食吞下。

另外，可以给予犬探索的机会，将其与社会化、习惯化和训练方案结合起来。探索可能包括暴露在不同纹理的地板、不同桌子表面、不同照明的房间楼梯，以及检查台、剪刀和秤等设备中。犬的环境应该有丰富的物体、纹理和结构，以便促进互动和探索。尽可能提供环境的复杂性，如让幼犬暴露在电子剪刀的声音和感觉中，让幼犬接触到运输集装箱、手推车或研究涉及的其他设备如新陈代谢笼等的培训。接触这些元素应该是渐进的，通过逐渐增加强度和持续时间，系统地进行仔细的环境暴露，使幼犬能够适应潜在的恐惧刺激而不受过度的痛苦，并与积极的强化作用相结合，比如食物奖励、温柔抚摸或口头赞扬。适当的时候播放音乐也能降低动物的紧张状态，尤其是需要对动物进行操作（如给药、采血、测心电图等），或对动物进行保定操作时，舒缓的音乐可以让其更配合。

（四）实验中的福利保障

提高研究人员的人文素养和技术水平。研究人员从意识、知识和技术等方面提高对实验动物福利的认识，减少实验动物不必要的恐惧和疼痛。

良好的饲养和照顾依赖于对犬的良好理解。和犬接触的人员应该都经过培训，学习和了解犬的物种特征行为，尤其是在和犬的社会化交流中，能够做到识别和准确地解释犬的行为信号，这不仅是为了评估他们所照顾的犬的福利，而且是为了确保他们在与动物互动时做出适当的反应。犬的行为信息（如前腿下弓、摆尾、举起爪子）、声音信息（呜咽、咆哮、吠叫和嚎叫，或者是一些复杂的组合）等都是比较特定的信号，结合具体的实际情景易于理解。比如，一只放松的犬会表现出警觉的面部表情，耳朵高向前。而当犬的耳朵展现低姿势时则表明缺乏自我认知，意味着它可能需要额外的习惯化或更多的特殊训练，以尽量减少其恐惧反应。焦虑的犬可能会表现出摇尾巴和接近的问候标志，但同时又表现出试图逃避的迹象，这种接近 – 回避的状态，是一种非常不稳定的情绪状态。举起的爪子通常被视为一种寻求注意力的行为或玩耍意图的指示，或者用作安抚。咆哮常是犬感知威胁时一种非常有效的防御策略，而不停呻吟和尖叫表示痛苦或实际疼痛。当动物福利不佳时，犬常表现异常行为、刻板行为，包括盘旋、起步、旋转、跳跃、弹墙、重复梳理或自咬、多饮或多食、强迫性凝视和对某些行为的过度倾向，如吠叫。这些行为可能在有人存在时表现不明显，可以借助监控摄像机录像进行监测。针对福利不佳的犬，管理人员应根据积极强化的原则，建立并实施适当的正式的社会化、习惯化和培训方案。所有的犬护理人员（包括兽医和研究人员）都应接受培训，以确保他们的所有行动对社会化、习惯化和培训方案作出积极的贡献。

二、生理因素与保障

（一）皮质醇水平

机体皮质醇水平是常用的生物压力标志物之一。下丘脑 – 垂体 – 肾上腺轴

（hypothalamic–pituitary–adrenal axis，HPA）是动物机体主要的生理应激反应系统，而皮质醇水平是 HPA 活动水平的重要指标。皮质醇测量已成为动物福利研究的最基本条件，并被应用于测量各种物种的应激反应。

在对 Beagle 犬的研究中，有多种方法被用来测量皮质醇水平。早期的研究倾向于检测血样中的血浆皮质醇，然而，由于抽血过程本身就会使犬很紧张，人们对这一过程的混杂影响表示质疑。犬唾液皮质醇水平与血浆水平高度相关，因此在很大程度上血液皮质醇采样已被放弃，转而采用刺激性较低、较温和的唾液皮质醇检测。尿液和粪便的皮质醇也是常用的一种测量犬压力状态的非侵入性检测手段。与检测血浆和唾液的方法相比，尿液和粪便可以提供 Beagle 犬长期的体内皮质醇的分泌状况。此外，毛发和指甲不会受到全天皮质醇自然波动对检测样本的影响，因此更适合作为长期的慢性应激下皮质醇的检测样本。血浆、尿液和唾液等样本提供的是检测当时皮质醇在动物体内的水平，这就导致了这些检测方法检测出的结果有可能受到在检测之前短时间内的急性应激反应的影响，从而无法反映出犬的长期慢性应激的水平。然而，毛发和指甲中的皮质醇含量是随着时间的推移而积累的，所以毛发中皮质醇的含量能更精确地反映出长期皮质醇的水平变化。

（二）心率和心率变异性

在动物福利研究中，心率和心率变异性也是经常使用的潜在压力检测指标。心率（heart rate，HR）通常指的是平均每分钟心跳次数，心率变异性（heart rate variability，HRV）主要指逐次心跳周期差异性变化情况。心率变异性被认为是检测自律神经系统活动的一种非侵入性手段，心率变异性对压力事件的反应趋于下降。目前，心率和心率变异性主要用于猪、山羊、牛、家禽和马等动物的福利评估。

心率变异和攻击性之间呈负相关。例如当犬处于陌生环境或面对陌生人时，犬的攻击性越高，心率变异性越低，这表明它们在这类环境下更具压力。犬在采血过程中初始心率明显升高，心率变异明显降低，皮质醇水平明显升高。被诊断有焦虑相关行为问题的犬在人工约束过程后的心率变异明显低于正常犬。

心率变异对积极的情绪状态，如被奖励高价值的食物或被熟悉的人抚摸时的反应会减少。这提示心率变异不应单独作为一种测量方法，而应与其他行为或认知信息一起解释，这些信息可以确定犬所经历的生理压力的情绪价值。尽管心率和心率变异是相对直接的、非侵入性的测量方法，但在用它们来评估福利时需要考虑一些因素。首先，不仅需要考虑犬的身体运动的潜在影响，而且身体姿势甚至方向也会产生影响，躺下时心率最低，而朝向最喜欢的玩具会使心率变异显著增加。其次，虽然佩戴心率监测器似乎不会对大多数犬产生不利影响，但它们对这种专门设备的敏感性的个体差异仍然需要被考虑到并进行惯性训练。此外，尽管心率变异似乎是一种有潜力的生理压力测量方法，但犬的情绪状态仍然需要通过其他措施来确定，以便与福利评估相关。

（三）温度

体温是衡量动物压力的常用生理指标。在对急性应激的反应中，交感神经系统的激活通常会导致核心温度上升，同时四肢温度下降，这种现象被称为应激诱导的高热。

温度被广泛用于犬的研究中，几乎所有的犬面对恐惧都表现出类似的核心（直肠）温度的上升，表明其感受到的压力上升。使用红外热成像技术发现，在面对兽医检查时，犬的眼睛温度明显高于检查前。用温度计手动测量温度对犬来说也是一种压力，因此它通常需要将温度计插入犬的直肠或耳道中。随着技术的发展，现在可以用热成像技术作为一种非侵入性的温度测量方法，这大大减少了传统手动测量导致的压力。热成像不需要约束犬，甚至不需要人在场，这意味着犬甚至不一定知道正在进行测量。使用热像仪的一个主要问题是，犬对热像仪表现出厌恶行为，这表明热像仪可能是犬就是一个压力来源。其次需要考虑环境的影响，因为动物周围的温度、材料、尺寸和热辐射能力都会影响测量结果。热成像技术是衡量各种物种核心温度和周边温度的有用方法，但很少有研究专门用它来评估犬类的福利，因为标准方法还没有被开发和验证，也没有在犬身上使用热成像的标准程序。

（四）免疫功能

在动物应激反应过程中，下丘脑－垂体－肾上腺轴（HPA）的激活需要动物机体提供大量的能量，这将导致动物免疫系统比非应激状态下更加脆弱，因此免疫功能的评价可以作为动物福利评估的项目之一，尤其是在慢性压力下免疫功能评估更加重要。

动物的免疫功能通常是通过测量抗体水平或通过白细胞计数来评价。但是这一类评估方法与评估犬类皮质醇一样，目前存在一些不可避免的干扰。实验室犬的唾液 IgA 水平在相对强烈的噪声刺激后 30 分钟内明显下降，直到 60 分钟后才恢复到基线水平，这符合压力会降低免疫功能的假设，因此，IgA 有可能被用作 Beagle 犬的可靠压力检测指标。

虽然测量唾液抗体水平和血液白细胞计数是常见的直接评估免疫功能的方法，但也有一些潜在的因素会影响检测结果。例如，采集血液样本所导致的犬应激可能会对检测结果产生影响。其次，某些集体的免疫功能可能遵循昼夜规律，这就意味着测量的时间可能对结果有重大影响。此外，IgA 浓度因品种和年龄而存在明显差异。为了规避这些影响可通过检测一些其他的指标作为免疫系统被抑制的间接证据。例如可以通过直接测量体重或通过身体状况评分计算在应激下犬体重变化作为犬类免疫系统的间接评价指标。体重下降是犬难以自主调控的一种迹象，可能是由于压力导致食欲下降，这是一个重要的福利评估指标。疾病的发生率也可以提供有关免疫功能的线索，因为免疫系统受损的动物会比免疫系统正常的动物更容易受到疾病的影响。

（五）其他生理学措施

目前还有许多其他的生理指标被建议作为 Beagle 犬的可能福利指标，但这些指标没有一个在福利评估中验证过，而且许多生理指标的测量方法很难统一。

催产素被认为是检测犬的积极情绪的非侵入性生理指标。在一项关于导盲犬的研究中，发现尿液中的催产素水平在与积极情绪相关的各种刺激（进食、抚摸、运动）下会增加，这种增加甚至可能抑制了皮质醇的分泌。

其他一些指标包括爪子出汗、瞳孔扩张、眼睛发红、皮肤干燥、粪便稠度和皮肤或毛发过度脱落。此外有些福利评分系统中包括了"是否出现淤青""眼睛分泌物"和"皮肤状况"作为物理测量，其中"皮肤状况"包括检测皮肤是否出现伤口、脱毛、肿胀和外寄生虫。

三、心理因素与保障

（一）行为评估

1. 焦虑和恐惧相关行为

犬类及大多数哺乳动物处在焦虑和恐惧的情绪下都会有行为上的变化，基本表现为低矮、畏缩的体态姿势，试图撤退、僵持，严重时还会颤抖。除此之外，犬类还具有其独特的焦虑和恐惧行为，如抬爪子、舔嘴唇、厌恶注视、喘气和身体摇晃。此外，焦虑和恐惧也会让犬更具有攻击性。在某些情况下，恐惧和焦虑行为的增加可能只有在对新的刺激物时才做出反应，因此对这些反应性行为的测量可能更有用。新奇物体测试经常被用于实验室动物，以评估恐惧和焦虑水平，也是评估犬恐惧的有用方法。服用抗焦虑药物（可减少恐惧）的犬会更快地接近一个新的物体（遥控汽车），并在其附近停留更多时间，这表明接近一个新物体的时间受到恐惧的影响。犬在接近新物体时的反应与其他各种压力指标有关。例如，皮质醇水平和犬在接近物体 100cm 范围内所花的时间之间存在着明显的正相关。品种差异或饲养环境对恐惧和焦虑有很大影响。因此，犬对新物体的反应并不仅仅取决于它们的恐惧和焦虑程度，还取决于它们的性情，这可能受到品种类型或饲养方式的影响。因此，行为反应是针对该环境的，不能笼统地对整体福利做出结论。

2. 异常行为

异常行为的出现可能是圈养动物中最不易察觉的压力表现。异常行为是指动物一般不会做的行为，普遍被认为是不适应的或非功能性的，明显无用的行为变得重复和有仪式感，被称为刻板印象或异常重复行为。

在犬身上，最常见的异常重复行为是踱步、旋转、在墙壁上弹跳、绕圈和反复在犬窝周围走动，而不太常见的行为包括咬围栏，过度舔舐毛发，以及吸吮手掌、咬脚和过度理毛等自残行为。在对不良福利的行为指标审计中发现，犬舍中的犬开始表现出绕圈和撞墙等重复性行为，比出现躲藏等与恐惧相关的行为平均要晚 10 天左右。犬在犬窝里呆的时间越长，重复行为的发生率就越高，而恐惧行为则减少。一些研究发现，某些减轻压力的干预措施可以减少犬在犬舍中重复性行为的发生率。然而，通过异常重复性行为来推断犬福利是否受到损害时的结论应谨慎，因为这些症状通常是由更早的原因引起的，并且在动物离开应激环境后仍然存在，因此可能是它们以前不良福利状态导致的产物，而不是它们目前福利状态的代表。此外，重复性行为可能是作为动物的一种应对机制出现的；因此，出现重复性行为的动物有可能比不出现这种行为的动物更成功地适应了它的环境条件，并可能有更好的福利。

在犬舍环境中常见的、与压力有关的其他异常行为是共食、过度吠叫和过度饮水。当实验室里的犬在社交和空间上受到限制时，它们的共食行为会增加。单独饲养的犬与群养的犬相比，吠叫更普遍，并伴随着异常重复行为发生率的增加。在一项行为福利指标的审计中，发现过度吠叫是犬舍中最常见的行为，近 1/4 的犬都有这种行为。户外活动可以减少犬的吠叫频率。在共食和吠叫的频率上可能存在明显的品种差异，在使用其作为福利衡量措施时，应考虑到这一点。犬在犬窝里的时间越长，过度饮水的发生率就越高。

3. 活动水平和休息行为

活动水平的增加和减少都被认为是动物压力的潜在指标。由于活动水平与其他行为措施密切相关，如是否存在踱步或旋转等异常重复行为，目前还不清楚它本身作为福利措施的作用。在农场动物中，加速度计被用来检测活动减少，这可能是跛行或疼痛的迹象。评估休息行为的频率和持续时间也可以说明福利状况和住房偏好；在现有的犬舍犬福利评估中，将"高水平的活动"和"躺下"作为积极情绪状态的指标，将"无精打采"作为消极情绪状态的指标，在对犬舍的研究中，对收容所的犬使用加速度计来测量平均活动水平，发现与平均尿皮质醇水平有明显的正相关。因此，活动水平似乎有作为福利衡量标准的潜力，但还需要做更多的研究来厘清它们的确切关系。

4. 游戏行为

良好的福利不仅包括没有消极状态，也包括存在积极状态。因此，对犬福利的全面评估也应该包括对积极行为的测量，例如参与游戏的意愿、愿望。游戏行为的水平已被发现是衡量无数其他物种福利的有用指标，如牛、羊、鹿、猫、狼、猫鼬、海豹、大鼠、黑猩猩，当然还有人类。研究者在他们的收容所犬生活质量评估中把"游戏意愿"作为积极情绪状态的一个指标，并通过重新记录犬舍中无缘无故的游戏行为及主动游戏来测量。也有研究将"玩耍"作为积极情绪状态的一个指标纳入他们的情绪状态表。然而，应该注意的是，消极情绪的减少并不一定等同于积极情绪状态的增多。可能是消极状态阻碍了游戏，因此，就其本身而言，游戏的意愿不能作为动物具有良好福利的决定性标志。

使用游戏来评估福利还有一些其他困难。虽然大多数研究都发现游戏和福利之间的联系，增加游戏与更好的福利有关，但在一些物种（大鼠、猫、马、人类）中也有一些明显的反例，那些似乎福利较差的个体是参与游戏最多的个体，可能是一种应对机制。其他潜在的困难包括，尽管游戏的驱动力在像小犬这样的年轻动物中可能是本能的，但对于那些在年轻时没有得到适当社会化的成年犬来说，它们参与游戏行为的准备程度可能没有那么强。换句话说，一些犬可能不"知道"如何游戏（尤其是与人类的游戏），因此对其游戏意愿的评估可能不反映其当前的福利状况，而是反映以前的学习经历。不同品种的犬和以不同方式饲养的犬之间也可能存在差异，这可能会影响个体参与游戏行为的意愿或游戏行为的风格。最后，应该注意的是，当评估游戏行为作为福利指标时，重要的是这些行为是相对自发的，特别是对于工作犬，它们可能已经被训练成按指令"游戏"。

（二）认知

1. 认知偏差

最近对人类和各种物种的研究已经证明，情绪状态对个体对环境的感知和随后的决策有很大影响。一些"认识偏差"的测试发现，与具有积极认知状态的动物相比，具有消极认知状态的动物倾向于更悲观地感知模糊的刺激物。这通常是通过教导动物将一个刺激物与正面经验联系起来，将另一个刺激物与负面经验联系起来，然后测试中间刺激物的呈现是否会引起负面或正面的预期反应来测试的。例如，在此类动物的首次研究中，大鼠学会了将在一个音调后按下杠杆与食物的呈现联系起来（一个积极的事件），将在一个不同频率的音调后按下杠杆与电击联系起来（一个消极的事件）。一旦它们学会了这些联想，除了原来的音调外，还向它们提供中等频率的模糊音调。被认为具有更积极的反应状态的大鼠倾向于更快地按下杠杆，并对更多的模糊音表示期待食物，而被认为具有更消极的反应状态的大鼠则更经常地不按下杠杆，并且在按下时速度更慢。类似的结果出现在牛、猪、马、羊、鸡、猴子，甚至蜜蜂中。其他研究还使用了这样的设置：让犬知道在一个地方出现的碗里有食物，而另一个地方的碗里没有食物，然后测试它们到达位于两个地点之间的另一位置的碗的速度。他们的结果与其他物种的结果相吻合，即有更多的负面情绪的犬与有正面情绪的犬相比，接近模糊刺激的速度更慢。认知偏差测试无疑是评估犬舍中犬的行为状态的一种很有前途的方法，但目前训练犬达到测试所需的辨别阈值所需的时间过久，使此类方法在大多数情况下不切实际。

2. 学习能力

除了造成负面的认知偏差外，窘迫和糟糕的福利也被认为会影响动物的学习能力。使用学习能力来评估福利对犬类来说特别重要。犬类是一种特别容易接受训练的动物。但很少有研究使用学习速度来测量犬类的福利。那些表现出恐惧行为的犬通常不能完全学会一项新的任务，或者比那些行为上不那么恐惧的犬学得更慢，但某些有最高生理压力的犬（通过皮质醇：肌酐比率测量）学会的任务是最快的。需要更多的研究来评估犬的学习能力作为一种福利措施的有用性。

四、Beagle 犬福利的要素和保障

（一）居住环境

任何实验动物的住所必须满足干净卫生、使用方便、节省空间的要求，同

时确保动物生活在一个没有压力的环境中，行为正常。动物房必须有适当的温度（16 ~ 28℃）、湿度（40% ~ 70%）、换气（每小时 12 ~ 15 次）和照明。处于发情期的雌性应与雄性隔离。生理指标和行为表明，不能适应不适当居住环境的犬可能会长期受到压力。他们可能会发展出刻板的运动行为，如绕圈、踱步，并过度采食。许多犬被用于长期研究，必须保证它们生活环境的卫生，以减少感染和疾病的可能性。在大部分研究方案里，Beagle 犬被单独饲养在笼子里，以尽量减少疾病的传播和减少攻击性问题。笼子的大小和设计要与关在里面的犬的数量和类型相适应。设施的设计对于犬的个体和群体的福利很重要。Beagle 犬的空间需求可以通过监测不同尺寸笼子中的犬的行为来科学地确定。

犬是群居动物，单独饲养的犬会更容易产生异常行为，允许它们成对或以更大的群体生活可以减少这些异常行为。在实验室中，如果设施设计允许的话，可以将犬群养在一起。然而，由于特定的实验规程，在隔离期间、术后康复期间可能有必要将犬单独饲养。

（二）饲养福利

合理的饲养密度可以让实验动物在生理和心理需要上都得到更好的满足，实验动物的状态也会更好，动物实验也能得到顺利进行。提供卫生、营养全面、适口、量足的饲料，可以保证实验动物免受饥饿，其各方面生理条件也会达到最佳状态，实验结果也才能贴近真实。饮水必须充分保障，卫生条件也要符合国家标准。

（三）实验中的福利保障

提高研究人员的人文素养和技术水平。研究人员从意识、知识和技术等方面提高对实验动物福利的认识，减少实验动物不必要的恐惧和疼痛。

设计动物实验方案要基于 3R 原则。在科学研究中，使用较少量的动物获取同样多的实验数据或使用一定数量的动物能获得更多实验数据；使用其他方法而不用动物所进行的实验或使用低等动物代替高等动物达到同样目的；通过改进和完善实验程序，减轻或减少给动物造成的疼痛和不安，是提高动物福利的方法。

进行动物实验时，应将动物的惊恐和疼痛减少到最低程度。实验现场避免无关人员进入。在符合科学原则的条件下，应积极开展实验动物替代方法的研究与应用。在对实验动物进行手术、解剖或器官移植时，必须进行有效麻醉。术后恢复期应根据实际情况，进行镇痛和有针对性的护理及饮食调理。保定实验动物时，应遵循"温和保定，善良抚慰，减少痛苦和应激反应"原则。保定器具应选择结构合理、规格适宜、坚固耐用、环保卫生、便于操作。在不影响实验的前提下，对动物身体的强制性限制宜减少到最低程度。处死实验动物时，须按照人道主义原则实施安乐死。处死现场，不宜有其他动物在场。确认动物死亡后，方可妥善处置尸体。在不影响实验结果判定的情况下，应选择"仁慈终点"，避免延长动物承受痛苦的时间。

（四）幼龄 Beagle 犬的福利保障

幼龄 Beagle 犬正处于体内母源抗体减少、免疫功能未健全的阶段，由于环境变化，抗病力低，稍有疏漏，便会影响幼犬的生长发育。因此该时期做好幼犬福利的维护对保障动物健康至关重要。幼龄 Beagle 犬的一些福利保障措施如下：

1. 注意保温

幼龄 Beagle 犬的体温调节功能还未发育完善，需要特别注意保温，可适当调高饲养区域的温度。在冬季和早春季节，建议在幼犬笼内给予垫草或加设红外保温灯、电暖炉、保温垫等增加温度，注意要有隔板或毛巾隔离，防止把幼犬烫伤，绝不能有电线外露，防止幼犬接触或啃咬触电。

2. 定期称重和检查体况

定期称重和体况检查有利于了解幼龄 Beagle 犬的健康情况和营养摄入是否充足。称重时，可以对照生长曲线数据（从动物供货商获得）确认幼犬是否已接近最佳的速度生长。建议幼犬采用个体喂养方式，以便监测它们的食物摄入量。因为采用群体喂养时，处于优势地位的犬可能会吃得过多导致肥胖，而处于劣势地位的幼犬吃不到足够的食物而发育不良。判断是肥胖还是发育不良，可以用手触诊犬的胸腔、棘突进行检查，正常情况下，它们容易被触及，但不应从皮肤下突出，也不应被埋在一层脂肪组织下。健康幼犬摸起来干燥、暖和而且丰满，皮肤弹性正常。体弱幼犬摸起来软而湿，皮肤没有弹性，用手捏起的皱褶会呈帐篷状。

3. 预防和控制疾病的发生

（1）日常观察

幼龄 Beagle 犬应由培训合格的人员每天观察和照顾。要经常注意幼犬的饮食情况、大小便情况及其睡眠和休息情况，生病或受伤的动物应该及时给予兽医护理。对处于手术后的康复期、发病时或肢体残疾动物需要提高观察的频次。工作时间后、周末和假期应有兽医值班制度，以便随时提供紧急兽医护理。

（2）疫苗接种和预防性驱虫

大多数幼龄 Beagle 犬（超过 95%）可以在 16 周时接种疫苗。不建议给小于 6 周的幼龄犬接种疫苗，因为目前尚未清楚疫苗对非常年幼的犬的安全性。若幼犬没有用初乳喂养，可以皮下注射混合抗体血清。兽医要根据实际情况需要制定免疫接种程序，一般建议每年接种一次多价疫苗。在犬 25 ～ 30 日龄，应该进行第一次驱虫，随后一般每月一次驱虫，或根据实际情况需要调整驱虫频率。

（3）外来动物的检疫和隔离

到达新设施的幼龄 Beagle 犬，应尽可能选择病原体分离方法进行检疫，避免母源抗体干扰，尽可能提高阳性检出率。购买作为种畜的犬都应进行犬类布鲁菌抗体检测，受感染的犬不应用于繁殖或长期研究。犬的皮肤寄生虫是比较常见的，因此接收动物时应洗澡或浸泡消毒，耳朵也应检查有无耳螨。幼犬应和设施原有动物隔离，直至检疫期（适应性观察期）结束，确认动物健康为止。

4. 运输途中的护理

运输会带来许多压力源，如禁闭在一个不熟悉的地方，装卸、运动和振动，陌生的环境、声音、气味和人员，温湿度波动，明/暗周期的中断等。因此运输前应进行详细的计划和良好的准备，包括了解相关法规和程序要求、所需的文件和车辆准备工作，并尽量使动物习惯运输围栏及各种发动机噪音和喇叭的声音，以最大限度地减少压力。若幼犬需要经过运输达到设施，除了母犬和幼犬一起运输的情况，需要注意小于 4 个月的幼犬不得与成年犬同笼运输。有攻击性行为的犬必须单独运送。当运输未接种疫苗的幼犬时，必须采取预防措施，如采用过滤式通风的运输集装箱，以避免接触感染源。运输过程中，应保证动物饮水和喂食充足及时。长途运输后要给予幼犬 14 ~ 28 天的恢复时间。

5. 敏感期的幼龄 Beagle 犬社会化

幼龄 Beagle 犬社会化是指在行为发展的关键或敏感时期，幼龄犬对其他犬、人和环境形成依恋的过程。社会化有一个敏感的时期，大约 3 周龄开始（以幼犬对声音的惊吓反应为标志），在 6 ~ 8 周龄之间达到高峰，12 周龄结束（以幼犬对不熟悉的事物越来越恐惧为标志）。在这期间，依恋形成最容易和迅速。为了减少分离的痛苦，应尽量保证 6 周龄内的幼犬能一直呆在母犬身边。适当的社会化可以让幼犬与其他犬发展正常的社会关系，适应配对或群体饲养，更容易适应不熟悉的刺激和环境变化，减少操作处理时恐惧和痛苦。

幼龄犬的社会化可以通过与其他犬接触、与多个人接触等方式实现。

犬是高度群居的动物，单独饲养已被证明是群居物种的重要压力源，会导致较少的活动和非社会重复行为，因此犬应尽量避免单独饲养。实验条件下，不得不采用单笼饲养时，应采用犬配对饲养的方法，即将犬饲养在邻近的两个笼子内，中间有拉杆实现两个笼子互通。配对饲养能够让犬之间有听觉、视觉等物理接触，以使动物之间能够进行足够的社会交流。在特定的空间内遛狗也可以提交良好的社交互动，比如住在同一房间的犬可以一起活动，每次活动的群体组成应该尽可能保持稳定（也就是说，群体的成员每次都应该是同一只犬），避免群体组成的变化导致社会支配等级不稳定带来的种内攻击。要注意，发情前或发情的雌性不能与雄性同时放在同一区域。任何受到群体攻击或威胁而不能自由走动的犬都应该被移走，并给予另一种锻炼方法，在犬运动期间应经常观察，以确保其安全。

犬与人类的互动已被证明是丰富和刺激的重要来源，甚至优于犬和犬的互动。与人类的积极社交互动，可以通过在幼龄犬锻炼期间，让各种各样的人参与到每只犬的社会化中来实现。研究表明，爱抚和温柔的抚摸可以降低犬的应激反应。在社会化期间，可以通过修剪指甲、帮助祛除打结的毛发、洗澡和清洁牙齿等操作增加幼犬对人的熟悉感。对处于研究的幼犬来说，在社会环境中与人类的积极互动对平衡与研究相关的潜在的厌恶互动至关重要。为了让幼犬适应它们将来可能遇到的操作程序，可以尽可能频繁地把每只幼犬带到实验室、放在检查台上，让幼犬模拟在未来可能经历的过程。比如触摸每只幼犬的头颈、前腿区域来模拟颈静脉、头静脉采血的操作；操纵爪子来模拟剪指甲；打开每只小狗的嘴模拟经口给药；在每只幼犬身上放上一个项圈，并系上一根皮带模拟保定等，在模拟过程中训练人员应帮助幼犬保持冷静。通过模拟训练，能使幼犬在随后的实验中更配合实验要求，也更利于犬的福利和实验的科学性。

6. 环境丰富化

环境丰富化是指提供一些机会给动物去做其喜欢并有益于其健康的运动（活动）。

首先可以为动物提供表达天性的玩具。犬会操纵和直接注意到在它们生活环境中发现的松散物体，有研究表明，被提供玩具的犬平均会花费 24% 的时间在玩具上，这些玩具减少了犬的不活动时间，并减少了针对笼子设备的破坏性行为。需要注意的是，当玩具的功能被完全挖掘后，动物很快会对玩具失去兴趣。因此玩具的种类应保持多样性，并且周期性进行更换，或者把玩具悬挂起来，不定期旋转以增加犬对玩具的好奇心和兴趣。如果可行的话，提供能增加嗅觉或味道的咀嚼或觅食玩具，如犬用的咬胶，内部可以塞入犬喜欢的食物，促使其咬食。也可提供敏捷性类型的设备如隧道、坡道等，以便犬可以在学习玩游戏的同时进行锻炼。可以使用偏好测试来确定犬对哪些玩具最容易接受和感兴趣，因为个体之间有相当大的差异。在群养过程中，犬更喜欢玩软玩具（例如羊皮卷曲玩具）或拖曳玩具，这些玩具似乎也能减少犬之间的攻击性行为。犬的玩具应为柔软耐咬材质，如果被严重损坏应立即将玩具移走，避免犬误食吞下。

另外，可以给予犬探索的机会，将其与社会化、习惯化和训练方案结合起来。探索要尽可能提供环境的复杂性，包括暴露在不同纹理的地板、不同桌子表面、不同照明的房间、楼梯，以及检查台、剪刀和秤等设备中，便于幼犬互动和探索。例如让幼犬暴露在电子剪刀的声音和感觉中，让幼犬接触到运输集装箱、手推车或研究涉及的其他设备如新陈代谢笼等。接触这些元素应该是渐进的，通过逐渐增加强度和持续时间，系统、仔细地进行环境暴露，并与积极的强化作用如食物奖励、温柔抚摸或口头赞扬相结合，使幼犬能够适应潜在的恐惧刺激而不受过度的痛苦。需要对幼犬进行给药或保定操作时，适当播放舒缓的音乐也能降低动物的紧张状态。

7. 人员培训

首先应让人员接受动物福利伦理知识培训，树立善待动物、爱护动物的福利意识。其次，和幼龄 Beagle 犬接触的人员还应该接受幼龄犬的物种特征、正常和异常行为的识别、饲养管理要求、试验方案的操作程序、记录的正确书写等相关培训，因为良好的饲养管理、仔细的观察和照料、适当的操作有利于提高犬的福利。针对福利不佳的犬，护理人员应积极寻找原因，建立并实施适当的福利提升方案，并确保所有的犬护理人员（包括兽医和研究人员）都应接受培训。

第四节　兽医在实验 Beagle 犬福利保障中的作用

一、实验动物兽医的定义及资质要求

实验动物兽医，广义上是指拥有兽医学位的临床兽医、实验动物管理和使用的主管、顾问、病理学家或科研人员，即任何具有兽医资质且从事实验动物管理、繁育、疾病诊断防治、动物实验和科研的人员。狭义上，依据美国《实验动物管理和使用指南》（Guide for the Care and Use of Laboratory Animals，简称 Guide），实验动物兽医主要是指具有兽医学位的，并且经由认证获得相应资质的，有相应实验动物科学或相关实验动物种系的培训或工作经验的兽医。依据中国国家标准化管理委员会发布的《实验动物机构质量和能力的通用要求》

（GB/T 27416-2014）和中国合格评定国家认可委员会发布的《实验动物饲养和使用机构质量和能力认可准则》（CNAS-CL06-2018）的规定，实验动物兽医是指持有证书和具有执业资格，并在其负责的动物种类的兽医护理方面经过系统培训且具有至少 5 年的实际工作经验的兽医。需要注意的是，上述两个标准文件所描述的兽医证书是指经过实验动物科学专业严格培训后获得的兽医证书。简言之，实验动物兽医应该是指具备兽医学位并接受过正规培训或有实验动物工作经验的专业兽医。

　　实验动物兽医的工作涉及面广且较繁杂，不仅要求具备实验动物相关的遗传学、饲养管理、疾病诊断及治疗、行为学和行为医学、疼痛生物学、动物护理及动物福利、生物安全等专业知识，还应该熟知实验动物法律、法规等，因此国内外对实验动物兽医资质的获得均设置了一定的条件和门槛。在美国，实验动物兽医属于美国兽医协会目前认证的专科之一，学生需经过申请面试进入兽医学院，而后通过兽医学习与考核，从兽医学院毕业之后再进行至少两年的实验动物医学专业化培训，通过考试，才能获得美国实验动物兽医学会的实验动物兽医专科医师认证。在英国，实验动物兽医师在参加工作的第一年，必须参加由英国皇家兽医医学院的培训课程并获得其认可。新西兰、澳大利亚、印度和新加坡也规定实验动物兽医必须接受培训并在实验动物学或实验动物医学方面具备一定经验。新加坡更具体地要求兽医必须获得该国农产食品和兽医局颁发的证书。和国外相比，我国目前没有完善的实验动物兽医教育，国家相关机构也没有推出实验动物兽医资质相关认证制度，因此在我国实验动物行业部门，兽医多为常规兽医学专业、具有执业兽医资格证书人员。这些人员大部分在以往教育中以学习家畜、家禽及宠物专业知识为主，实验动物相关专业知识大多只能通过自学、相互交流及参加相关培训来获得。尽管中国实验动物学会举办过相关培训，培训结束后颁发实验动物医师证，但仅作为中国实验动物学会的培训证明。因此我国实验动物兽医在资质认证方面仍和国际存在明显差距，但相信随着我国实验动物行业的不断发展及对实验动物兽医要求的提高，我国实验动物兽医的资质认证会逐渐得到重视和发展。

二、实验动物兽医的地位

实验动物兽医对实验动物的福利有监督和管理的责任。为了保证兽医有足够的权限、人力和资源处置关乎动物健康福利的问题，国内外均有出台相关法规或文件要求实验动物机构设立实验动物兽医，反映了实验动物兽医这一角色重要性。

首先，在实验动物管理和使用委员会（Institutional Animal Care and Use Committee，IACUC）成员设置方面，成员要求必须有 1 位兽医。在美国，IACUC 的职权为《Health Research Extension Act》(《健康研究扩展法案》)及《Animal Welfare Act》(AWA，《动物福利法案》)赋予。美国的 PHS 政策（Public Health Service Policy on Humane Care and Use of Laboratory Animal）、人道管理和使用实验动物政策、AWA 及 Guide 规定 IACUC 应有 1 位兽医执行相应业务，最高管理者可以委任多位兽医参与 IACUC，但要指定一位主治兽医（attending veterinarian，AV）负责该机构的实验动物管理和使用的事务。我国设立 IACUC 源于文件《关于善待实验动物指导意见》，在《北京市实验动物福利伦理审查指南》《实验动物机构 质量和能力的通用要求》(GB/T 27416–2014)、《实验动物福利伦理审查指南》(GB/T 35892–2018) 等文件中，也提到应该有 IACUC 至少要有一名兽医（或兽医专业人员）。

在国内和国际的实验动物资质认可方面，兽医也发挥重要作用。国内实验动物管理机构在实验动物设施许可证发放的检查验收时，往往把该设施是否有兽医工作人员作为重要的考核指标，有的省市甚至把是否有兽医工作人员作为设施验收合格的一票否决项（如北京市实验动物设施验收规则）；GLP 认证时也把是否有兽医工作人员作为一项重要考核指标。国际上的 AAALAC 认证时，查看兽医人员的资质和背景资料是必检项目。其他一些与实验动物相关的认证如 CNAS 也都对兽医工作人员提出了具体要求。

三、实验动物兽医的职责要求

实验动物兽医需要关注所有与动物直接相关的促进其福利的活动，其职责要以解决实验动物的健康或福利问题为前提基础。在保障实验 Beagle 犬福利方面，实验动物兽医的职责要求包括以下几个方面。

（一）负责实验动物健康管理

实验动物健康管理是实验动物兽医的首要职责，该管理工作贯穿动物在设施的整个时间段，涉及但不应局限以下内容：动物供应商评估及动物接收检疫、规范的动物饲养管理、疾病的诊治和护理等。

1. 动物供应商评估及动物接收检疫

兽医应仔细评估动物供应商，从源头上控制动物的质量。兽医应对新进动物进行检疫，有异常的应拒绝接收。同时检查动物质量生产合格证、免疫接种记录、驱虫记录、质量检测报告等资料是否齐全，稽核/监察动物运输器具和运输过程，确保只有达到所需健康标准的动物才能进入动物房。所有新进入设施的动物都应隔离检疫，生病的动物单独隔离并应该得到照顾，避免把潜在的可能病原传染给其他健康动物。条件允许的话，检疫期间最好安排专门的动物护理技术人员。

2. 规范日常饲养管理工作

实验动物兽医应定期对动物饲料、饮用水进行监测，保证饲料、饮用水质量符合要求；定期对动物饲养的设施环境指标进行监测，确保动物生活环境符合要求。兽医应指导动物的饲养管理工作，根据试验需要和营养需求提供相应生长阶段的饲料，监督饲养人员按标准操作规程（standard operation procedure，SOP）进行标准的饲养管理操作。

3. 疾病的诊治和护理

实验动物兽医应保证能为实验动物提供充分的兽医护理。如提供和（或）协调安排节假日、周末和正常上班工作时间以外的实验动物兽医护理，提供咨询和（或）参与手术，在手术前后为动物提供护理或提供相关咨询，为研究人员、动物饲养技术人员或其他相关人员提供兽医方面的咨询，提供必要的兽医护理（如处置和试验方案相关的疾患及后遗症等），必要时向 IACUC 或其他机构报告沟通相关问题，确保医疗记录准确和完整，核准和协调实验动物设施的动物进出，积极推进动物福利等。

（二）参与制定实验动物管理与使用标准操作规程

实验动物机构需要一套完善的、确实可行的工作指南或 SOP 来规范机构内实验动物的饲养管理和使用，实验动物兽医在这些文件撰写、修订和执行过程中的参与非常重要。这些工作指南或 SOP 可能包括但不限于以下内容：IACUC 的相关政策（委员会组成及职责、试验方案审批及后续跟踪检查制度、动物福利问题处理流程、设施检查等）；实验动物供应商评估；实验动物接收、饲养、观察和健康监测；动物设施管理和环境监测；动物用品（如饲料、饮用水、笼具）监测；实验动物相关操作（如麻醉、镇痛、安乐死、疼痛焦虑评估）程序；兽医预防、监测、诊断和治疗疾病流程等。

（三）参与动物实验方案的审查、设计及实验程序监督、指导

实验动物兽医需要参与研究方案的审查和批准，为研究人员提供实验动物和动物实验的相关建议和咨询，如动物模型选择、麻醉和镇痛、解剖学、生理学、营养学、相关技术和方法、动物实验仁慈终点及安乐死等，以确保在动物实验中为实验动物提供高标准的人道护理，尽量减少实验动物的疼痛和痛苦等。在实验过程中，实验动物兽医应对 IACUC 所批准的方案的遵循情况、实验相关疾病的处理、麻醉、安乐死、尸体组织处理、剩余动物处理等情况进行监督。对于某一特定的试验，如果动物的健康和福利遭受损害的程度超过 IACUC 所审批方案中所预期的水平，或在动物实验中出现任何不当行为的，兽医应有权干预该实验，严重时可强制终止动物实验进程等。

（四）生物安全风险防范

实验动物兽医要负责每只动物患病的诊断和查明每只动物非正常死亡的原因。如发现或怀疑出现动物烈性传染病或人兽共患病，负责及时上报，并迅速启动生物安全应急机制，妥善处理患病及死亡动物，做好人员防护和环境控制，防止疫情进一步扩大。兽医应参与制定野鼠、害虫控制计划，定期组织开展杀虫灭鼠工作。实验动物兽医需要对在动物设施内所使用的化学品（如清洁剂和消毒剂等）进行审核批准，指导相关工作人员正确使用各种消毒灭菌设备、空气净化设备及相应消毒液，监督和检查消毒、清洁工作及净化制度的落实情况，确保废弃物（排泄物、动物尸体、组织和体液等）按照国家和地方相关规定进行处理。兽医还应对与动物接触的人员进行人畜共患病（如钩端螺旋体、弓形虫、狂犬病毒、布氏杆菌等）的病原特性、流行病学及防范措施等方面培训。如果动物试验涉及生物危害性物质（细菌、病毒或肿瘤细胞等生物制品）时，要为实验人员的生物安全性防护及试验过程中可能出现的问题向实验项目负责人献言献策。

参考文献

[1] 程水生，崔保安，陈光华.兽医实验动物学 [M].北京：中国农业出版社，2012.

[2] 贺争鸣.实验动物福利与动物实验科学 [M].北京：科学出版社，2011.

[3] National Research Council (US) Committee on Dogs. Laboratory Animal Management: Dogs. National Academies Press (US), 1994.

[4] Meunier L D. Selection, acclimation, training, and preparation of dogs for the research setting[J]. Ilar Journal(4): 326-347.

[5] BVAAWF/FRAME/RSPCA/UFAW Joint Working Group on Refinement. Refining dog husbandry and care. Eighth report of BVAAWF/FRAME/RSPCA/UFAW Joint Working Group on Refinement. Laboratory animals vol. 38 Suppl 1 (2004): 1-94.

[6] Meunier L V D, Beaver B V. Dog and cat welfare in a research environment[M]//

Laboratory Animal Welfare. Academic Press, 2014: 213-231.

[7] 沈智，庞万勇. 浅论实验动物兽医的职责及实践 [J]. 中国比较医学杂志，2010，20（6）：1–6.

[8] Institute of Laboratory Animal Resources (U.S.). Guide for the care and use of laboratory animals[J]. Publication, 2011, 327(3): 963-965.

[9] Poirier G M, Bergmann C, Denais-Lalieve D G, et al. ESLAV/ECLAM/LAVA/ EVERI recommendations for the roles, responsibilities and training of the laboratory animal veterinarian and the designated veterinarian under Directive 2010/63/EU[J]. Laboratory Animals, 2015, 49(2): 89-99.

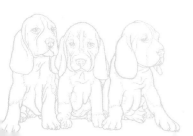

第九章　实验 Beagle 犬的从业人员职业健康管理

Beagle 犬是一种宝贵且有限的研究资源，由于其体型和品性，是最常用于动物实验的犬种。虽然 Beagle 犬已被公认为生命科学研究工作中最标准的犬种，但作为犬类，仍存在将各种人畜共患病传染给饲养员和实验人员的风险。因此，建立严格的预防医学计划对于保护和维持圈养 Beagle 犬群体的健康至关重要。负责 Beagle 犬的兽医需要通过规范的护理计划确保 Beagle 犬保持健康和良好的状态，为科学研究提供合格的动物，同时做好人畜共患病的防控工作，避免人畜共患病的发生与传播。

圈养的 Beagle 犬会接触到各种各样的人畜共患病，包括但不限于狂犬病、结核分枝杆菌、犬心丝虫和钩端螺旋体病。暴露可能对个体动物和整个群体造成毁灭性后果。到目前为止，狂犬病仍无治疗方法，死亡率达 100%。因此，全面的预防医学计划应包括全面的工作场所职业健康和安全计划，其中包括人员健康监测、员工疾病预防和疫苗接种及员工培训。

第一节　风险评估体系的建立

目前实验动物行业尚没有出台实验动物的职业健康管理有关法规政策，但是有一些行业指南对实验动物机构建立职业健康体系提出了明确的要求。

CNAS-CL06-2018:《实验动物饲养和使用机构质量和能力认可准则》要求机构管理体系及管理部门在建立职业健康体系时需要进行：

1. 人员能力要求与培训。

2. 风险评估。

3. 危险源管理与控制。

4. 行为规范。

5. 设施的设计保证及运行管理。

6. 设备检查与性能保证。

7. 个体防护装备。

8. 职业健康保健服务（需要时应包括心理学咨询和干预）。

9. 职业健康安全信息沟通。

10. 职业健康安全绩效监测。

11. 应急准备和响应。

AAALAC 在《实验动物管理和使用指南》中对实验动物机构进行 AAALAC 认证时有职业健康要求：

1. 控制及预防措施。

2. 危害物识别及风险评估。

3. 对设施、仪器设备的监控。

4. 生物危害的监控。

5. 人员培训。

6. 个人卫生。

7. 动物实验涉及的危害。

8. 人员保护。

9. 医学评估。

10. 人畜共患病。

11. 过敏。

国家安全生产监督管理总局令第 49 号《用人单位职业健康监护监督管理办法》中要求：

1. 用人单位有责任建立健康监护体系。

2. 其主要负责人对本单位职业健康监护工作全面负责。

3. 制定、落实本单位职业健康检查年度计划，并保证专项经费。

4. 定期组织劳动者进行职业健康检查。

5. 及时将职业健康检查结果及职业健康检查机构的建议以书面形式如实告知劳动者。

6. 合同告知。

7. 向所在地安全生产监督管理部门报告。

8. 设立警示标识。

9. 建立劳动者个人职业健康监护档案。

如果实验动物机构需要建立职业健康管理体系，可以用 ISO 45001 职业健康管理体系的标准执行并通过 ISO 45001 第三方认证。这个体系要求建立如下内容：

1. 建立、实施、保持并持续改进职业健康安全管理体系。

2. 最高管理者在职业健康安全管理体系方面的领导作用和承诺。

3. 制定职业健康安全方针及目标。

4. 危险源辨识和职业健康安全风险评价。

5. 法律法规要求和合规性评价。

6. 信息和沟通。

7. 运行及变更控制。

8. 应急准备和响应。

9. 绩效评价，持续改进。

10. 内审及管理评审。

第二节　风险评估

一、危险物质分类及危害程度评估

危险物质分为生物性、化学性和物理性危险物质，其中物理性危险物质又含离子化或非离子化射线物质。参与含危险性物质研究项目的工作人员，必须符合相应资格，能够正确判定相关危险，以及针对危险种类选用适合的保护方法和装备。针对使用动物过程中，可能产生的危害状况，如动物咬伤、化学性清洁物质、过敏源及人畜共患的疾病等，应该加以明确指出及评估。危险工作程序评估及应急处理预案制定应具有专业背景的卫生及安全防护专家应直接参与。

二、人员培训

应为从事具危害性实验的工作人员制定一套严密的操作规程并使其严格执行。应明确告知可能接触到的危害物质的详细情况并使其能熟练地使用必要的安全防护装备。实验动物工作单位应该针对下列状况给予适当的培训，如人畜共患传染病、化学物质安全、微生物及物理性危害（放射性物质及过敏源）、与实验程序相关的异常状况及物品（如使用转基因动物等）、废弃物处理、个人卫生及其他与危害工作场所有关事项。

三、个人卫生

实验动物从业人员应保持个人清洁卫生。实验动物工作单位应提供适当防护服，换洗衣物统一清洗、消毒。某些情况下应使用一次性手套、口罩、外袍、连体工作服及鞋套等。工作人员应经常更换衣物并在处理动物前后及去除保护手套时清洗双手，以保持个人卫生。在实验动物设施内穿着的隔离服不应穿出设施外。工作人员严禁在实验动物设施内进食、饮水、抽烟及使用化妆品。

四、个人安全防护

实验动物工作机构应提供个人安全防护所需装备，必要时，还需采用其他保护性措施。实验动物从业人员应该随时穿着相应保护性衣物，除卫生考虑外，还需隔绝动物过敏原对人的伤害。在某些情况下，工作人员在离开工作区时应淋浴。安全防护服及装备不应穿离危险物品工作区或动物室。对在具有潜在危害环境中工作的人员，应提供适当保护措施。

五、健康检查及工作适合性评估

实验动物从业人员应进行职前健康检查和年度健康检查以评估其工作适合性。对于从事潜在危害性工作人员亦应进行定期健康检查完善机构的职业健康档案。建立机构的职业健康档案不是为了认证及应付各项检查，职业健康档案的建立是为了规范职业健康管理，完善机构的职业健康体系，真正把职业健康体系管理落实到位。另外，应适时预防接种相应疫苗，如接种狂犬病疫苗等，以防人畜共患传染病对工作人员的危害；至于针对有可能感染到特定传染性疾病的，亦需事先接种该种疫苗。

第三节　风险识别

实验动物从业人员职业暴露导致的健康安全问题主要可分为 3 类。

一、生物因素

如动物本身的皮屑、毛发、粪便及携带的病原体。实验动物过敏症（laboratory animal allergy，LAA）被认定为是一种职业病，主要导致从业人员呼吸道、皮肤和眼部等的过敏性炎症反应，实验动物的皮屑、毛发、唾液和粪便等可成为过敏原，是影响健康安全的潜在因素。国外研究表明，3/4 的实验动物从业人员有过敏症状，1/3 的人员出现过职业性过敏，约 1/10 的症状可能会发展成哮喘，鼻炎和哮喘在实验动物从业人员中普遍存在，每年 1000 名实验动物从业人员中有 2.54 人和 1.56 人会患上鼻炎和哮喘。当过敏原随空气散播或被携带在衣服和其他表面可能会导致职业环境的污染。因此，包括维修人员、废物处理人员和其他不经常到动物设施工作的访客在内的所有直接或间接从事动物及其废物工作的人员都有患 LAA 的风险。另外，实验动物从业人员在操作中不可避免地要接触各种动物的血液、体液或其他分泌物，而这些是最常见又是最具有潜在性的危险因素。我国每年报告法定传染病 450 余万例，其中多数可经呼吸道和血液等途径传播。布氏杆菌病、结核杆菌病、流行性出血热和狂犬病等人畜共患病是最常见的危险因素。

二、化学因素

实验动物从业人员需严格按照《工作场所安全使用化学品规定》的要求，在饲养和实验过程中时刻注意化学品燃爆、毒性和生态危害，并明确安全使用、泄露应急处置、主要理化参数和法律法规等信息，自主地进行预防和防护，减少职业危害并预防化学事故。

在 Beagle 犬饲养过程中，为了保证或控制环境因素，使用的大量消毒试剂或药品，比如甲醛、次氯酸钠等对人呼吸道造成损伤（甚至致癌）。在某些药物的试验过程中，例如抗肿瘤药物多毒性较大，大部分抗癌药物治疗剂量和中毒剂量非常接近，对人体的肿瘤组织及正常组织均有抑制作用，实验动物会出现毒副反应，实验动物从业人员在接触抗癌药物时如不注意防护也会带来危害。特别是当粉剂安瓿打开时及瓶装药液抽取完毕拔出针头时，均可出现肉眼看不见的溢出，形成含有微粒的气溶胶或气雾，通过皮肤或呼吸道进入人体，危害实验人员并污染环境。

三、物理因素

实验动物垫料灰尘、动物抓咬等机械性损伤、噪声、电辐射和紫外损伤等增加了实验动物从业人员职业性暴露的危害。由于实验动物从业人员可能会面对各种不同的动物模型，接触各种病原体的概率远比普通人群高，在实验过程中与注射器材及各种锐利器械接触机会也多，故一旦发生刺伤、锐器伤和动物咬伤，可能会造成血源性传播疾病的感染。手术室内噪声主要来自使用的各种监护仪、麻醉机、高频电刀、电锯、吸引器等，以及实验动物设施内高压灭菌器、气溶胶消毒喷雾器、推车和压缩机等。长时间在紧张和高噪音的环境中工作，可引起内分泌、心血管和听力系统的生理变化，如出现头痛、头晕、失眠、烦躁和听力下降等。紫外线照射在实验动物剖腹产手术室、检疫隔离室、超净工作台、屏障环境的缓冲间和传递窗等场所已被广泛使用，当工作人员较长时间被射线照射，又缺乏相应防护时，可出现全身不适、食欲不振、头晕、四肢无力，甚至灼伤等严重问题。长期受到射线辐射可引起 DNA 或染色体损伤甚至诱导肿瘤的发生。

第四节　风险控制

一、职业健康安全管理能力培训

实验动物研究机构应提供所有动物从业及相关人员提供适当的安全培训，安全培训内容包括药物所安全手册、实验动物人畜共患病的防治、化学防护、微生物有害因子、废料处置、个人卫生等事项。确保从业人员了解实验动物的职业健康安全的潜在风险，以及应注意事项及适当的防护方法，也确保在应对突发状况时，实验动物从业人员能做出紧急应对措施。

所有工作人员上岗前或获准进入动物设施之前都应接受人员培训。培训应包括有关以下内容：

1. Beagle 犬的基本生理和行为。

2. Beagle 犬的基本饲养。

3. Beagle 犬的常见人畜共患病病原体。

4. 生物安全实践（例如个人防护装备、暴露后标准操作程序）。

5. Beagle 犬产生的废弃物处理。

6. 个人卫生及其他与工作场所有关事项。

机构应确保每个可能与 Beagle 犬接触的人都应在进入任何动物区域之前查看与其职位相关的所有标准操作程序 (SOP)。此外，应制定持续的教育计划和定期培训计划，以确保与动物打交道的人都知道如何识别、预防和对职业事故和暴露进行现场应急处理，使从事动物护理和使用计划的所有人员充分了解其工作中涉及的潜在危险，例如与 Beagle 犬接触造成的身体危险（例如咬伤、抓伤和过敏）、人畜共患病原体、化学和辐射危害及一般安全危害。

二、个人防护与防护装备

个人卫生是个人防护的首要基础，所有接触 Beagle 犬的工作人员（例如兽医、技术人员、实验员、维修工人等）应保持个人清洁卫生。Beagle 犬的饲养人员和实验人员需穿戴分体式工作衣，雨鞋，一次性口罩、帽子、手套，戴耳塞。工作衣每日使用后清洗，人员工作后淋浴；进入屏障系统的工作人员需穿戴净化衣、帽、脚套，一次性口罩、手套。帽、脚套每次使用后清洗灭菌。

实验 Beagle 犬的工作机构应提供个人安全防护所需装备，必要时还需采用其他保护性措施（如麻醉剂）。实验动物设施内的隔离服不得穿出 Beagle 犬设施外，工作人员严禁在设施内进食、饮水、抽烟、使用化妆品和佩戴隐形眼镜，应配备另外的公共区域。

外伤防护是 Beagle 犬工作中的一项重点，引起外伤的因素主要有以下几个方面。

1. 操作过程避免犬咬、抓伤。Beagle 犬工作人员抓取 Beagle 犬时必须戴手套，穿长袖工作服，动作尽量轻柔。禁止突发动作；禁止以抓揪犬后颈部或后躯部皮肤、提尾巴、抓耳朵的方式抓取；禁止单手抓提实验 Beagle 犬。一旦发生外伤须及时处理。

2. Beagle 犬笼架和一切用具，如狗链要做得光滑、无刺、无锐。

3. 实验过程中使用注射器、手术刀、锐利的器械和仪器时小心避免受伤。屏障原理和普遍防御的原则是防止身体各部位暴露于血液和普遍防御所规定的其他体液中。

发生重大动物疫病时，直接接触患病动物的处理人员及其他相关人员必须采取相应的防护措施，包括穿戴或佩戴生化防护服、橡胶手套、医用防护口罩、医用护目镜和可消毒的胶靴等。每次操作完毕后，用消毒液洗手。废弃物要装入塑料袋内，置于指定地点并进行无害化处理。

三、个人免疫（健康管理）

Beagle 犬饲养及实验环境中可能存在某些微生物和病原体会感染工作人员并引起疾病，由人体携带的病原体也可以传染给 Beagle 犬。Beagle 犬产生的气溶胶是一种漂浮在环境空气中的物理胶状颗粒，它一般包含 Beagle 犬的排泄物、皮毛等致敏原。例如，犬粪便中过多的氨气对人的呼吸道有较强的刺激。Beagle 犬实验室的管理人员有责任对上述有损健康的因素加以控制，以免给工作人员的健康造成威胁。实验动物从业人员应进行职前健康检查和年度健康检查，确认没有传染病（含微生物和寄生虫）和其他对工作有影响的疾病。工作人员上岗前应对其抽血，-80℃保存血清，并定期进行血清更新，可用于将急性疾病后的血清与基线血清样本进行比较。定期（半年或一年）进行健康体检，有明显过敏反应的人员应考虑更换工作岗位。《实验动物管理条例》第二十八条规定：实验动物工作单位对直接接触实验动物的工作人员，必须定期组织检查。对患有传染性疾病，不宜承担所做工作的人员应当及时调换工作。

Beagle 犬对工作人员的咬伤、抓伤的情况比较普遍，存在由于观察期短，动物未表现出典型的临床症状时，会给工作人员带来危险。因此，所有接触Beagle 犬的工作人员都需要接种狂犬病疫苗，以防人畜共患传染病对工作人员的危害；另外，针对破伤风、乙型肝炎病毒等的也应进行预防性免疫接种；至于针对有可能感染特定传染性疾病的，亦需事先接种该种疫苗。

第十章　实验 Beagle 犬的生物安全管理

近年来，动物和人类之间传播的传染病激增。亨德拉病毒、尼帕病毒、埃博拉病毒、严重急性呼吸综合征（SARS）冠状病毒、中东呼吸综合征（MERS）冠状病毒和最近的新型冠状病毒（COVID-19）等新兴传染性病原体已导致全球健康灾难，已夺走数以亿计的生命。对传染性病原体的研究是全球的热点，以应其对人类和动物健康的持续威胁。Beagle 犬器官内脏和人类极为相似，抵抗力强，并且性格温顺，基因稳定，是建立传染病动物模型的重要实验用犬。传染病研究涉及病原菌、病毒、真菌、转基因微生物、重组 DNA、重组蛋白等的动物模型研究，不规范的操作很可能会对工作人员造成直接危害。因此，参与此类研究的人员有必要彻底了解 Beagle 犬的生物安全管理体系。Beagle 犬生物安全管理体系主要讲述了实验室或动物设施的安全识别、安全评估、防控措施及交流培训。本章节旨在概述 Beagle 犬在实验动物设施和实验中符合《中华人民共和国生物安全法》（2020 版）和《中华人民共和国动物防疫法》（2021版）的生物安全管理体系。

第一节　实验 Beagle 犬生物安全管理体系

一、安全识别

生物危害识别是检测、列出和描述可能造成的危害和风险因素的过程。动物设施 /ABSL 设施的潜在生物危害的分类和记录是生物风险分析过程的第一步。

实验动物设施是传染性病原体研究的一个组成部分。因此，实验室的生物安全水平标准应与实验动物可能暴露的风险感染因子相当。出于安全原因，动物房应与其他有严格出入限制的设施隔离。施工设计应规定去污和灭虫。申请 CNAS 认可实验室建设完毕后投入使用前需获得中国合格评定国家认可委员会认可。生物危害可以是 ABSL 实验室中处理的病原体或毒素，设施中遵循的程序和协议，或任何可能造成伤害或危险事件的情况或行为。根据 CNAS-RL05 的《实验室生物安全认可准则》，申请 CNAS 认可的实验动物生物安全实验室应遵守该准则的要求。

（一）动物生物安全实验室的生物危害分类

动物生物实验室危害分类有 4 个全球公认的动物生物安全水平 (animal biosafety level，ABSL)，以 ABSL-1、ABSL-2、ABSL-3、ABSL-4 表示包括从事动物活体操作的实验室的相应生物安全防护水平。ABSL 由特定的设施要求、安全设备和操作程序定义，具体取决于所研究的实验类型。详见表 10-1。

表 10-1 动物设施的防护水平：实验操作和安全设备汇总

危险度等级	防护水平	实验室操作和安全设施
1 级	ABSL-1	限制出入，穿戴防护服和手套
2 级	ABSL-2	ABSL-1 的操作加：危险警告标志。可产生气溶胶的操作应使用 I 级或 II 级 BSC。废弃物和饲养笼具在清洗前先清除污染
3 级	ABSL-3	ABSL-2 的操作加：进入控制。所有操作均在 BSC 内进行，并穿着特殊防护服
4 级	ABSL-4	ABSL-3 的操作加：严格限制出入。进入前更衣。配备 III 级 BSC 或正压防护服。离开时淋浴。所有废弃物在清除出设施前需先清除污染

ABSL：动物设施生物安全水平；BSC：生物安全柜。

（二）Beagle 犬实验室内潜在的生物安全风险和危害

1.没有正确锁好犬笼门导致感染动物逃逸，疾病传播人类和病原体泄漏环境。

2. 有临床症状的动物和无症状感染或携带人畜共患病的动物，传播到实验室工作人员和随后扩散到社区。

3. Beagle 犬进行病原接种时，含人畜共患病原的体液飞溅，造成疾病传播。

4. 在密闭环境中处理 Beagle 犬时，动物抓、咬、踢等攻击性行为，对接触的工作人员造成身体伤害。

5. 刺伤经常发生在麻醉、给药、采样等过程。切割伤经常发生于手术、解剖等过程。

二、安全评估

Beagle 犬的生物风险管理旨在降低与动物房中传染性病原体和毒素实验相关的风险。生物安全风险评估和生物安全措施都是风险管理的重要组成部分。Beagle 犬生物安全管理涉及基础设施控制、标准操作程序和个人防护设备。生物风险评估是一个专业过程，必须由具有足够生物风险管理知识和经验的专家参与。专家们根据假设情景评估风险，但根据科学数据不足以制定管理方案，管理者必须了解假设和缓解策略的固有局限性：由于人的参与，任何过程中的风险都是不可避免的；在评估过程中，任何过程都不应被视为无风险。

可采用以下步骤，对 Beagle 犬生物安全进行风险评估：

1. 识别与传染原 / 毒素或材料相关的潜在危害。

2. 识别可能导致试剂或材料暴露或释放的程序和实验室活动。

3. 实验室人员综合能力和经验的评价。

4. 风险评估和优先排序。

5. 控制方法的开发、实施和评估，以尽量减少暴露和释放的风险。

以下 5 个组成部分对于生物风险分析、管理和生物安全和生物安保措施的持续改进至关重要：

1. 生物危害识别（可能出什么问题）。

2. 生物风险评估（危害事件发生的可能性和危害的严重程度）。

3. 生物风险降低策略 / 生物风险管理（有哪些方法可以防止或尽量减少危险事件的发生）。

4. 生物风险沟通（如何识别、评估和管理生物风险）。

5. 监控和改进（如何验证、审查和纠正生物风险管理流程以实现持续改进）。

三、防控措施

生物风险防控是选择合适的遏制措施以确保生物危害得到适当控制的过程。选择适当和可行的生物安全和生物安保措施以防止生物危害的释放和暴露在生物风险管理中至关重要。Beagle 犬的生物风险管理可通过以下方式之一实现。

1. 消除已确定的生物危害（非生物制剂）

风险：具有人畜共患潜力的高度传染性病原体。

风险管理防控：不在设施内处理和储存传染性病原体。

2. 替代（通过使用替代技术程序）

风险：将传染性病原体培养物从培养室运输到动物设施过程中的溢出风险。

风险管理：使用通行箱将培养物从培养室转移到动物设施。

3. 实施适当的生物安全和生物安保措施，包括管理、操作和结构控制及个人防护设备（PPE）的使用

风险管理：使用 PPE 如 N95 面罩、护目镜等及 II 型生物安全柜。

组织政策在风险管理中起着关键作用。积极采取措施，包括招聘合格和经验丰富的人员，培训和验证人员的能力，获得机构生物安全委员会和机构动物伦理委员会的批准，生物制剂 / 毒素库存管理，废物管理政策等，确保专业的风险管理。

操作控制包括制定并严格遵守生物安全和生物安保的标准操作程序。良好的实验室规范、定期消毒和净化程序、设施内样本和动物的运输、生物制剂处理和储存规范、事故报告和定期应急演练是操作控制策略的一部分。

应在场所内提供安全、通风和有保障的位置，用于存放隔离的生物医学废物。微生物废物、组织和血液废物应在场所进行预处理，然后通过生物医学废物处理服务提供商进行处理。所有生物医学废物处理人员都应接受废物处理和管理方面的适当培训。他们还应定期接种乙型肝炎、破伤风等疾病的疫苗。这些人员还应接受定期健康检查计划。处理生物医学废物的地点应备有适当的消毒剂，以应对意外溢出或泄漏。

四、交流培训

实验室应培训所有人员（包括来访人员）熟悉应急程序、撤离路线和撤离集合地点；每年至少进行一次演习。风险沟通旨在告知 ABSL 设施的利益相关者有关用于处理生物危害和应对生物危害释放和暴露的技术实践和决策。风险沟通是生物风险处理的一个组成部分，也是生物危害识别、生物风险评估和生物风险管理过程的延续。生物风险沟通声明应包含以下详细信息：

1.设施处理的生物危害的详细信息。

2.处理生物危害的好处。

3.对生物危害进行的生物风险分析的文件细节。

4.设施处理故意或意外释放的生物危害的程序。

ABSL 设施还应准备一份沟通文件，以处理意外或故意释放的生物危害。该文件应包含以下详细信息：

1.参与起草、审查、批准和分发有关准备工作的官方通讯的工作人员的角色和责任。

2.联系人列表（国家、地区和地方疾病控制机构 / 兽医和公共卫生机构的姓名、联系电话、电子邮件地址、处理生物威胁代理的安全机构，例如国家灾害响应中心部队、医生和职业健康计划官员、有风险的员工、利益相关者和附属机构）。

3.在无意和有意释放生物危害时的"详细事件响应计划"。

五、监测改进

生物风险管理是一个持续的过程，定期监测实验室的生物安全和生物安保措施，以确保有效的生物风险处理系统。应定期对 Beagle 犬设施的组织管理和运营进行内部和外部审计，以确定需要记录和纠正的不合规领域，并确定需要改进的领域。

第二节　Beagle 犬生物安全的保障措施

一、加强 Beagle 犬的饲养管理

Beagle 犬饲养笼具和设备的设计和建造中，对工作人员安全的考虑是重点之一。Beagle 犬实验动物的繁育生产场地和建筑必须符合 GB 14925-2010 标准，其中规定了实验动物繁育、生产及实验环境条件和饲养面积等基本要求，同时规定垫料、饮水和笼具的要求。

（一）饲养面积

犬类实验动物主要为普通级，一般采用开放式饲养，可采用离地笼养和落地饲养方式。①离地笼养。饲养笼宜采用不锈钢材料，笼具宽应为成年 Beagle 犬长度的 1.2 倍以上，高不少于成年 Beagle 犬站立的高度，笼底面积不小于 $2m^2$。可饲养 2～3 只幼犬和 2 只成年犬。②落地放养。应考虑足够的运动空间，最好建设带运动场的饲养场地，每间饲养室分内外室，内室为生活室，外室为运动场，饲养室宽度不小于 1.5m，内室面积不小于 $2.5m^2$，运动场不小于 $4m^2$。可饲养 2～4 只成年 Beagle 犬或 1 窝幼犬。为了便于管理，在实验用犬房中，需设置一定数量的单间犬笼作隔离用。整个犬房外要有门，防止犬逃跑时难以

捉住。

（二）饲养条件

饲养室应有防虫、防野生动物等措施。Beagle 犬为群体性动物，除特殊要求外，饲养时应最少有 2 只以上。在饲养时，应考虑到动物福利和环境丰富原则，为 Beagle 犬放置玩具，犬玩具可采用经处理的大型动物的胫骨或市售仿骨头犬玩具，玩具应无毒和便于消毒。考虑到 Beagle 犬的持久性、创造性、破坏性和智力能力，围栏必须有逃生出口。

（三）饲料、饮水、垫料

1. 饲料

Beagle 犬饲料营养标准应符合 GB 14924.3-2010 标准，卫生标准应符合 GB/T 14924.2-2001 标准，生产、包装、储存、运输等应符合 GB/T 14924.1-2001 标准。动物性原料含量为 60% 以上。为膨化颗粒饲料，其直径少于 1cm，储存于可控制温度和湿度、防虫、防野生动物的专用仓库中，3 个月为最长储存时间。

2. 饮水

普通级 Beagle 犬的饮用水应符合生活饮用水 GB 5749-2022 标准，生活饮用水经过滤后可直接供 Beagle 犬饮用。

3. 垫料

产房和地面养殖时，使用的垫料应无味、无毒、无粉尘和吸水性好，且符合相关规定或所在地区的地方标准。

二、做好清洗消毒工作

（一）笼式清洗

在许多情况下，例如当将笼子从隔离区移到笼子清洗区时，有必要在将笼子从动物房中取出之前对笼子进行消毒。对这些笼具进行充分消毒非常重要，因为病原体可能在动物之间传播，并且还应在每天对笼式清洗机进行维护，或者应经常进行细菌监测以确保达到足够的卫生水平。

（二）高压灭菌

建议在存在天然高传染性和实验性病原体的设施中使用高压灭菌器对 Beagle 犬笼具进行消毒。对高压灭菌器进行日常维护和保养确保其正常运行是必要的。设施应有替代灭菌方法或额外的预灭菌存储空间，以防高压灭菌器发生故障。

（三）环境和饲育室消毒

对环境的消毒应选择广谱类消毒剂，如卤化类消毒剂（次氯乙酸、碘伏等）、过氧化物消毒剂、季胺类消毒剂、逆性皂液等，消毒剂至少每周轮换使用。周围环境应定期消毒，饲育室应每天进行清洁和消毒。

（四）紫外线灯

更衣室安装紫外灯，对工作服等劳保用品消毒。

（五）其他设施设备

消毒池和消毒槽每周清洗和更换消毒液 2 次。食盒、饮水盆每周浸泡消毒 1 次。体重计、运输笼、手推车等管理用品每次使用后清洗消毒。

三、加强个人防护

加强个人防护，包括个人防护设备、特殊防护设备及员工区域，具体内容详见第九章第四节。

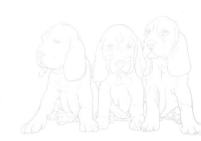

第三节 Beagle 犬繁育中的防疫与检疫措施

一、疫苗接种

对 Beagle 犬进行预防性免疫取决于许多因素，包括菌落风险（饲养环境、历史、动物数量、使用等）、疫苗的安全性、成本和已知功效及对研究的干扰。由于管理实践和设施设计在确定对特定疫苗的需求方面发挥着至关重要的作用，因此不同设施的 Beagle 犬免疫建议和 / 或当前做法差异很大。此外，某些研究项目可能禁止使用个别疫苗，这应在疫苗项目的设计和实施中加以考虑。

一般情况下，新引进的 Beagle 犬，应有供应商提供的最新的健康报告，犬还必须有犬瘟热、犬传染性肝炎、犬钩端螺旋体与犬病毒性肠炎病毒等疫苗免疫证明。

Beagle 犬繁育中的预防接种程序如下：

1. Beagle 犬出生后应根据现有疫苗资源和饲养场的具体情况制定免疫程序，通常 28 天后进行第 1 次犬细小病毒和犬瘟热二联苗的注射，随后按照免疫程序进行犬细小病毒、犬瘟热、犬肝炎、副流感等多联疫苗的预防接种，并每间隔 21 天进行加强接种。

2. 出生后 90 天进行狂犬疫苗的接种。

3. 实验 Beagle 犬腹泻、患病、体温异常时，应暂缓接种。

4. 严格按疫苗使用标准操作规程进行运输、储存和使用。

历史上已经使用了多种其他疫苗，或者在特殊情况下可以考虑使用，但不需要成为常规疫苗接种的一部分。

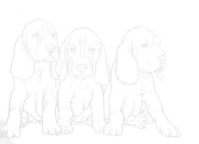

二、微生物检测

（一）细菌性疾病筛查

Beagle 犬会受到多种细菌生物的感染。感染 Beagle 犬常见的细菌病原体有钩端螺旋体、布鲁杆菌、沙门菌等。从群体健康和经济角度来看，任何疾病的暴发都可能是毁灭性的，因此应注意对隔离中的动物进行彻底筛查。

虽然培养所有潜在的致病菌是不切实际的，但需要在那些预期会经历压力，特别是例如在隔离期间、断奶期间、社会团体形成期间、运输期间或在实验方案中的动物中筛选一些常见的细菌。

检测方式有多种，最常见的是通过培养、PCR 或抗原捕获测定。细菌培养是最常见的，应注意确保获得和处理用于细菌培养样品的人员经过良好培训，以确保尽可能高地回收细菌制剂。对于某些细菌，例如弯曲杆菌属，应使用选择性培养基，这将显著提高细菌鉴定能力。其他细菌可能需要特殊的培养条件，如果不满足这些条件，很容易漏掉菌剂。

PCR 也可用作筛查工具，但应注意根据临床结果解释结果，不要过度解释结果。以下是 Beagle 犬常见的细菌性疾病检测方法。

钩端螺旋体病（leptospirosis）：依据实验 Beagle 犬发生发热、黏膜黄疸及出血、尿液黏稠呈黄色等临床症状，结合肝肾肿大等病理变化，可初步诊断。确诊需采用微生物学和血清学检验方法。

布鲁菌病（brucellosis）：怀孕母犬发生大批流产或屡配不孕，公犬多发睾丸炎、附睾炎、包皮炎或配种能力大幅度下降，可怀疑感染布鲁菌。可进行细菌学检验和血清学诊断进行确诊。

沙门菌病（salmonellosis）：此病的典型症状与犬细小病毒、冠状病毒感染相似，可通过血液生理学和生化学检验、病菌分离和鉴定、血清学检验进行诊断。

（二）真菌性疾病筛查

皮肤真菌疾病（dermatomycosis）与蠕形螨病、疥螨病相似，注意鉴别。

可通过流行病学、临床症状、病理变化、实验室检验和真菌培养作出诊断。

（三）病毒性疾病筛查

病毒性疾病在 Beagle 犬中引起显著水平的发病率和死亡率，筛查这些疾病对于整体疾病监测和维持菌落健康至关重要。病毒性疾病，无论是明显的还是亚临床的，也会影响研究目标，进一步强调了对良好病毒筛查的需求。

在筛查病毒性疾病时，有多种检测方法可供选择，具体取决于病毒。这些包括病毒血清学、PCR、多重微珠测定、培养等。重要的是要认识到这些测试中的每一个在不同的情况下都有各自的优势，而且一般来说，没有一种诊断测试可以适合所有情况。

病毒性疾病筛查的频率应基于对每个机构风险因素的评估。

以下是 Beagle 犬常见的病毒性疾病检测方法。

犬瘟热（canine distemper）：此病与犬传染性肝炎相似，有时会并发，还会与犬细小病毒等疾病混合感染或继发感染。因此，根据流行病学、临床症状和病理变化仅可作出初步诊断。通过病毒分离与鉴定和血清学诊断进行确诊。

犬细小病毒（canine parvovirus）：根据流行病学、临床症状和病理变化仅可作出初步诊断。通过病毒分离与鉴定、血清学诊断进行确诊。

传染性肝炎（infectious canine hepatitis）：犬传染性肝炎早期症状与犬瘟热等疾病相似，有时还与这些疾病混合感染。因此，根据流行病学、临床症状和病理变化仅可作出初步诊断。通过病毒分离与鉴定、血清学诊断进行确诊。

犬冠状病毒（canine coronavirus）：犬冠状病毒感染的流行特点、临床症状、病理剖检缺乏典型特征，因此，确诊必须进行病毒分离、电镜观察和血清免疫学检验。

狂犬病（rabies）：依据临床症状、解剖检查和咬伤病史作出初步诊断。通过病原学检查和血清学检验进行确诊。

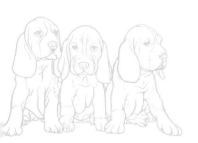

三、寄生虫筛查

寄生虫筛查包括严格的检疫、严格关注感染的临床症状（即腹泻）、严格的害虫控制措施及必要时的预防性抗寄生虫治疗。可以使用粪便漂浮法对动物进行各种寄生虫卵的筛查。还有专门的免疫测定来识别特定的原生动物或寄生虫感染。

以下是 Beagle 犬常见的寄生虫疾病检测方法。

蛔虫病（Toxocarasis）：根据临床症状，再取粪便作饱和食盐水漂浮法检查虫卵即可确诊。

钩虫病（Ancylostostomiasis）：依据临床症状、粪便虫卵检查、剖检发现虫体进行诊断。

犬恶丝虫病（Filariasis）：采集 1mL 血液，加 7％乙酸溶液或加 1％盐酸溶液 5mL，离心 2 ～ 3 分钟，取沉淀物镜检，找到微丝蚴即可确诊。

球虫病（Coccidiosis）：检查粪便发现球虫卵囊即可诊断。

犬利什曼原虫病（Leishmanioses）：制作血液涂片或从皮肤溃疡缘刮取组织作涂片检查虫体。

疥螨病（Sarcoptidosis）：根据临床症状，用手术刀深刮病变皮肤，将刮取物放在玻片上，滴加 10％氢氧化钠，显微检查，找到虫体。另要注意与湿疹、蠕形螨引起的皮肤病相区别。

蠕形螨病（Demodicidosis）：从临床症状上看，很易与毛癣、湿疹、疥螨病混淆。取皮肤结节或脓疮内容物作涂片显微检查，发现病原体即可确诊。

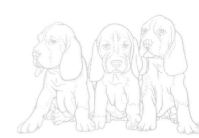

第四节　Beagle 犬运输过程中的防疫措施

一、笼具

纹丝聚丙烯过滤器是常用运输容器上的过滤装置，为微生物污染物进入或离开每个容器提供物理屏障，从而保护实验动物和动物饲养员在运输过程中不接触病原体。虽然运输容器结构坚固，但并不建议重复使用。在动物运输前会对动物容器、食物和水进行消毒或灭菌。一旦容器被打开，其无菌性就会受到影响。某些情况下会对运输容器进行高压灭菌，以便重新使用；但是这可能会增加聚丙烯过滤器的空气阻力，限制空气流动。

二、检疫

通常情况下，动物原供应者提供 Beagle 犬已经被检测过病原体的证明文件，以保证送来的动物没有病原体，不会破坏现有动物的健康或实验。为了避免无意中引入疾病，有些组织会对进入的 Beagle 犬进行检疫，直到他们能够收集到确保进入动物健康和安全所需的数据。如果接收地没有这种预防措施所需的空间和测试设施，那么可能需要在原产地机构进行测试。但这种检测并不能监测运输过程中的疾病传播。

三、消毒

运输协议应该有符合国家标准的动物笼子、运输车辆和收容区的标准化消毒程序。消毒可以防止病原体从一批动物传播到用同一车辆运输的下一批动物。寝具、食物和水可以在运输前后通过高压灭菌或伽马射线照射进行消毒，以防止实验动物和接收群体受到污染。对于转运车货舱、大型笼子和运输公司的收容区等区域，通过灭菌或辐照进行消毒是远远不够的，每次转移活动后都应进行化学消毒。为了确保消毒过程的最大效率，应使用高浓度的化学消毒剂进行消毒，并根据制造商的说明优化使用时间。还应考虑对运输容器的外部进行消毒。伴侣动物经常用未经过滤的容器运输，并可能与实验动物一起运输。因此，运输容器交叉污染的可能性是存在的，必须加以考虑。而且由于这种感染发生在运输过程中，由源头提供者进行的诊断测试并不能确保动物或接收群体的生物安全。

四、个人防护

适当使用个人防护设备还可以保护实验动物免受人类病原体和其他动物的交叉污染。处理动物的研究人员应该用个人防护设备遮盖他们的衣服和暴露的身体表面，以减少通过直接接触或气溶胶引入病原体的风险。在某些情况下，有必要为处理人员提供基于淋浴的进入系统。适当处置个人防护设备也是必要的，这样个人防护设备就不会成为传播病原体的源头。

五、隔离

被检疫的动物必须与未被检疫的动物隔离。已知用于实验室的动物不得与其他动物毗邻存放，以减少交叉感染或污染的风险。作为天敌的动物，如猫和犬，可以在同一货舱内装载，但要保证它们不在彼此的视线范围内。

第五节　基因工程犬的生物安全

基因工程犬是研究人类基因功能、遗传性疾病的理想模型动物。2009 年韩国首尔大学李炳春成功培育出 5 只红色荧光的转基因的克隆犬。2016 年我国培育出世界首例基因编辑疾病模型犬——"苹果","苹果"自诞生之初就患有高脂血症，表现出一些动脉粥样硬化的典型症状，2017 年我国又成功培育世界首例基因编辑克隆犬"龙龙"。2022 年韩国的李炳春又培育出了肌蛋白不良症的基因编辑犬。但随着基因工程的技术的发展和应用，基因工程动物及其产品的安全性已受到了人们的广泛关注，其核心问题集中于环境安全、动物健康与福利、人类健康与食品安全等方面。

一、对环境的影响

基因工程犬动物环境安全性涉及动物逃逸、基因水平转移等因素。

（一）动物逃逸对环境的影响

基因工程动物在逃逸时与同类野生动物交配可以将改造的基因遗传下去，如果改造的基因是有利于繁殖或生存的，这种基因工程犬就具有野生犬无法比拟的繁殖和生存优势，最终可能会对生物多样性造成影响，甚至造成野生种群的灭绝。其实基因工程大动物逃逸对环境的影响具有很高的可控性，即可通过物理等控制措施防止其逃逸。

（二）基因水平转移对环境的影响

基因水平转移（horizontal gene transfer，HGT）常见于微生物之间，虽然目前已有的研究结果尚未发现转基因动物发生 HGT 的现象，但理论上也存在 HGT 的可能性。外源基因可能与基因工程犬的肠道微生物进行基因交换重组，然后随着粪便、尿液排放到大自然中去。基因工程犬在饲养过程中有可能会通过接触的、交配、分娩和泌乳等行为产生 HGT 现象。

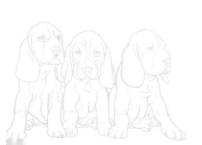

二、对动物本身的影响

（一）基因整合位点和细胞体外过程对动物健康的影响

原核显微注射外源基因的整合位点是随机的，整合拷贝数也是无法控制的，CRISPR 技术尚未克服脱靶效应，当 DNA 序列碰巧整合进具有重要功能的基因之中时，就会干扰基因的正常表达，从而影响基因工程犬的正常发育与代谢。即使是定点整合，目的基因的过表达或沉默，DNA 重排和碱基的缺失，可能会导致动物发育异常、行为异常、泌乳异常等。如韩国的李炳春培育出了肌蛋白不良症的基因编辑犬在 6 个月开始表现出兔子跳、四肢僵直、关节活动受限、不爱运动、上楼困难等症状。

犬的生殖细胞的体外过程可能会导致动物生长缺陷、基因甲基化增加、蛋表达受挫等异常现象的发生，有些异常表现还可能会遗传给后代。也可能会引起机体损害的副反应，如"超级后代综合征（large offspring syndrome，LOS）"，LOS 会导致妊娠期流产率提高、先天性畸形增加、出生体重增加、妊娠期延长和产后死亡率提高等现象。

三、对人类的影响

病毒载体的 DNA 与内源性病毒重组可能形成新的致病微生物，人体摄入抗生素抗性标记基因，通过水平基因转移和重组会扩散到很多肠道微生物和病原体中去，产生新的具有抗生素抗性的病原细菌和病毒，长期积累能够对动物和人体产生严重危害。

如果某种基因工程犬高效表达其种病毒的特异性受体，那么这种基因工程犬就对这种病毒非常易感，其也就相当于这种病毒的传播载体或储存池。我们对这种转基因动物要严格管理，防止将病毒扩散到环境中去，对尸体和组织标本也要做无害化处理。

虽然基因工程犬非常珍贵，但如果是通过泌乳方式生产生物制品的基因工程犬，雄性犬基本上是没有价值的，即使是雌性动物，生期结束后也会变得没价值。另外在基因工程犬制作过程中，缺乏适当或正确表型的动物也没有什么价值，这些犬可能会流入市场，人们一旦食用，可能会引起不良反应，如细菌来源 CRISPR 蛋白可能造成人体严重的过敏。

第六节　废弃物的处理

实验动物学科伴随生命学科产生发展，在近代实验动物学科发展迅速，学科体系逐步健全，在实验动物学科发展中实验动物废弃物无害化处理研究一直处于被忽视或重视不够的尴尬处境。近年来，随着国家对生物安全越来越重视，环境管理部门对废弃物监管不断强化，人们逐渐认识到开展实验动物废弃物无害化处理研究不仅有助于合理利用实验动物，而且是完善实验动物管理的重要手段，也是顺应国家对实验动物科学规范化管理的发展趋势。

一、关于废弃物处理的相关法律法规与政策

（一）国外废物管理法律制度现状

1. 美国废物管理立法概况

美国作为固体废物产出较多的国家，政府在管理中始终贯彻回收再利用的思想理念，通过源头消减、再循环利用、堆肥等措施来提升对固体废物的回收利用率，促使美国的废物回收在制度框架内有效运行。1965 年，美国国会颁布《固体废弃物处置法》，该法将废弃物利用以法律的形式确定下来，使美国成为以法律形式管理废弃物的先行者；1970 年国会对该法进行修改并将其更名为《资源回收法》，该法提出了对固体废物的资源化管理。1976 年为了适应新的需要，国会通过了《资源保护与回收法》，这是目前世界上比较详细、完整的一部法律，至今仍是美国重要的固体废物管理综合性法律。文中对美国固体废物的

管理原则及管理法规进行了归纳，如全过程管理原则、分类分级管理原则、资源化原则等，并依据这些义务制定了回收利用过程中的法规，这些法律法规的颁布施行为美国医疗废物的管理提供了法律保障。1988 年，美国颁布了《医疗废物追踪法》，其中对医疗废物分类、运输、处理及处置进行了详细规定。除此之外，该法还要求环保局对医疗废物的处理技术进行审查，以减少由医疗废物引发疾病的潜在风险。1980 年，卡特总统签署了《超级基金法》，主要用于治理全国范围内闲置不用或废弃的危险废物处置场所和应对医疗废物泄漏的紧急状况。该项制度不仅对我国，甚至对整个国际社会都将起到广泛的借鉴作用。在对医疗废物的处置方面，美国环保署出台了《感染废物管理导则》，对医疗废物的概念、分类进行了明确规定，并对不同类别的医疗废物处置技术提出了相应要求。通过以上对美国相关立法方面的梳理，充分显示了美国目前已经形成了较为完备的医疗废物管理制度体系。

2. 德国废物管理立法概况

德国制定国家性法规的基础是《欧洲废弃物框架指令》《欧洲废弃物填埋指令》等欧盟文件。德国目前在废弃物处置领域的核心法规是《循环经济法》，它对生活垃圾、工业垃圾、医疗废物等各类废弃物的管理及处置做出全面规定。由于医疗废物具有危险性，其管理及处置还应遵循德国《传染病预防和控制法》《职业健康与安全法》等法规中的相关规定。德国联邦废物处置委员会（LAGA）于 2015 年 1 月发布了《医疗机构处置废物的执法协助》，作为联邦各州在医疗废物的管理及处置中的指南，该文件系统介绍了医疗废物的管理及处置中需遵循的规定及要求，并整理了不同类型医疗废物的处置手段和注意事项等重要信息。

3. 英国废物管理立法概况

英国废物处置相关的核心法规是于 1990 年颁布的《环境保护法》，其中明确了废弃物管理的相关义务，在此基础上英国政府陆续颁布《危险废物条例》（2005 年修订版）、《废弃物管控条例》（2012 年版）、《法定审慎责任规定》等法规，建立了覆盖医疗废物产生到处置全过程的法律体系。2013 年 3 月，英国卫生和社会保障部，英国环境、粮食和农村事务部，英国运输部及相关监管机构共同发布了《环境与可持续健康技术备忘录 07-01：医疗废物的安全管理》，详细明确了英国废弃物管理的各个环节，包括废弃物的分类定义、评估流程、医疗废物存储、转运措施、处理处置标准和技术体系、废弃物管理许可等相关措施，是医疗废物管理与处置的系统性指南。

4. 日本废物管理立法概况

日本在固废领域的核心法规是《废弃物的处理及清扫相关法律》，其中对医疗废物的处置提出了要求。针对感染性医疗废物的处理处置问题，日本于 2018 年对 1992 年颁布的《基于废弃物处理法的感染性废弃物处理指南》进行修订，对感染性废弃物处理处置相关责任主体、管理体系建设、设施内处理、运输、委托处理、最终处置做出明确规定。此外，全国产业废弃物联合会等政府直辖的平台组织陆续发布《感染性废弃物处理指针》（2009 年）、《感染性废弃物收集搬运自主基准》《感染性废弃物焚烧处置基准》等行业指南、行业标准性文件。在系统的政策规定和明确的行政职责区分下，日本已经形成针对医疗废物从产生、收集、运输、储存、处理、最终处置各个环节的有效管理体系。

（二）我国的废弃物相关法规

我国对医疗废物的管理研究起步较晚，大概是从 20 世纪 80 年代初才逐步建立相关的法律法规对医疗废物的产生、运输、储存、处置做出明确规定。按时间顺序回顾，我国从 20 世纪 80 年代初至今有关医疗废物管理的立法状况。1982 年，我国《宪法》第 26 条的规定是我国环境立法、环境行政法的最基本依据。1989 年，《中华人民共和国传染病防治法》颁布，使我国对医疗废物的管理有法可依，有据可循。其中对医疗废物处置、监督管理、法律追责进行了明确规定。1996 年，《医疗垃圾焚烧环境卫生标准》（CJ 3036-1995）得以颁布，其中对医疗垃圾焚烧标准值及检测方法进行了规定，使各项操作在制度的规范下得到了严格把控。1996 年 4 月施行《中华人民共和国固体废物污染环境防治法》，其中第四章就特别规定了危险废物的污染防治。该法的颁布标志着中国污染防治法律体系已基本建立，结束了我国医疗废物管理长期无法可依的状况，成为我国医疗废物管理的坚实支柱。2003 年 6 月，国务院出台了《医疗废物管理条例》，这是我国关于医疗废物管理最新的全国统一实施的条例。同年 8 月，卫生部为了更好地贯彻落实《医疗废物管理条例》，各部门还制定了《危险废物储存污染控制标准》《医疗废物管理行政处罚办法》《医疗卫生机构医疗废物管理办法》《突发卫生事件应急条例》等相关配套法规。同年 10 月，卫生部、国家环境保护总局又联合发布了《医疗废物分类目录》，对医疗废物进行了统一分类，12 月，国家环境保护总局发布了《医疗废物集中处置技术规范》（环发〔2003〕206 号），对医疗废物的暂存、运送、交接、处置等进行了明确规定。此外，一系列医疗废物处置的国家标准也在相关行政部门的拟定下相继出台，如《医疗废物转运车技术要求》《医疗垃圾焚烧环境卫生标准》等。2015 年，我国新修订的《环境保护法》也在传统的污染种类中新增加了医疗废物。这一系列法律法规的接连出台，充分说明了国家、政府、人民对医疗废物管理的重视，在经过多年的实践探讨和理论研究，已逐步形成了以《宪法》为根本法，以《环境保护法》为基本法，以《放射性污染防治法》《传染病防治法》《固体废物污染防治法》等单行法和《医疗废物管理条例》及配套的法规为主体的较完整的医疗废物管理法律体系。

二、实验动物领域废弃物处理的相关规定

（一）国外有关实验动物废弃物处理的法律法规和政策

国外对实验动物废弃物的处理主要遵从医疗废物处理和实验室废弃物处理的相关法规。如美国环保署出台了《感染性废物管理导则》，对感染性废物的概念、分类进行了明确规定，并对不同类别的感染性废物处置技术提出了相应要求。《欧洲废弃物框架指令》是欧洲国家废物处理的指导性文件，实验动物废弃物的处理还需遵循《传染病预防和控制法》《职业健康与安全法》等法规中的相关规定。日本的一些平台组织发布《感染性废弃物处理指针》（2009 年）、《感染性废弃物收集搬运自主基准》、《感染性废弃物焚烧处置基准》等行业指南、行业标准性文件，对实验动物废弃的收集、运输、储存、处理、最终处置各个环节的有效管理体系。

在实验室废弃物处理方面，世界卫生组织于 1983 年出版了《实验室生物安全手册》，首次介绍了生物安全实验室内废弃物处理处置的设计和设施，是生物安全领域开创性的指导性文件。在该领域受到广泛认可并应用的法规还包括美国疾病控制与预防中心 CDC/ 国立卫生研究院 NIH 出版的《微生物和生物医学实验室生物安全手册》和加拿大出版的《实验室生物安全指南》（以下简称《NIH 指南》），这两份文件体系完整、操作性强，提出了详细的废弃物处理原则和应具备的消毒设备及消毒方式，值得借鉴。

（二）我国实验动物废弃物处理的相关规定

1. 实验动领域相关法规

目前实验动物领域相关法规对实验动物废弃物的规定还比较简单，2017 年国务院修订的《实验动物管理条例》中没有具体规定实验动物尸体处置方式，条例中只提到"实验动物患病死亡的，应当及时查明原因，妥善处理，并记录在案"。有部分省市实验动物管理条例中要求在具有动物防疫条件合格证或者医药废弃物处置经营许可证的机构进行实验动物尸体无害化处置，禁止使用后的实验动物流入消费市场。2019 北京市发布的《北京市实验动物尸体处理管理规定》，明确将实验动物尸体分为三类，一是医疗机构动物实验产生的动物尸体由医疗废物处理机构处理，二是非医疗机构动物实验产生的动物尸体交由危险固废处理机构处理，三是非医疗机构生产单位产生的未经何实验的动物尸体按农村养殖动物无害化处理。该规定还对并对实验动物尸体处理单位的资质、处理要求进行了严格的规定，这是我国最全面的实验动物尸体处理管理办法。

2. 农业及生物领域废弃物处理的相关法规

实验动物废弃物处理除遵循实验动物本领域的法规外，还应遵循其他相关法规。

2021 年颁布的《生物安全法》第四十七条规定"病原微生物实验室应当采取措施，加强对实验动物的管理，防止实验动物逃逸，对使用后的实验动物按照国家规定进行无害化处理，实现实验动物可追溯。禁止将使用后的实验动物流入市场。病原微生物实验室应当加强对实验活动废弃物的管理，依法对废水、废气及其他废弃物进行处置，采取措施防止污染。"

《动物防疫法》第 21 条 "染疫动物及其排泄物、染疫动物产品、病死或死因不明的动物尸体，运载工具中的动物排泄物以及垫料、包装物、容器等污染物，应当按照国务院兽医主管部门的规定处理，不得随意处置"；第 25 条第 4款禁止屠宰、经营、运输、加工、贮藏 "病死或死因不明的" 动物和动物产品。《畜牧法》第 39 条第 4 款要求畜禽养殖场、养殖小区应当具备 "有对畜禽粪便、废水和其他固体废弃物进行综合利用的沼气池等设施或者无害化处理设施"。

2011 年修订的《医疗废物管理条例》在第五十五条规定："计划生育技术服务、医学科研、教学、尸体检查和其他相关活动中产生的具有直接或间接感染性毒性以及其他危害性废物的管理，依照本条例执行。" 2003 年由原国家卫生和计划生育委员会发布的《医疗废物分类目录》将诊疗过程中产生的人体废弃物和医学实验动物尸体等归类为病理性废弃物，对实验动物废弃物的分类明确，为实验动物废弃物的选择适当的处理方法提供了法律依据。

《食品卫生法》明确规定，禁止出售、买卖死因不明的动物及产品，对违返规定的给予适应的处罚，要求停止经营，甚至吊销其生产许可。《中华人民共和国产品质量法》中同样规定，对民众身体健康有威胁的动物产品，要停止生产、销售，给予最严厉的处罚，依法追究其刑事责任。

为了加强对实验室废弃物的管理与监督，我国政府也陆续颁布了一系列废弃物处理的法律法规与标准，逐步将废弃物的管理纳入法治化轨道，同时也在一定程度上规范了生物危险废弃物处置的管理和操作流程。其中《实验室生物安全通用要求》是针对高致病性生物安全实验室的生物安全和管理的总体要求，它的颁布和实施在一定程度上填补了我国生物安全实验室管理体系的空白。

三、废弃物处理的原则与要求

（一）实验动物废弃物管理基本原则

《固体废物污染环境防治法》第一章第三条规定国家对固体废物污染环境的防治，实行减少固体废物的产生量和危害性、充分合理利用固体废物和无害化处置固体废物的原则，促进清洁生产和循环经济发展。所以实验动物废物管理应遵循"减量化""资源化"和"无害化"原则。资源化是实验动物废弃物减量化的前提条件，而实验动物废弃物减量化和资源化的目的是无害化。三者相互渗透、相互交融，在实验动物废弃物管理过程中各自发挥着不同的作用。减量化原则更多关注的是废物产生的源头，旨在从源头上控制并减少废物产生量。资源化原则将重点放在废物产生的整个过程，旨在提高产品和服务的利用率。无害化原则是一种末端治理方法，是指对已经产生且不能进行资源化的医疗废物进行安全处置。

1. 减量化原则

实验动物废物减量化是指在废物产生的源头就尽量避免或减少产出量，来实现对自然资源的节约和保护。其强调从源头上预防或控制废物的产生。要实现实验动物废弃物的减量化，首先要加强动物实验的饲养管理和疾病防控、减少发病死亡率，减少粪污排放量。通过物理吸附、化学方法或生物发酵等方法将有害气体进一步吸收或抑制，减少向大气中排放。其次是加强对动物实验方案的审查，尽量对实验动物用替代方法，使用最小数量的动物进行动物实验，加强人员技术和责任心的培训，尽量避免人为因素造成的动物实验失败而增加动物数量。坚持节约的原则，尽量使用环保的实验物品中，减少对一次性医疗器具的使用，提倡不用或少用包装物，建立试剂耗材共享平台，减少试剂耗材的购买量和使用量。

2. 资源化原则

废物资源化是指为实现可持续发展和循环经济，而对废物进行回收、加工、再利用，使其再次成为可供使用的资源。它是有效减少废物产量的有效途径和方法。实验动物废物当中大约只有很少的一部分属于感染性废物，需要严格按规定进行专业处置，绝大多数废弃物是可回收再利用的，将 Beagle 犬的粪污通过无害化处理后能变为有机化学肥料等种植业的生产资料，将 Beagle 犬养殖产生的粪便通过在沼气池中进行发酵后所产生的沼渣和沼液可作为有机肥料施用，沼气则是很好的清洁能源。可将废空瓶当利器存储器、制成简易收纳盒，放置样品或离心管等。废纸箱、废塑料瓶等也可回收利用。

3. 无害化原则

无害化处理即用物理化学方法使带菌、带毒、带虫的患病动物及其副产品和尸体失去传染性与毒性而达到无害的处理。对动物及其产品、废弃物的无害化处理的首要目的是防止疾病的感染、传播，减少疾病传染源，减少环境污染，确保人和实验动物的健康、安全。特别是对于一些患有人畜共患病（如 SARS、狂犬病等）的实验动物尸体及其废弃物进行无害化处理显得更加必要。废弃物处置的管理应符合国家和地方的相关法律规范要求，将操作、收集、运输、处理及处置废弃物的危险减至最小，将实验废弃物对环境的有害作用减至最小。实验室废弃物处理，所有感染性材料必须在实验室内清除污染、高温灭菌或以规定的方式包裹运至政府指定地点焚烧。所有弃置的实验室生物样本、培养物和被污染的废弃物在从实验室取走之前，应使其达到生物学安全。

（二）我国实验动物废弃物管理的要求

1. 分类收集

实验动物废弃物废物应按照 GB/T 31190–2014《实验室废弃化学品收集技术规范》、GB 18597–2001《危险废物贮存污染控制标准》有关要求做好分类收集工作，建设规范且满足防渗防漏需求的贮存设施，并按普通有机类、普通无机类、含重金属类、含汞等高危物质（除剧毒品外）类、剧毒废试剂类、易燃易爆类、实验室产生的医疗废物等七分法进行分类存放，要按照相关法律法规要求执行危险废物申报登记、管理计划备案、转移联单等管理制度，做到分类收集贮存、依法委托有资质的单位进行处置。

2. 集中处理

参考《医疗卫生机构医疗废物管理办法》《北京市实验动物废物无害化管理办法》等相关文件对感染性、损伤性、病理性废物，麻醉药品，精神药品，过期药品，放射性药品等应做好集中处理，可先在使用单位按要求集中暂存，然后再由有资质的公司进行集中处理。

3. 安全处置

实验动物废弃物具有高危险性和高传染性，所以处理设施不能因陋就简，严格按照高标准、高要求建设，防护设备到位，人员到位，技术措施到位，科学处置，确保安全、稳定、无害和无二次污染。

4. 加强监管力度

一方面要加大对《重大动物疫情应急条例》和《动物防疫法》等法律法规和技术规范的宣传力度，同时要加大对实验人员的理论普及和技术培训，规范实验动物尸体处理的流程，完善监管检查制度，严厉处罚任何单位和个人随意丢弃动物尸体及其废弃物的不规范行为，对违反有关规定的单位及个人，视其性质和情节轻重追究责任，只有在每一个环节上加强监管力度，才能消除因为不规范处理实验动物尸体引起的人类健康隐患。

四、废弃物的分类及不同废弃物处理的标准化流程

（一）实验动物废弃物分类

实验动物废弃物简单分为普通垃圾、普通实验动物废弃物和医疗废弃物。普通垃圾，如动物包装盒等可按照普通垃圾分类后送市政垃圾场处理。普通实验动物废弃物，如生物安全一级动物实验室产生的动物垫料、粪污、冲刷笼盒的污水，应建立无害化处理标准，进行无害化处理与利用。实验动物废弃医疗废弃物，通常参照《医疗废物管理条例》《医疗废物分类目录》及《国家危险废物名录》进行分类、冷冻后，交由指定机构进行无害化处理。动物实验废弃物可分为病理性、感染性、损伤性、药物性、化学性等。

1. 感染性废弃物

是指有一定感染性的并可能造成疾病人畜传播危险的病原微生物的动物医疗废弃物。包括被病畜污染过的物品和用具及血液、动物排泄物，比如各种使用过的棉签敷料等；使用过的培养基、细菌、病料及有毒种保存液；各种废弃的动物标本；废弃、污染的动物血液、血清等和使用过的医疗卫生用品、器械等具有感染性的物品。

2. 病理性废弃物

在动物实验和教学过程中产生的动物尸体、组织及器官。

3. 损伤性废弃物

在动物实验过程使用后能损伤人体健康的废弃医用锐器。如一次性注射针头、输液用针头、一次性手术刀片、缝针、载玻片、玻璃安瓿等玻璃类的器皿。

4. 药物性废弃物

包括已过保质期、有变质、潮解现象，或被污染的废弃的动物药品、免疫制剂；过期变质的血清、抗原和疫苗等。

（二）不同废弃物处理的标准化流程

1. 废弃物处理指导原则和参照依据

实验动物废弃物的处理应严格遵守国家有关规定，以不造成污染源、避免交叉感染为原则。实行专人领导、专人负责，参考国家相关标准或技术规范制定相应的规章制度和相关管理责任制，是开展实验动物废弃物无害化处理工作的前提和关键。（表 10-2）

表 10-2　废弃物处理的技术规范和国家标准

序号	文件名称	文件号
1	医疗废物集中处置技术规范（试行）	环发〔2003〕206 号
2	医疗废物分类目录（2021 年版）	国卫医函〔2021〕238 号
3	医疗废物转运车技术要求（试行）	GB 19217
4	医疗废物焚烧炉技术要求（试行）	GB 19218
5	危险废物焚烧污染控制标准	GB 18484
6	危险废物贮存污染控制标准	GB 18597
7	国家危险废物名录（2021 年版）	部令 第 15 号
8	大气污染物综合排放标准	GB 16297
9	恶臭污染物排放标准	GB 14554
10	污水综合排放标准	GB 8978
11	危险废物鉴别标准	GB 5085.3
12	畜禽产品消毒规范	GB/T 16569
13	城市污水再生利用 工业用水水质	B/T 19923
14	畜禽养殖业污染物排放标准	GB 18596
15	畜禽养殖业污染防治技术规范	HJ/T 81-2001

续表

序号	文件名称	文件号
16	病死及病害动物无害化处理技术规范	农医发〔2017〕25 号
17	实验室生物安全通用要求	GB 19489–2008
18	北京市实验动物尸体处理管理规定	〔2019〕90102 号

2. 实验动物废弃物处理的标准操作规程

（1）实验动物废弃物的收集与暂存

所有实验动物废弃物均应在产生地进行区分和分类，并以相应的方式打包和存放，防止和避免废弃物在得到有效处置之前挥发扩散，从而对实验设施的环境产生持续生物危害。

贮存室必须密闭，避免臭气外泄，防止苍蝇、蟑螂、蚊子及啮齿类动物侵入。废弃物容器的边沿或底部要防止渗漏。生物垃圾袋在整个收集、处理和丢弃过程中都需要被打包或密封。废弃物除用塑料袋密封之外，应以储存桶或深托盘等二级容器盛载，避免搬运中泄漏、渗出、逸散、飞扬，盛载废弃物的容器应该选择金属或塑料材料，坚固耐磨，贮存容器和设施应该经常清洗保持清洁。

垃圾袋是单向处理处置方法，即切勿将生物垃圾从其中一个垃圾袋倒入另一个垃圾袋内，这一行为会使污染扩散并增加人员暴露的风险。

如果是动物性废弃物（病理性废弃物），必须用黄色垃圾袋进行双层打包。在储存和处理过程中，袋子封口的方式必须使液体挥发的可能性降到最低。

所有用于废弃物的初级容器和设备在收集、储存和处置时须贴上相应的危害性标识，包括用于储存动物尸体的冰箱。

感染性废弃物应先灭菌后才能暂存，在消毒或灭菌之前，不得挤压或与其他废弃物混合。如果已消毒的感染性废物与其他固体废物混合，容器须贴上标签，以表示该容器含有已经消毒的感染性废物。

废弃物应定期清理。危险废物储存在实验室内不应超过 7 天，感染性废弃物暂存不应超 24 小时。

清理废弃物时要注意避免气溶胶的产生，工作人员应配备安全防护措施。

（2）粪污的无害化处理

粪污的无害化处理应遵循 NY/T 1168《畜禽粪便无害化处理技术规范》要求，对粪便及其他污物等应运送到粪场及时进行处理，废弃处理场要严格管理。每天要对 Beagle 犬舍内的粪污定时进行清理。其工艺主要有 2 种。

水冲粪。通过每天冲洗犬舍将污物冲入粪沟中，然后定时从沟端放水进行冲洗，将沟中的粪污等随水冲入粪便主干沟内，继而流入地下粪池，或者采用泵吸的方式进入地面储粪池。优点：舍内的环境清洁，劳动强度小。缺点：用水量和能源消耗比较大，污水处理设施的建设成本高。

刮板机械清粪。一般有较大规模的实验 Beagle 犬养殖基地可以使用刮板机清粪的工艺。在犬舍的漏缝地板下建造清粪槽，再将刮粪板安装于槽底。每天定时开启动力设施带动刮粪板将粪槽内的粪尿刮到圈舍外。采用机械清粪的优点主要是可以显著降低劳动力成本，提高工作效率。缺点是购置设备的投资较高，同时维持设备正常运转的成本也较高。

一般 Beagle 犬的粪污可在化粪池中集中处理用作肥料，也可掩埋处理，但感染性粪污需经灭菌无害化处理后予以掩埋。

（3）动物尸体的处理

动物尸体是实验动物设施产生的主要废弃物之一。设施中必须设置容量充足的冷藏设备暂时贮存尸体。非感染性物或放射性物质的动物尸体可以直接掩埋或焚烧。感染性的动物尸体应用装载生物危害物质的塑胶袋妥善包装，经蒸汽高温高压灭菌后再以一般处理无害性动物尸体方法如置入冷冻库冷冻保存（较大动物尸体可经适当肢解）。尸体由冷冻库取出后需先解冻再予以焚烧以避免燃烧不完全及浪费燃料。解冻时应在适当的场所避免解冻水之污染。放射性动物尸体应以装载放射性物质的塑胶袋妥善包装，利用专用烘箱以 60～70℃将尸体水分烘干。为避免烘干过程产生恶臭，可利用微波炉加热使水分分离，经干燥后的动物尸体可按放射性废弃材料交由有资质的公司处理。医疗机构动物实验产生的动物尸体由医疗废物处理机构处理，非医疗机构动物实验产生的动物尸体交由危险固废处理机构处理，非医疗机构生产单位产生的未经何实验的动物尸体按农村养殖动物无害化处理，在动物尸体处理过程应建立可追溯机制。

尸体无害化处理方法根据国家相关要求委托指定处理机构进行无害化处理。

（4）液体废弃物的处理方法

实验动物废水主要由洗涮污水、尿液、饲料残渣，夹杂粪便及圈舍冲洗水，含有大量的污染物，包括微生物、悬浮物、有机物，直接排放到化粪池，处理后集中排入城市排污管网。实验室废液分为一般化学废液、剧毒化学废液、废旧化学试剂、废旧剧毒化学试剂，由专职的管理人员按要求分类将废液收集统一存放管理，交由有资质的公司进行处理。

（5）气体废弃物的处理方法

动物粪尿发酵分解产生的氨、氯、硫化氢和硫醇等是具特殊味的有害气体，其中氨的浓度最高，因而以其浓度作为判断有害气体污染程度的指标之一。有害气体浓度过高，可直接刺激实验动物和人的眼结膜、鼻腔及呼吸道的黏膜导致流泪、咳嗽并损害动物与人的健康。为减少臭气产生而造成的影响，在规划实验动物设施时就应予以足够的重视，如安装独立的空调系统或脱臭设备，利用压差控制臭气的外泄等。增加犬舍的清洗排泄物次数、保持室内干燥、定期药浴控制体外寄生虫感染来减少臭气的产生。废气需经过滤方可向大气中排放，各种过滤器应定期清洗、消毒或者更换。

（6）"锐器"废弃物的处置

装有"锐器"的容器在使用时必须盖好盖子，当容器装满 3/4 体积时或物品不能自由落入容器中时就必须关闭，并且"锐器"盒一旦被封口，在不破坏的情况下无法被再次打开（"锐器"盒必须是可封闭的，以防止物品从容器中倒出来）。

切勿将容器装得过满，禁止使用暴力弯曲或折断锋利的废弃物使其能装入收纳"锐器"的容器中。

将可重复使用的"锐器"（手术刀或注射器）置于有盖容器内，在使用结束时进行消毒。在去污染处理前不得重复使用。

禁止将"锐器"丢弃在任何垃圾袋内。

第十一章 实验 Beagle 犬常见疾病

实验 Beagle 犬的健康状态是质量控制的重要目标之一，也是实验 Beagle 犬作为生命科学研究和生物医药产业发展的支撑保障条件的基本要求。虽然实验 Beagle 犬是依据相关标准在实验室条件下经过科学培育和驯养繁殖的实验动物，但由于设施条件变化、免疫计划缺陷、健康检查缺位、隔离检疫失当、免疫功能低下等原因，都会导致实验 Beagle 犬因细菌、病毒、真菌和寄生虫等病原感染引起实验 Beagle 犬发病；即使感染后不发病而呈现隐性感染，也可引起生理、生化及免疫学指标的改变，直接影响科学实验结果的可靠性和准确性。除了病原微生物和寄生虫等生物因子的影响外，饲料中的营养素缺乏或存在其他方面的问题，导致实验 Beagle 犬营养不良，影响实验 Beagle 犬的生长和繁殖性能，使得实验 Beagle 犬的健康状况和抗病能力下降。同时，营养因素还与一些非传染性疾病的发生、发展与转归密切相关。因此，了解和掌握实验 Beagle 犬常见疾病的发生规律和影响因素，开展针对性的健康检查和质量评价，并采取有效的防控措施，是保障实验 Beagle 犬健康的关键环节和工作重点。

第一节 病毒性疾病

一、犬瘟热（Canine distemper）

犬瘟热（Canine distemper）是犬的一种古老的传染性疾病，传染性强，发病率高，常引起大批犬等犬科动物发病。我国实验动物标准将犬瘟热病毒

（Canine Distemper Virus，CDV）列为必须检测项目，并要求免疫接种疫苗。

（一）流行病学

犬瘟热是由 CDV 引起的一种犬高度接触性、致死性疾病。病犬和带毒犬是该病最主要的传染源。患病痊愈动物带毒可长达 6 个月，通过排泄物和分泌物排出病毒，是非常危险的隐形传染源。主要传播方式为直接接触，可通过消化道、呼吸道传播及黏膜感染，也可通过胎盘垂直传播，造成流产和死胎。此外，CDV 也可通过鼠类粪便、吸血昆虫及饲养用具等引起间接传播。

该病一年四季均可发生，冬春季多发。不同年龄、性别和品种的犬均可感染，断奶前的仔犬因母源抗体保护，80% 不受感染，断奶至 1 岁的幼犬最为易感。2 岁以上的犬发病率逐渐降低，老龄犬极少发病。纯种犬和警犬比土种犬的易感性高，且病情严重，死亡率高。

（二）临床症状

临床症状与 CDV 的毒力、犬的年龄、饲养条件及免疫状态有关。幼犬 7 日龄内感染常出现心肌炎，因 CDV 侵害眼神经和视网膜常导致眼睛突出失明、胀大、瞳孔反射消失等症状。妊娠母犬感染可发生流产、死胎和幼犬成活率下降。犬发病常因嗅觉细胞萎缩而有嗅觉缺陷。典型症状表现为病初期的"双向热"症状，即病初体温升高至 39℃以上，持续 8 ～ 18 小时后进入 1 ～ 2 天的无热潜伏期或低热期，精神和食欲有所好转，之后体温再度升高，并持续数天。病犬眼、鼻分泌物由浆液性转化为黏液脓性，随即出现消化道和呼吸道症状，初期粪便正常或便秘，不久出现恶性腹泻，粪便中带有黏液、恶臭，有时混有血液和气泡。干性咳嗽转为湿性咳嗽，严重时病犬因鼻塞而张口呼吸或呈现腹式呼吸，随病情恶化而呼吸减弱。一般感染后 3 ～ 4 周进入病程后期，出现神经症状，如癫痫、好动、转圈和精神异常等。

（三）诊断

本病诊断比较困难，经常出现与多杀性巴氏杆菌、支气管败血波氏杆菌、沙门菌，以及传染性犬肝炎病毒、犬细小病毒等病原的混合感染或继发感染，使得症状复杂多样。因此，还需将临床资料与实验室检查结果相结合做出确诊。

1. 病毒分离（或病原学检查）

发病早期可收集眼分泌物、鼻液或尿液，病死动物可采脑、肺、脾、肝骨髓等，利用原代细胞（如犬或貂肺巨噬细胞、肾细胞等）或传代细胞（MDCK、Vero、CRFK 等）培养分离 CDV。

2. 病理学诊断

解剖可见肺、脾、肾、肝、心肌充血、出血。病理学检查可在泌尿道、膀胱、胆管、肠黏膜上皮细胞内及肾上腺髓质、淋巴结、扁桃体和脾脏的某些细胞中可见嗜酸性胞浆内包涵体。

（四）预防与治疗

1. 预防

免疫接种 CDV 疫苗是最有效的预防措施。母源抗体最长可以维持到幼犬出生后的 84 天，故幼犬的免疫应依据母源抗体的消失时间而定。康复犬能产生坚强持久的免疫力。一旦发生犬瘟热，应立即隔离病犬，并彻底消毒。

2. 治疗

在发病初期和中期首选大剂量犬瘟热单克隆抗体或高免血清，再配合使用干扰素等。合理使用抗生素控制细菌的继发感染，可以减少死亡，缓解病情。对于无治疗价值的病犬实施安乐死，安乐死犬和病死犬进行无害化处理。

二、犬细小病毒感染

犬细小病毒感染（Canine parvovirus infection）又称犬传染性肠炎或犬病毒性肠炎，是由犬细小病毒引起犬的一种急性、接触性、致死性疾病。以发病急、病程短、传染性强、死亡率高等为主要特点。我国实验动物标准将该病毒列为必须检测项目，并要求免疫接种疫苗。

（一）流行病学

该病发病急、死亡率高，常呈爆发性流行。病犬是该病主要的传染源，感染后 7～14 天可通过粪便向外排毒，通常 7～8 天是排毒高峰。急性发病期的呕吐物和唾液腺中也含有病毒。康复犬可长期通过粪便向外排毒，污染饲料、饮水、食具及周边环境。无症状的带毒犬也是重要的传染源。消化道是主要的传播途径。对不同年龄、性别、品种的犬均有易感性，尤其以刚刚断奶至 90 日龄的幼犬最为易感，病情也较严重。

该病发生没有明显的季节性，但以冬春季多发，天气寒冷、气温骤变、饲养密度过高、拥挤、有并发感染等，均可加重病情和增加死亡率。

（二）临床症状

犬细小病毒感染的潜伏期因动物自身免疫力和并感染剂量的不同而不同，一般为 7～14 天，病毒侵入初期时动物不表现症状，5～7 天后出现病毒血症。根据临床症状可分为肠炎型、心肌炎型和慢性型，但主要以肠炎型和心肌炎型两种居多。

1. 肠炎型

主要以 3～6 月龄的幼犬发病为主。病初体温升高可达 40～42℃，病犬出现抑郁、厌食、呕吐等症状。发病后 1～2 天开始腹泻，随病程发展到中期，食欲废绝、呕吐频繁、腹泻加重，血便带有特殊的腥臭。后期病犬出现脱水严重、眼球萎陷、鼻镜干燥、被毛粗乱、体重减轻等症状。病程通常 1～2 天，死亡率可达 40%～50%。

2. 心肌炎型

又称急性型，多见于缺乏母源抗体的 4～6 周的幼犬，常无任何先兆，或仅表现轻度腹泻，继而突然衰弱、呼吸困难、脉搏快而弱，心脏听诊出现杂音，心电图发生病理性改变。病程一般不超过 24 小时，死亡率为 60%～100%。

3. 慢性型

主要见成年犬、家犬或注射过犬细小病毒疫苗的犬，主要表现为精神沉郁、食欲锐减甚至废绝，频繁呕吐、腹泻。

（三）诊断

根据临床症状，结合流行病学特征和病理变化可以做出初步诊断。确诊则需要进行实验室检测。

1. 病毒分离

将病犬粪便材料无菌处理后，接种胰蛋白酶消化的 MDCK、FK81、CRFK 等易感细胞的新鲜细胞悬液中同步培养。37℃培养 4～5 天，电镜观察细胞培养物中的病毒形态。患犬病初粪便、肠黏膜中含有较多的犬细小病毒粒子，可用电镜负染观察犬细小病毒粒子。也可采用分子生物学检测 Nested PCR、RT-qPCR 和原位 PCR 等方法检测病毒核酸，特别适用于感染初期犬细小病毒感染的快速诊断。

2. 免疫学检测

主要包括琼脂扩散实验、对流免疫电泳、血凝试验、血凝抑制试验、血清中和试验、间接免疫荧光试验、酶联免疫吸附试验（ELISA）、免疫层析法等方法，可检测粪便和组织样品中病毒抗原或血清抗体。

3. 病理学诊断

肠炎型病例的病变主要在空肠和回肠，肠腔扩张，内容物水样，一般混有血液和黏液；肠黏膜上皮变性、坏死、脱落、绒毛萎缩，偶见上皮细胞内包涵体。心肌炎型病例可见心脏扩张，心房和心室内有淤血块，心肌和心内膜有非化脓性坏死灶，心肌纤维变性、坏死，受损的心肌中常见核内包涵体。

（四）预防与治疗

1. 预防

免疫接种犬细小病毒疫苗是最有效的预防措施。在幼犬母源抗体低于 1∶10 时，95% 以上的犬对犬细小病毒弱毒疫苗产生免疫应答，接种后 2 天即产生抗体，接种后 14 天血凝抑制效价可达 1∶2560，并能维持至少两年的保护性滴度（1∶80）。

2. 治疗

该病发病快、病程短。临床上主要采用对症治疗、特异性疗法和支持治疗，止泻可用合霉素或链霉素等内服，注射犬细小病毒单克隆抗体效果较好，采取措施清理胃肠道，避免发生脱水性和中毒性休克。

三、犬腺病毒感染

犬腺病毒 I 型（Canine adenovirus type I，CAV-1）又称犬传染性肝炎病毒（Infectious canine hepatitis virus，ICHV），是引起传染性犬肝炎（Infectious canine hepatitis，ICH）的病原。犬腺病毒 II 型（Canine adenovirus type II，CAV-2）可引起犬的传染性喉气管炎，也是引起幼犬腹泻的病原之一。我国实验动物标准将该病毒列为必须检测项目，并要求免疫接种疫苗。

（一）流行病学

ICH 是由 CAV-1 引起的犬的一种急性败血性传染病。病犬和康复犬是 ICH 的主要传染源。直接接触病犬（唾液、呼吸道分泌物、尿液、粪便等）和接触污染的用具是本病的主要传播途径，也可发生胎内感染造成新生幼犬死亡。康复犬尿液中排毒时间可达 180 ～ 270 天，是造成其他犬感染的重要疫源。CAV-1 主要感染犬和狐狸，但其他动物如山狗、狼、浣熊等也可感染，虽然 CAV-1 抗体呈现阳性，但极少有临床发病。

传染性喉气管炎是由 CAV-2 引起的一种传染病，病犬和病狐是主要的传染源，可长期带毒，因此，一旦发生就很难根除。病犬和带毒犬可通过唾液、粪便和尿液等分泌物和排泄物排出的病毒污染环境、饲料和用具等，犬通过舔食、呼吸而发生感染。康复后带毒的犬是本病最危险的传染来源，尿中排毒可长达 6 ～ 9 个月。常见幼犬和幼狐是主要的易感动物，尤其是刚断奶的幼犬和幼狐发病率和死亡率都较高。

（二）临床症状

引起 ICH 的 CAV-1 感染潜伏期为 6～9 天，表现为最急性的病犬在出现呕吐、腹痛和腹泻等症状的数小时之内死亡。急性型病犬怕冷、体温升高、精神抑郁、食欲废绝、渴欲增加、呕吐、腹泻、粪便带血。亚急性病犬症状轻微，特征性症状是角膜水肿，即"蓝眼"病。眼睑痉挛、羞明和浆液性眼分泌物。角膜混浊，眼反射减弱。

引起传染性喉气管炎的 CAV-2 感染潜伏期为 5～6 天，主要表现为持续性发热，持续 6～7 天的刺耳干咳或致死性肺炎。其他症状包括有神经抑郁、食欲不振、呼吸困难、肌肉震颤和浆液 - 黏液性鼻漏。CAV-2 还可引起幼犬腹泻，粪便稀软，混有黏液。

（三）诊断

CAV-1 引起的 ICH 早期症状与犬瘟热等疾病相似，有些还与这些疾病混合发生。因此，根据流行病学、临床症状和病理改变仅可做出初步诊断。需要采取特异性诊断才可确诊。

1. 病毒分离

针对 CAV-1 的分离与鉴定，可采取病犬血液、扁桃体或肝、脾等材料处理后接种犬肾原代细胞或传代细胞，再用血凝抑制试验或免疫荧光试验检测细胞培养物中的病毒抗原。而对 CAV-2 的分离，则需要采取病犬气管内分泌物或扁桃体、颈部淋巴结作为材料，处理后使用与 CAV-1 的同样方法进行病毒的分离和鉴定。

2. 分子生物学检测

已有多种 PCR 检测方法用于 CAV-1 和 CAV-2 的检测，也有通过扩增片段大小来区别 CAV-1 和 CAV-2 的鉴别诊断方法。

3. 血清学检测

主要包括血凝试验、血凝抑制试验、免疫荧光试验、琼脂扩散实验、补体结合试验、血清中和试验和 ELISA 等。CAV-1 能凝集人 O 型和豚鼠红细胞，而 CAV-2 只能凝集豚鼠红细胞，利用这一特性，可将两型腺病毒区分开。

4. 病理学诊断

CAV-1 感染主要表现为全身性败血症变化。在实质器官、浆膜和黏膜上可见大小、数量不等的出血斑点。胆囊壁水肿、增厚，呈灰白色、半透明，胆囊浆膜被覆纤维素性渗出物，胆囊的变化具有诊断意义。镜检可见以肉芽肿性虹膜睫状体炎为特征的病理改变，虹膜和睫状体血管充血，炎性细胞浸润。胆囊黏膜上皮变性、坏死和脱落，黏膜固有层水肿等。

CAV-2 感染的主要病理变化主要见呼吸道，肺膨胀不全、充血，有各种程度的实变区，与周边正常组织分界明显。支气管充血、水肿。肠道病变表现为肠炎，肠系膜淋巴结充血。镜检可见病犬支气管上皮细胞、肺泡隔细胞和鼻甲上皮细胞有核内包涵体。肠炎型在小肠黏膜上皮细胞中可见核内包涵体。

（四）预防与治疗

1. 预防

定期免疫接种疫苗是预防的最好措施。应用最广泛的为 CAV-1 和 CAV-2 弱毒疫苗，两者之间有交叉保护性，免疫 CAV-2 弱毒疫苗的犬能够有效对 CAV-1 产生免疫力，同时可避免免疫 CAV-1 疫苗造成对犬肾和眼的损伤。除疫苗接种免疫外，严格执行检疫措施，加强饲养管理和环境卫生消毒，对防止病毒传入非常重要。

2. 治疗

在 CAV-1 感染的发热期，可用高免血清进行治疗。静脉输液等支持疗法有助于轻症病犬的康复，可用抗生素或磺胺类药物防止细菌的继发感染。目前还没有 CAV-2 的高免血清，一般采用镇咳、祛痰、补充电解质和葡萄糖等对症治疗方法。

四、狂犬病

狂犬病（Rabies）是由狂犬病病毒（Rabies Virus）引起的一种高致死性人

畜共患病。该病呈全球性分布，危害严重，我国将其列为二类动物疫病。我国实验动物标准将该病毒列为必须检测项目，并要求免疫接种疫苗。

（一）流行病学

狂犬病是一种古老的自然疫源性疾病，可引起人和多种动物的致死性中枢神经系统感染。该病的主要传染源是发病动物和带毒动物。狂犬病病毒不同毒株的自然贮存宿主具有显著的地域性，我国报告的病例中 95% 是由犬咬伤致病的，其次是猫。通过患病犬唾液直接接触人和动物的伤口（咬伤）或破损的皮肤、黏膜而感染，经吸入含有大量狂犬病病毒的空气而经呼吸道感染，或误食患病犬的肉或动物间相互蚕食可经消化道感染。

该病呈明显的地方流行性特点，且具有连锁型特征。1 岁以下的青年犬对狂犬病病毒更易感，其原因之一是接受免疫次数少，尚未获得足够的免疫力。狂犬病的流行没有明显的季节性，多呈散发，但春夏季较秋冬季多发。

（二）临床症状

感染狂犬病病毒后，潜伏期长短不仅与病毒毒力、毒量和宿主动物种类有关，而且与感染部位、深度等均有关系。狂犬病的临床表现可分为狂暴型、麻痹型和顿挫型。

感染初期病犬多表现为急性行为改变和头面部神经症状，并出现精神沉郁、吞咽障碍、唾液增多、瞳孔放大等症状为主的前驱期。继而表现为狂躁不安、攻击性强、反射紊乱、喉肌麻痹、主动攻击遇到的动物和人的兴奋期。在此之后进入麻痹期，消瘦、张口垂舌、后肢麻痹、行走摇晃，终因全身衰竭和呼吸麻痹而死亡。

有些犬以麻痹症状为主，即兴奋期很短，麻痹始见于头部肌肉，表现吞咽困难，随后四肢麻痹，最终全身麻痹而死亡。另外，在狂犬病流行的国家中，也存在所谓的"顿挫型感染"，即无症状带毒现象，病程很短，症状迅速消退，但体内仍存在病毒。

（三）诊断

狂犬病的诊断对象主要是咬人的犬，以便为该病的防控提供依据。可根据流行病学资料和临床症状做出初步诊断，确诊需要结合实验室检查。

1. 病毒分离

将未灭活的待检组织悬液脑内接种小鼠（多使用乳鼠），观察 28 天，如待检组织存在病毒，小鼠多在 9 ～ 11 天发病、死亡，之后可采用免疫荧光试验等进一步鉴定。也可选用 BHK-21、鸡胚细胞、小鼠成神经细胞瘤细胞（NA-1300）等细胞进行胞接种试验，检测敏感度与小鼠接种试验相当。

2. 血清学检测

很少用于流行病学调查，因染疫动物血清转阳慢、死亡率高，很难减除感染后产生的阳性抗体。血清学方法主要用于免疫后抗体水平评价，其中荧光抗体病毒中和试验、快速荧光斑点抑制试验和 ELISA 等是国际贸易指定试验。

3. 分子生物学检测

原位杂交、RT-PCR、荧光定量 RT-PCR 等方法敏感、特异，根据扩增片段大小即可确诊，还可采用测序方法进一步确认，以广泛用于狂犬病的快速诊断。

4. 病理学诊断

采用荧光抗体试验直接检查脑组织涂片或用单层细胞进行染色检测，观察到狂犬病病毒核衣壳的特异性荧光灶。该方法检测时间短，准确率可达 95% 以上。也可采用免疫组化试验对病毒抗原进行定位和鉴定，与荧光抗体试验的相关性好。

（五）预防与治疗

1. 预防

免疫接种疫苗是预防狂犬病发生的有效措施。在实验动物国家标准（GB 14922.2-2011）中也明确规定，普通级实验犬应接种免疫。农业农村部《一二三类动物疫病病种名录》也将狂犬病列为二类动物疫病。因此，按照国家有关规定严格犬类管理，认真执行狂犬病防治技术规范、严格按照规定程序注射疫苗是降低犬的狂犬病发生率乃至降低对人的威胁的最为可行的办法。

2. 治疗

目前尚无特效药品治疗狂犬病，且犬一旦发病几乎没有治愈的可能，因此，没有治疗价值。确诊犬应立即实施安乐死，以减少动物痛苦和降低狂犬病传播机会。

第二节　细菌性和真菌性疾病

一、钩端螺旋体病

犬钩端螺旋体病系是由犬感染钩端螺旋体（Leptospira spp.）致病性细菌引起的人兽共患传染性细菌疾病。在人和动物中广泛流行，危害极大。我国实验动物标准将钩端螺旋体列为普通级犬和 SPF 级犬必须排除的病原体。

（一）流行病学

钩端螺旋体（Leptospira）在分类上属于螺旋体目、螺旋体科、钩端螺旋体属，其下有两个种，问号钩体（Leptospira interrogans）和双曲钩体（Leptospira biflexa），其中感染犬的问号钩体主要血清型有黄疸出血型、犬型、波摩娜型和感冒伤寒型等。

钩端螺旋体的自然宿主十分广泛，鼠和猪是两个重要带菌宿主，多呈健康带菌，形成疫源地，它们可通过尿液长期排菌，为该病的主要传染源，犬主要通过接触带菌动物尿液、饮用被污染的水源、在被污染的泥地中嬉戏等方式被感染。钩体也可通过小擦伤或黏膜而穿透皮肤进入机体，感染宿主。该病在我国流行区域广泛，主要分布于长江、珠江和澜沧江流域。

该病发生有明显的季节性，以夏秋季为流行高峰，冬春季少见，时间上有从南到北逐渐推移的倾向。流行形式有发散性，也有地方流行性。各年龄的犬均可发病。公犬的发病率高于母犬，幼犬易感且症状较重。

（二）临床症状

感染动物可表现为轻微的一过性热性病征或严重肺出血综合征，肝脏、肾脏的慢性或急性炎症或功能衰竭等病征。引发犬钩端螺旋体病发生的病原菌类型有多种，其中，最常见的为犬型钩端螺旋体和出血黄疸型钩端螺旋体，这两种病原菌所致的犬钩端螺旋体病临床症状表现具有一定的差异，如前者发病前期主要表现为体温升高、肌肉疼痛、呕吐、精神沉郁、蛋白尿和粪便带血等。后者临床症状相较于前者更加严重，多表现为黄疸、口唇部出现血性疱疹、口腔黏膜及齿龈出血、体温升高、颈腹部肌肉弛缓和震颤、呕吐物里混有血液、尿呈豆油色等。

（三）诊断

1. 临床诊断

由于钩体病是一种人畜共患病，兽医师在进行临床诊断时需特别防护。同时，为了避免误诊，需对发病犬的完整发病史尤其是钩体污染源的暴露情况进行详细的评估。由于钩体病的临床症状较为模糊并且不特异，因此临床诊断较为困难。对于发病犬，厌食、嗜睡和抑郁是最主要的症状，也可能是唯一的症状。另外，在亚急性情况下，经常观察到不愿移动、触诊腹痛、呕吐、多尿／多饮和腹泻。若通过触诊发现有肠梗阻，可采用 X 光检查确定是否出现肠套叠。在有胃肠道不适和肠套叠的幼犬中，应重点考虑钩端螺旋体病的发生，并进行鉴别诊断。在发病初期，明显的黄疸和发热（与经典的黄疸型钩端螺旋体病有关）不太常见。急性死亡可能更常发生在幼犬身上。因此，犬钩端螺旋体病的确诊需要采用实验室方法进行确认。

2. 实验室诊断

与大多数细菌性疾病类似，可通过病原菌的培养进行准确的实验室诊断。但犬钩体的培养存在以下几个问题，首先是所用的培养基比较特殊，并且培养时间较长，犬钩体的培养需要约 3 个月时间，在培养期间需要每周用暗视野显微镜（dark field microscope，DFM）进行观察。另外，采用尿液和病死动物组织作为培养物，还存在杂菌污染的风险。虽然存在一些缺点，但培养方法可以鉴定流行的血清型，在分析流行情况方面有重要作用。

分子生物学检测在某种程度上可以替代培养方法进行诊断，已有定量及定性的 PCR 检测规程及文献。目前的方法可检测所有钩体或所有致病性钩体，通过对 PCR 产物的测序可以确定钩体的基因型。但由于钩体血清学众多，目前还没有一个通用的 PCR 方法能区分所有的血清型。另外，还需对 PCR 试验的假阴性现象特别关注。

抗原染色、荧光抗体检测或免疫组化等技术也可应用于钩体的检测，虽然这些方法敏感度较低，但在活检或尸检获得的组织样本检测中可以发挥一定作用。

血清学检测是目前使用最广泛的检测方法，其中显微凝集试验（microscopic agglutination test，MAT）仍是钩体检测的金标准。以钩体细胞裂解液或重组蛋白作为抗原而建立的 ELISA 方法常用来替代 MAT 方法，ELISA 方法一般是属特异性的方法，无法确定感染的血清型。其中检测 IgM 的 ELISA 方法可以应用于急性发病动物的检测。

（四）预防与治疗

1. 预防

接种疫苗是预防钩体病最行之有效的方法。目前国内市面上存在的主要是六联疫苗和八联疫苗，这两种疫苗都是死菌苗，主要预防黄疸出血型和犬型钩体。另外，还应远离传染源，避免接触带菌动物及被尿液污染的水和饲料。灭鼠杀虫，消灭传染源和中间传播媒介，禁止健康犬与患病犬接触。严禁饲喂实验 Beagle 犬带菌的生肉及其他食物。加强环境卫生，消除和清理被污染的水源、污水、淤泥、饲料、场舍、用具等以防止传染和散播。

2. 治疗

青霉素是世卫组织推荐的人用首选药物，头孢菌素、强力霉素和氯霉素也被用于治疗钩端螺旋体病。研究表明，阿莫西林、氨苄西林、强力霉素和米诺环素在发病犬的治疗中有较好的效果。对于无治疗价值的病犬实施安乐死，安乐死犬和病死犬进行无害化处理。

二、布鲁菌病

犬布鲁菌病（canine brucellosis）是由犬布鲁菌（brucella canis，B.canis）引起的一种传染性人畜共患病，该病在全球范围内均有报道，由于人与犬的接触较多而引起广泛关注。该病在犬舍中极易流行传播。我国实验动物标准将布鲁杆菌列为普通级犬和 SPF 级犬必须排除的病原体。

（一）流行病学

1966 年首次分离到犬布鲁菌，犬布鲁菌分类上属于布鲁菌种（brucellaceae）的布鲁菌属（brucella）。

犬布鲁菌最适宿主是犬，可引起流产。此外，有感染人和其他动物的报道，人主要是通过与病犬亲密接触和实验室操作活菌而感染。从 20 世纪末开始，犬布鲁菌感染人畜所致的布病引起人们的高度关注。在实验用 Beagle 犬中布鲁菌感染报道较多，但流浪犬中布鲁菌的感染率更高。同时，在其他犬科动物和猫科动物中也存在抗犬布鲁菌抗体，非人灵长类也可通过人工方式感染犬布鲁菌。

犬布鲁菌的传播途径主要是口鼻、结膜和生殖黏膜。另外，染病犬的精液、阴道分泌物、尿液均是可能的传染源，由于在感染后数年内，排出的精液中均可检测到布鲁菌，因此交配传播也是感染该菌的重要途径，尤其是感染后 8 周内的精液传染力更强。

（二）临床症状

成年母犬感染该病后的主要症状是流产。大多数情况下，母犬常常在妊娠45 ～ 60 天之间发生流产，而无其他临床症状。在死亡幼犬中发现皮下水肿、充血和出血。流产后 6 周内阴道可能有褐色或灰绿色的分泌物流出。但因为有许多原因都可引起流产，流产不是最可靠的诊断依据。

成活的幼犬表现出全身的淋巴腺瘤，直到 4～6 个月，还可见高球蛋白血症。感染犬布鲁杆菌的成年公犬通常无明显的临床症状。仔细检查可发现有无疼痛的附睾炎，也可能出现前列腺炎、睾丸萎缩、不育、淋巴结病变及菌血症。去势或绝育犬很少感染布鲁杆菌，但常有临床症状。

犬感染流产布鲁菌、马耳他布鲁菌、猪布鲁菌的比较少见，且多为隐性感染，少数表现发热性全身症状，例外情况是出现流产及睾丸炎和附睾炎。

（三）诊断

1. 临床诊断

对于公犬，布鲁菌病的临床症状不是很明显。对于母犬来说，流产、不孕、胎盘滞留、死胎或弱胎均为可能症状。但流产也会发生在其他疫病中。

2. 细菌分离培养

分离布鲁菌仍然被认为是诊断布鲁菌病的"金标准"。根据临床症状选择样本，包括流产胎儿、胎膜、阴道分泌物、乳汁、乳房组织、乳腺和生殖器淋巴管等。将样品接种布鲁菌选择琼脂上观察菌落生长。但布鲁菌的分离培养所需时间较长，通常需要 1 周时间培养及后续的生化鉴定。另外，由于布鲁菌的活菌操作需在生物安全 3 级实验室（BSL-3）进行，也增加了该菌分离培养的难度。

3. 血清学检测方法

目前常用的血清学检测方法包括凝集试验、ELISA、荧光偏振试验、补体结合试验和免疫层析试验等。其中常用的检测布鲁氏菌凝集试验方法有虎红平板凝集试验（RBT）、试管凝集试验（SAT）及乳牛全乳环状试验（MRT）。RBT 和 MRT 适合于初筛，但由于布鲁菌和小肠结肠炎耶尔森菌 O : 9、沙门菌等之间共享的 O- 多糖表位的交叉反应而导致假阳性，血清严重溶血时也会导致假阳性结果。

ELISA 方法具有快速、操作简单、高灵敏度等特点，作为 OIE 布鲁菌病检测方法之一，目前为止国内外众多学者建立了检测布鲁菌病的 ELISA 检测方法。

4. 分子生物学方法

常用分子生物学方法有多重 PCR、实时 PCR 及环介导等温核酸扩增技术（LAMP-PCR）。在国家标准 GB/T 18646-2018《动物布鲁氏菌病诊断技术》中，通过设计 8 对引物，利用多重 PCR 方法在单一反应中可鉴定出 9 种布鲁菌及 3 株疫苗菌株。

实时 PCR 可以高通量筛选临床标本，可提高分析灵敏度。LAMP 是一种简单、快速、低成本、特异、灵敏的基因检测技术，该法对布鲁菌的检测具有较高的特异性，在纯培养基中检测基因组 DNA 的灵敏度为 100 fg，对非布鲁菌菌株无交叉反应。

（四）预防与治疗

1. 预防

无犬用布鲁菌疫苗。目前主要通过加强管理来防止疾病的发生及传播，主要包括对个人养犬及繁殖用的犬群应定期采血检验，种公犬在配种前应做血清学化验，犬舍应经常消毒，不要喂食牛羊等未经检疫的且未经加工的动物组织。若发现病犬应积极治疗或安乐死后无害化处理。

2. 治疗

患病犬通常不建议进行治疗，应及时淘汰。如确需治疗可选用两种或以上抗生素联合治疗方案。传统上，以四环素为基础的抗生素或者氨基糖苷类药物，但氨基糖苷类药物有明显的局限性，如肾毒性、耳毒性、肠胃外投药、眼和中枢神经系统穿透不足等缺陷。由于布鲁菌为胞内寄生菌，抗生素治疗后机体内的布鲁菌最终消除与否尚未可知。

三、沙门菌病

沙门菌病（salmonellosis）是由沙门菌（salmonella spp）引起的人和动物共患传染病的总称，包括伤寒、副伤寒和其他一些以肠炎为特征的沙门菌感染。

在我国实验动物国家标准中，沙门菌是普通级及 SPF 级犬必须检测项目，要求阴性。

（一）流行病学

沙门菌在分类上属于肠杆菌科（enterobacteriaceae），沙门菌属（salmonella）。引起犬发病的主要有鼠伤寒沙门菌（S. typhimurium）、肠炎沙门菌（S. enteritidis）、亚利桑那沙门菌（S. arizonae）及猪霍乱沙门菌（S. choleraesuis），其中以鼠伤寒沙门菌最常见。

该病主要传染源是受感染的动物，人类带菌者亦可作为传染源。主要通过消化道途径传播，偶尔可发生呼吸道途径传播。食物传播是感染沙门菌的主要途径，被沙门菌污染的饲料，尤其是未经加工的生肉等饲料，可导致实验 Beagle 犬的感染。也可通过被感染犬排泄物污染的水源、饲料、外界环境而传播。

该病以夏秋季为多见。本病在犬群中发生，一般呈散发性或地方流行性，饲养管理较好且无不良因素刺激的犬群发病较少。周围环境温度的变化、营养改变、实验处置等因素均可影响本病的致病性和动物的敏感性。

（二）临床症状

本病的一般症状为发生急性胃肠炎，表现发热、食欲减退、腹泻、血便、腹部疼痛。幼犬常发生菌血症和内毒素血症，此时病犬体温降低、虚弱，直至休克死亡。妊娠母犬感染沙门菌后，可致发流产、死胎，产下弱仔。

胃肠炎型在幼龄犬及老龄犬比较多见，初期表现为发热，精神沉郁，食欲下降，而后出现呕吐、腹泻，粪便呈水样或黏液样，有时粪便带血。几天后可出现体重减轻，虚弱脱水，黏膜苍白，毛细血管充盈不良，并可出现休克。

感染严重的病例可出现败血型，患犬精神沉郁，体温降低，虚弱，随后出现胃肠炎症状。有的病例出现神经症状、肺炎症状。

病犬胃、肠黏膜水肿，出血，溃疡，肠黏膜卡他性炎症，严重的肠黏膜脱落，肠壁变薄，肠系膜淋巴结肿大，切面多汁。肝、脾肿大，表面和实质部分有出血点和灰黄色坏死灶。慢性的病例，肝脏呈土黄色。

（三）诊断

根据临床症状怀疑为沙门菌感染时可进行如下检查。

1. 细菌分离及培养

沙门菌是一种兼性厌氧菌，可在37℃条件下生长良好。实验室一般采用麦康凯琼脂、XLD琼脂和黄绿琼脂等成熟的商业化培养基进行沙门菌的培养。但由于临床样本尤其是粪便、肠道和口腔中获得的样本中有其他细菌共存，导致很难培养出沙门菌，因此培养结果阴性并不能排除沙门菌感染的可能性。这种情况应先在选择性培养基或增菌培养基培养24小时，进行增菌后，再在麦康凯琼脂等选择培养基上传代。获得的纯培养物再进行生化鉴定。

2. 血清学检验

人医临床上有用凝集反应及间接血凝试验诊断沙门菌感染。但用于亚临床感染及带菌状态的动物，其特异性则较低。

3. 分子生物学方法

分子生物学试验可从多种样本（水、粪便、环境等）中检出沙门菌，具有快速、成本低的优势。但目前的方法均为实验室自建方法，还没有统一的标准。推荐在对样本进行预增菌后用PCR方法进行检测，所有PCR阳性的样本应在选择性培养基上传代纯菌，从而保证检测的准确可靠。

（四）预防与治疗

1. 预防

避免饲喂死因不明动物的肉类及动物产品。对饲喂的用具要经常清洗消毒，注意环境灭鼠、灭蚊虫。发现病犬及时隔离治疗，使用2%的氢氧化钠溶液消毒环境和用具。病死犬应无害化处理。

2. 治疗

可用抗生素治疗。磺胺类药物如磺胺嘧啶、硫酸卡那霉素、痢特灵等都可治疗。适当配合5%葡萄糖盐水或林格液补液，樟脑磺酸钠强心，也可用0.1%

的高锰酸钾溶液做深部灌肠，有收敛作用。出血严重的使用安络血或止血敏。发病期间给予病犬易消化的流质食物。

四、皮肤真菌病

皮肤真菌病（dermatomycosis）是由皮肤癣菌（dermatophytes）引起的感染性疾病，病原主要有4种：石膏样毛癣菌（trichophyton mentagrophytes，Tm）、石膏样小孢子菌（microsporum gypseum，Mg）、犬小孢子菌（microsporum canis，Mc）和猴类毛癣菌（trichophyton simii，Ts；无性期称arthroderma simii，As）。皮肤病原真菌属人畜共患病原，多种动物均可感染，易在人与动物之间传播，对人员和环境造成影响。

（一）流行病学

皮肤真菌病多呈散发流行，四季均可发生。患病犬、无症状带菌犬、带菌人员及环境都是潜在传染源。健康犬经与带菌犬接触，或通过带菌的饲养、实验人员操作，或与受污染的饲养设施和实验器材接触而感染。在犬抵抗力下降时，如营养不良，微生物缺乏，患免疫疾病，自身免疫缺陷，严重的细菌感染，长期应用抗生素和糖皮质激素等，均可成为此病发生的内在诱因。

（二）临床症状

石膏样毛癣菌引起皮肤瘙痒，皮肤角质层红肿、变色、破溃。与其他细菌或真菌合并感染时可引起化脓，溃烂。

石膏样小孢子菌感染后引起皮肤强烈的炎症反应，有不同程度的脱毛、脱屑，表现为圆形、椭圆形或地图形的毛发折断和缺失区，上面覆盖银白色或灰白色的鳞屑，皮肤增厚、发红，多伴发水疱、结痂。揭开痂皮，痂下创面呈蜂窝状，周围毛成缕粘连，具有特殊的鼠尿臭味。

犬小孢子菌感染主要表现为患部瘙痒，皮肤呈现环形的鳞屑斑，病灶内残留被破坏的毛根，或在环形斑内完全脱毛。严重感染时，病犬皮肤大面积脱毛、红斑或形成痂皮。多部位出现钱币、手掌大小的圆形脱斑，可蔓延至全身，俗称"钱癣"。如抓挠致继发细菌感染，可致患处糜烂、化脓。

猴类毛癣菌感染犬多呈毛内感染，在背部、头颈部及四肢部位可出现白色圆形损伤，有硬痂，常伴有炎症。病灶为不规则形的被毛脱落和缺损、红斑、丘疹、鳞屑。皮肤毛囊被破坏后可导致细菌侵入皮下，引起深部组织感染。表现为蜂窝织炎、毛囊炎、脓癣、皮下组织脓肿、淋巴结脓肿等。

（三）诊断

几种皮肤真菌病的临床症状较为相近，表现为皮炎、红肿、结痂，脱毛、脱屑，呈现不同形状。与其他细菌或真菌合并感染时可引起化脓，溃烂。皮肤真菌病的确诊需要实验室的鉴别诊断。

1. 显微镜检查

从病灶周围刮取少量毛发和皮屑，经 10%KOH 浸泡后直接镜检。石膏样毛癣菌镜下可见分割菌丝和卵圆形小分生孢子，有时可见聚集的小分生孢子，偶见球拍状或结节状菌丝。石膏样小孢子菌镜下可见 4～6 隔纺锤形大分生孢子，壁薄，粗糙有刺；也可见少量棒状小分生孢子和球拍状、破梳状或结节状菌丝。犬小孢子菌镜下可见 4～7 隔纺锤形大分生孢子，壁厚，粗糙有刺；少见棒状小分生孢子，可见球拍状、破梳状、结节状菌丝。猴类毛癣菌镜下主要为 5～10 分隔棒状大分生孢子，壁薄光滑；也可见内生厚壁孢子，具特征性凸透镜状；或存在短棒状小分生孢子，间有螺旋菌丝。伍德灯（Wood's lamp）可用于犬小孢子菌的直接诊断，灯下呈现特异的亮绿色荧光。

2. 分离培养

对皮肤真菌分离培养一般采用沙氏培养基（sabourand dextrose agar，SDA）和皮肤癣菌检测培养基（dermatophyte test medium，DTM），DTM 培养基具有选择性，皮肤病原真菌可使 DTM 培养基由黄变红。根据各种真菌的菌落形态和颜色差异可实现鉴别。

3. 分子生物学检测

皮肤真菌的基因组序列较为接近，分子鉴定方法常依靠 DNA 指纹法，利用产生的多态性图谱对真菌加以鉴别和区分。主要方法包括随机引物 PCR（AP-PCR）、限制性内切酶分析（RFLP）和随机扩增多态性分析（RAPD）。依据皮肤真菌特异性基因构建的多重 PCR 体系可实现对 4 种皮肤真菌的鉴别诊断。此外，扩增真菌的 18S、25S 和 28S rRNA 和 RNA 的内转录间隔区 ITS 段，对产物直接进行测序，再通过序列比对达到准确鉴定的目的。

（四）预防与治疗

1. 预防

保持犬舍环境卫生，对笼具和各种器械定期消毒。饲养和实验人员应严格遵守操作规程，做好防护，避免交叉污染。对犬定期检测，如发现可疑感染，立即隔离。

2. 治疗

对全身感染犬采用抗真菌药药浴，如洗必泰溶液、恩康唑溶液、聚维酮碘溶液等。局部感染可用高锰酸钾溶液、克霉唑酒精溶液、碘酒或灰黄霉素涂擦患处。

第三节 寄生虫病

一、弓形虫病

犬弓形虫病是由龚地弓形虫（toxoplasma gondii）引起的人兽共患原虫病。弓形虫为专性细胞内寄生，感染范围广，对人的危害较大，主要侵害呼吸系统和神经系统，呈世界性分布。

（一）流行病学

弓形虫病属自然疫源性疾病，患病动物或隐性带虫者均为传染源。弓形虫分为滋养体、包囊、裂殖体、配子体和卵囊 5 个发育阶段，均具有感染性。裂殖体、配子体和卵囊只出现在终末宿主猫体内，犬作为中间宿主体内存在滋养体和包囊阶段。随猫科动物粪便排出的卵囊和动物组织中的包囊是弓形虫感染的重要来源。犬常摄食被弓形虫卵囊污染的饲料、饮水和环境污物获得感染。滋养体可经口、鼻、眼、呼吸道黏膜、结膜和破损皮肤感染犬，通过淋巴和血液循环侵入机体有核细胞，进行无性繁殖，最后以包囊的形式存在于脏器和组织中。妊娠犬感染弓形虫后，可将包囊释放的缓殖子随血液循环垂直传播至胎儿。

（二）临床症状

弓形虫感染犬后引起的临床症状与所感染的虫株毒力、数量、途径和犬的免疫状态等多种因素有关。一般成年犬多呈无症状隐性感染。出现症状时类似犬瘟热，表现为发热、食欲不振、精神沉郁、呼吸困难、咳嗽、腹泻和贫血等，以幼犬症状较为严重。在母犬中则表现为流产、早产或死胎。

（三）诊断

1. 显微镜检查

取可疑犬的肺、肝、淋巴组织、体液等做涂片或压片，姬姆萨或瑞特染色后镜检，观察有无虫体，但检出率较低。

2. 血清学诊断

可采用染色试验（DT）、间接荧光试验（IFA）、直接凝集实验（DAT）、间接血凝试验（IHA）和酶联免疫吸附试验（ELISA）等。

3. 分子生物学检测

以 PCR 技术为基础的及 DNA 检测方法日趋成熟。主要靶区有弓形虫 B1 重复序列、P30（SAG1）基因和核糖体 RNA（rRNA）等。可检测各种组织和体液中的痕量弓形虫核酸，相较于 ELSIA 方法具有更高的敏感性和特异性。

4. 病理学诊断

在急性病例中，脏器和组织的病变可出现坏死、出血和水肿等特征病变。

慢性病例中，组织细胞则出现炎性反应。通过尸检可对弓形虫病进行诊断。

5.动物接种法

小白鼠、天竺鼠和家兔等实验动物都对弓形虫有高度敏感性，可用做动物接种。将病犬的组织研碎，接种于小鼠腹腔，观察小鼠是否有特征症状出现，并检查腹腔液中是否存在虫体。

（四）预防与治疗

1.预防

加强饲养管理，注意犬舍环境卫生，及时清扫消毒。禁喂生肉，避免与猫接触。定期进行弓形虫检测，对阳性犬及时处理。

2.治疗

主要使用磺胺类药物，如磺胺嘧啶、磺胺六甲氧嘧啶、磺胺氨苯砜等，也可使用乙胺嘧啶、林可霉素等药物。宜在发病初期及时用药，避免患犬病程进一步发展。

二、犬蛔虫病

犬蛔虫病（toxocarasis）主要是由犬弓首蛔虫（toxocara canis）寄生在犬肠道引起的体内寄生虫病。常引起幼犬发育不良，严重时可导致死亡。其幼虫可感染人，在公共卫生学上具有重要意义。

（一）流行病学

犬经常在胎儿期就已经感染犬弓首蛔虫。低于 3 ～ 5 周的幼犬可能因摄入虫卵而感染。成年犬摄入虫卵感染后症状较轻微。啮齿动物摄入虫卵后，可成为保虫宿主，被捕食后引起犬感染。世界范围内的犬弓首蛔虫感染率为 5.5% ～ 80%。我国犬弓首蛔虫感染率在各地有所不同，且 6 月龄以下幼犬多发，在 7 月龄以上犬内，成虫较为少见。

（二）临床症状

在幼犬中才能观察到明显的临床症状，成年犬中不明显。早期症状有咳嗽和流涕，通常三周后便会消退。严重感染时常引起呕吐、厌食、腹胀、黏液样腹泻、虚弱、生长速度减慢、过敏性瘙痒和特征性口腔异味。偶发癫痫样症状和死亡。幼虫穿透肠道可导致严重贫血，易导致幼犬死亡。

（三）诊断

1. 显微镜检查

采用漂浮法检查粪便中的虫卵，如发现特征性虫卵即可确诊。

2. 血清学检测

已有商用 ELISA 试剂盒应用于人的弓首蛔虫 IgG 抗体检测，因血清学方法存在较多的交叉反应，较少用于犬的诊断。

3. 分子生物学检测

犬弓首蛔虫的分子检测方法主要有普通 PCR、套式 PCR、限制性片段长度多态性 PCR（PCR-RFLP）和实时荧光定量 PCR（qPCR）。目的基因有 ATP 合成酶亚单位 6 基因、C 型凝集素基因（Tc-ctl-4 mRNA）、核糖体第二转录间隔区（ITS2）和 18S rRNA 等。在扩增犬粪便中的犬弓首蛔虫 DNA 时，PCR 的检出率却低于漂浮法。

4. 病理学诊断

通过解剖，检查肠道中的虫体，或组织中是否存在肉芽肿病变。

（四）预防与治疗

1. 预防

注意环境设施、饲料和饮水的卫生，及时清理犬舍内的粪便。对犬群定期驱虫，特别是在母犬怀孕前、怀孕期间和怀孕后须使用伊维菌素，避免宫内感染。新引进的实验 Beagle 犬在进入设施前应严格检疫，如有感染应及时治疗或淘汰。

2. 治疗

可采用噻吩嘧啶（抗虫灵）、丙硫咪唑、左咪唑或芬苯达唑等进行治疗。孕犬可服用伊维菌素或多拉菌素降低宫内感染风险。在怀孕期间可服用司拉克丁进行治疗，但效果尚待验证。

三、犬钩虫病

犬钩虫病（ancylostostomiasis）是由犬钩口线虫（ancylostoma caninum）寄生于犬肠道引起的寄生虫病。犬钩口线虫是一种吸血肠道寄生线虫，人兽共患，呈世界性分布。

（一）流行病学

犬钩口线虫的自然宿主为犬科动物，其传播途径主要是感染期蚴经皮肤或口进入宿主体内造成感染。经皮肤感染时，幼虫经毛囊、汗腺或皮肤破损处钻入宿主体内，24 小时内经淋巴管、静脉进入心脏后到达肺脏，再经咳嗽或吞咽进入肠道，3 ～ 5 周后在肠道中成熟。犬可通过直接吞食或捕食转续宿主摄入幼虫，幼虫在胃肠道黏膜发育，约 2 周后在小肠内成熟。幼虫可在组织内存留较长时间。哺乳期母犬如果带虫，可通过哺乳传给幼犬。有时组织中的幼虫会返回肠道，恢复发育，造成驱虫后的犬复发。

温度和湿度对犬的钩虫感染和钩虫病流行影响较大。虫卵的适宜发育环境为 20℃和 60% ～ 80% 的相对湿度。干燥和极端温度可影响卵的孵育，致使幼虫死亡。犬钩虫病在温带和热带地区非常普遍，在寒冷地区较为少见。

（二）临床症状

犬钩口线虫可引起犬贫血和低蛋白血症。营养充足的成年犬感染后表现为轻度贫血，通常没有明显症状。幼犬感染时，表现为黏膜苍白、腹泻、虚弱、进行性消瘦、心力衰竭，严重时导致死亡，以经哺乳感染时尤为明显。成虫在体内的摄食活动可引起的宿主小肠出血溃疡。移行的幼虫会引起局灶性肺出血，单条虫体可使宿主造成多达 0.2mL 的失血。幼虫在肺部移行时，引起幼犬咳嗽和呼吸困难。当幼虫穿透皮肤时，有时可引起老年敏感犬的皮炎和瘙痒，但较为少见。

（三）诊断

1. 显微镜检查

涂片法。取少量粪便均匀涂布在洁净的载玻片上，直接在显微镜下检查。感染较轻时，宜重复制作 3 张涂片，减少漏检。

漂浮法。将少量粪便置于小管中，加饱和盐水混匀至液面略高于管口，静置 30 分钟后，用载玻片轻轻蘸取瓶口液体并迅速翻转，盖上盖玻片，如镜下观察到特征性虫卵即可确诊。同时结合临床症状和免疫学诊断方法即可确诊。

2. 血清学检测

抗原皮内试验。利用成虫或钩蚴制成抗原做皮内试验

可利用虫体制成抗原片，采用间接免疫荧光试验（IFA）检测。

通过制备犬钩口线虫的特异性重组蛋白，包被酶标板，采用 ELISA 方法进行检测。因存在较高的假阳性率，免疫学方法宜作为初步诊断或镜检的辅助诊断。

3. 分子生物学检测

犬钩口线虫的分子检测方法主要有 RT-PCR、限制性片段长度多态性 PCR（PCR-RFLP）和实时荧光定量 PCR（qPCR）。目标基因涉及抗凝血肽（anticoagulant peptid）的表达分泌蛋白标签（ESTs）、核糖体转录间隔区（internal transcribed spacer，ITS）和 β 和微管蛋白基因（beta-tubulin isotype-1 gene）等。

4. 病理学诊断

通过剖检，观察动物小肠，如发现成虫可确诊。感染后的肠黏膜存在卡他性炎症、肠壁增厚。肠壁受损，小肠黏膜出现粟粒大小的出血灶，也可见大片融合的出血斑。肠内出血，致使内容物呈暗红色。常继发细菌性肠炎。失血量大时，能代偿性引起宿主骨髓造血机能增强，伴发骨髓异常增生。

（四）预防与治疗

1. 预防

保持环境卫生、及时清理粪便并进行无害化处理，定期消毒。保证充足均衡的营养供应。对犬定期检查，如发现感染及时隔离和治疗。新进动物应先进行隔离检查，确认无感染。

2. 治疗

症状较轻的动物直接使用甲苯咪唑、芬苯达唑、噻嘧啶和米尔贝肟等药物驱虫。若动物感染情况严重，且伴有严重的贫血，则应先纠正贫血，再进行驱虫治疗。

四、犬球虫病

犬球虫病是由囊等孢球虫属（cystoisospora spp，原等孢子球虫属 isospora spp.）的多种球虫寄生于犬小肠或大肠黏膜上皮引起的肠道原虫性疾病。其病原主要病原包括犬囊等孢球虫（C.canis）、俄亥俄囊等孢球虫（C.ohioensis）、伯罗斯囊等孢球虫（C.burrowsi）和新里沃特囊等孢球虫（C.neorivolta）。其中以犬囊等孢球虫和俄亥俄囊等孢球虫在犬中最为常见。

（一）流行病学

1. 犬囊等孢球虫

犬囊等孢球虫是犬类的大型球虫，在全球范围流行。患病和带虫的成年犬是本病的重要传染源，经口传播。犬是犬囊等孢球虫完成整个生命周期的唯一宿主。啮齿动物、鸟类、羊、骆驼、驴、猪和水牛等可以感染成为转续宿主，犬可经直接摄入含有卵囊污染的饲料、饮水或捕食被感染的啮齿动物或鸟类而感染。感染后，在肠道黏膜经无性生殖和有性生殖，形成卵囊，在肠黏膜细胞内保持囊化和活性或排出体外。新生幼犬最易受感染，一般在 4 周龄左右发生，1 岁以上的犬则很少（<1%）排出卵囊。

2. 俄亥俄囊等孢球虫

研究表明俄亥俄囊等孢球虫在犬中的感染率高于犬囊等孢球虫。其寄生于犬小肠，通常无致病性。俄亥俄囊等孢球虫的生活史与犬囊等孢球虫的生活史基本相似。其进入机体后主要在回肠、空肠和回肠的上皮细胞发育。啮齿动物、绵羊、骆驼、驴、猪和水牛都是俄亥俄囊等孢球虫的转续宿主。这些动物感染俄亥俄囊等孢球虫后，组织中无卵囊，但可排出卵囊。

（二）临床症状

1. 犬囊等孢球虫

犬囊等孢球虫具有中等致病性。临床上严重感染者以出血性肠炎为特征，表现为血便、贫血、衰弱和食欲减退。通常本病对犬健康造成的威胁有限，但是犬机体免疫力下降或患有免疫抑制病时，可引起发病，并继发其他疾病。表现为贫血、衰弱、血便和脱水，与犬细小病毒性肠炎相似，应注意区别。幼犬更加易感，卵囊在小肠下 1/3 的固有层中发育。感染 5～8 万个卵囊的幼犬在接种后第 8～9 天出现临床症状，表现为反应迟钝、厌食。随着感染加重，幼犬变得虚弱、贫血、消瘦和发热。伴随水样腹泻（偶有带血）、呕吐、脱水和嗜睡等症状。环境卫生差、饲养密度较大的养犬场常更易爆发流行，常发生于高温多湿季节。临床症状在 1 周后减轻。

2. 俄亥俄囊等孢球虫

感染后通常不表现出临床症状。犬饲养密度大、较差的饲养环境中，可能大量摄入卵囊而感染，出现腹泻、痢疾症状，在幼犬中可导致死亡。

（三）诊断

1. 显微镜检查

采用漂浮法检测粪便中是否含有较大的特征性卵囊。通过卵囊大小和性状区分犬囊等孢球虫，俄亥俄等孢球虫与伯罗斯囊等孢球虫和新里沃特囊等孢球虫比较相近，需采用分子生物学方法加以区分。还应注意与住肉孢子虫（sarcocystis）、新孢子虫（neospora）、哈蒙球虫（hammondia）和弓形虫

（Toxoplasma）等卵囊相区别。

2.分子生物学检测

俄亥俄等孢球虫形态易与其他同属球虫相混淆，根据 18S rRNA 和核糖体第一转录间隔区（ITS1）基因建立的 PCR、巢式 PCR、PCR–RFLP 和 qPCR 等分子方法，可进行鉴别诊断。

3.病理学诊断

结合临床症状，剖检可见肠黏膜肥厚、有结节和糜烂、内充满暗红色黏液等作为辅助诊断。

（四）预防与治疗

1.预防

重视日常监测，做到早发现、早治疗。加强饲养管理，防止球虫卵囊经人员带入设施。保持犬舍干燥、卫生，及时清除粪便；用具应经常清洗，并定期消毒。母犬分娩前 10 日饮用氨丙啉溶液，幼犬连续饮用 7 日可预防本病。

2.治疗

常用磺胺二甲氧嘧啶、氨丙啉或磺胺嘧啶混入饲料，连用 7 ～ 12 天；磺胺嘧啶可与甲氧苄氨嘧啶联用。对严重脱水和血便严重的病例需对症治疗，同时应采用支持疗法辅助治疗。

五、犬疥螨病

犬疥螨病（sarcoptidosis）是由疥螨科疥螨属（sarcoptes）寄生虫寄生于犬引起的慢性接触性皮肤病，主要病原犬疥螨（sarcoptes scabiei var.canis），是人疥螨（sarcoptes scabiei）在犬中的变种。本病在世界范围广泛分布，潮湿和卫生不佳处多发。

（一）流行病学

犬科动物是犬疥螨的宿主。不同动物和疥螨之间会发生交叉感染，但这种感染通常短暂和轻微。犬疥螨的生命周期都在犬体内进行，为 10 ～ 14 天。犬疥螨通过直接接触传播，虫体能在体外存活数小时，可再次感染新的宿主。疥螨病春冬季多发，疥螨能感知宿主体温和气味，能够选择皮肤暴露处寄生。

（二）临床症状

犬疥螨病早期病变发生在腹股沟或腋窝区域，或沿耳郭边缘。患部皮肤出现红疹或脓疱，引起剧烈瘙痒、全身脱毛和丘疹性皮炎，随后破裂和结痂。奇痒症状可引起犬的自残行为。继发性脓皮病较为常见，严重感染的犬可能出现恶病质，导致死亡。

犬疥螨在皮肤内移行可引起病理性损伤，从而导致出血、充血和渗出。炎性细胞浸润导致过敏性炎症反应。皮肤出现红斑和结痂，刺激皮下组织增生，棘细胞层水泡变性，使皮肤增厚形成皱褶，引起角化过度和角化不全。

（三）诊断

1. 显微镜检查

依据临床症状可作出初步诊断，并通过在深层皮肤刮屑中发现螨虫或虫卵进行确诊。应使用刀片用力刮擦损伤处，直至皮肤呈玫瑰色。刮取的皮屑置于载玻片上，滴加 50% 甘油，加盖玻片，在低倍显微镜下检查。有时即使耳朵未见明显病变，耳尖刮下来的皮屑也经常可见螨虫。如果完整的皮肤上有明显的小孔，一般可以用针挑出成年雌虫。也可取局部病变皮肤组织，在切片中观察到虫体方可确诊。

2. 血清学检测

因为有约半数的病例不能通过皮屑检查发现螨或虫卵，诊断多依靠临床症状和药物治疗的效果。可采用螨的排泄抗原检测 IgE 抗体是否升高，通过血液学检查观察嗜酸性粒细胞有无增多。

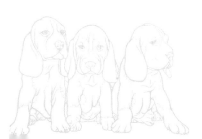

（四）预防与治疗

1. 预防

应对犬舍及时清洁，保持干燥、通风和良好的光照。犬群饲养密度合理，定期驱虫和检疫。对已感染犬，应及时隔离，对相应犬舍和接触物进行消毒。

2. 治疗

体外治疗首先清洁患处，涂抹双甲脒、硫磺软膏、苯甲酸苄酯凝胶或伊维菌素乳膏、菊酯类药物。全身用药可注射伊维菌素或多拉菌素等。药物治疗的同时，还应加强犬的营养，补充必要的蛋白质、微量元素和多种维生素。

六、犬蠕形螨病

犬蠕形螨病（demodicidosis）又称毛囊虫病或脂螨病，由犬蠕形螨（demodex canis）寄生于犬皮脂腺、淋巴组织或毛囊引起的一种顽固型皮肤病。在犬皮肤病中占比近 30%，常与真菌混合感染。本病多发于 5 ～ 10 月龄幼犬，成年犬多见于发情后或产后母犬。人亦可感染，对其防治具有重要的公共卫生意义。

（一）流行病学

犬蠕形螨成虫成蠕虫状，体长为 150 ～ 400μm，分足体和末体前后两部分。颚体位于体前，短而宽，具一对针状螯肢。足体腹面有 4 对足，粗短呈芽突状。雄螨的生殖孔位于背面前半部；雌螨生殖器的开口位于第 4 对腿之间。末体细长似指状，有环形皮纹。

犬蠕形螨是引起犬蠕形螨的主要病原，通常寄生于毛囊。带虫动物和人都是传染来源，一般通过接触传播，在全球犬群中普遍存在。感染不受年龄、性别或被毛长度的影响。自然状态下，犬蠕形螨不会感染人，但是出现一过性皮炎，可能是由于长时间接触感染犬造成的。

（二）临床症状

多数犬不表现临床症状，但在 1 岁以下的短毛犬中，临床症状更容易被识别。实验 Beagle 犬幼犬发病时，出现局部皮肤脱毛、红肿，大约 90% 的蠕虫病表现为头部、侧面或腿部有硬币大小的局部病变，严重时可出现全身大面积皮肤红肿。10% 的病例将发展为伴有脱毛和脓皮病的全身性蠕虫病。

感染犬主要表现出鳞状病变和脓疱性病变两种形式的皮肤病，两种类型也可同时发生。鳞状病变的特征是皮肤干燥、鳞状皮炎、脱毛和轻度硬化。早期病变通常出现在头部。脓疱性病变常单独发生，或继发于鳞状病变，通常会继发细菌感染。脓疱性病变的特征是慢性湿性皮炎和化脓性渗出。对于全面性充血，很少或没有脓疱形成的病变，称为"红癣"。组织学病变包括毛细血管扩张，表皮棘皮增生，皮脂腺增生和扩张。膨胀的毛囊破裂和毛发释放到真皮诱导异物反应和继发细菌感染脓疱形成。

（三）诊断

显微镜检查。根据临床体征建立初步诊断，由于带虫犬多数表现正常，皮肤的损伤可能由其他原因引起，并与脱毛湿疹、疥螨病相区别，进一步通过显微镜检查确诊。用消毒针或刀片划破脓包，挤出脓液直接涂片检查。或拔取病变部位毛发，于载玻片上滴加 1 滴甘油，将毛根部置于甘油内，置显微镜下观察。也可用刀片做皮肤刮片，至微微出血，将刮取的皮屑置载玻片上，加 50% 甘油后镜检，发现蠕形螨或虫卵可确诊。

（四）预防与治疗

1. 预防

多数犬是犬蠕形螨的无症状携带者，必须通过剖宫产后，饲育在屏障环境才能避免感染。加强饲养管理，对犬舍及内部用具定期清洁和消毒，保证犬的营养供给，可降低犬蠕形螨的发生率。对新购和引种犬，应严格隔离检疫后方可合群。

2. 治疗

双甲脒可有效治疗蠕形螨病。以每千克体重250mg用量涂于患处，间隔7～10天重复用药，连续3～5次。对于皮肤病变者，治疗时需首先清理患处，再用双氧水清洗。当存在继发性脓皮病时，也可使用恩诺沙星、阿维菌素等抗生素。

第四节　营养和代谢性疾病

为了确保实验 Beagle 犬能维持正常的生长和繁殖，必须提供满足其营养需要的丰富营养物质。已知各种动物均不同程度地需要约50种以上的营养物质，其中主要的可划分为蛋白质、脂类、碳水化合物、矿物质、维生素和水6大类。实验 Beagle 犬多饲喂商品化的全价配合饲料。满足 Beagle 犬不同生理阶段的饲料营养成分标准在《实验动物 配合饲料营养成分》（ GB 14924.3-2010 ）有明确要求，但是不同厂家或不同批次饲料的营养成分存在差异，动物实验处理也会对营养物质的消化、吸收及代谢产生影响。Beagle 犬所需的某些营养成分长期缺乏、过量或不平衡都会对其生理功能造成影响，甚至导致营养代谢性疾病的发生。

一、脂类代谢性疾病

犬对粗脂肪的需要量较其他常用实验动物多。脂类除提供能量外还有3种主要的饮食功能，包括溶解脂溶性维生素（A、D、E、K）、增强适口性及提供必需脂肪酸（n-3 和 n-6 多不饱和脂肪酸）。虽然实验 Beagle 犬能量的获取受全价饲料的限制，但如不遵循能量需求要求，肥胖仍然是一个问题。实验 Beagle 犬肥胖综合征是一种较常见的脂肪过多性营养疾病，由机体总能摄入超过消耗导致脂肪过度蓄积引起。当体重超过理想体重20%～25%时就可以判定为肥胖，临床症状为皮下脂肪过多，尤其是腹下和体两侧；表现为食欲亢进，不耐热，易疲劳，生殖功能下降；易发生骨折、关节炎，易患心脏病、糖尿病。如果摄入脂肪含量过低，可导致 Beagle 犬脂溶性维生素代谢障碍，出现脂溶性维生素营养缺乏症状。当饲料中缺乏亚油酸、花生四烯酸等必需脂肪酸时，会引起 Beagle 犬严重的消化障碍及中枢神经机能障碍，出现倦怠无力、被毛粗乱、缺乏性欲或母犬发情异常等现象。而饲料中必需脂肪酸含量不平衡会加重与过敏有关的皮肤病，如蚤咬性皮炎和脓皮病。

二、蛋白质代谢性疾病

构成动植物体蛋白质的常见氨基酸有 22 种，其中 10 种氨基酸 Beagle 犬不能合成或合成的量不能满足其需要，必须由饲料提供。不同氨基酸缺乏可引起不同的损害。例如，色氨酸缺乏可引起脱毛、白内障；赖氨酸缺乏易引起脂肪肝；精氨酸缺乏会使尿液中尿素、柠檬酸盐和乳清盐排出障碍。如果能量物质摄入量过低，作为脂肪或碳水化合物缺乏的一种补偿机制，机体蛋白质分解代谢增加以满足能量需求，犬体内蛋白质代谢呈负氮平衡。蛋白质摄取不足会导致 Beagle 犬生长迟缓和繁殖性能下降，主要表现为消化功能减退、水肿、被毛粗乱、嗜睡、体重减轻等临床症状。而长期过量摄入蛋白质会加速肾脏老化和继发性肾小球硬化，损伤肾脏。

三、碳水化合物代谢性疾病

碳水化合物分为可溶性无氮浸出物和粗纤维。无氮浸出物是实验 Beagle 犬的主要能量来源，缺乏会引起机体代谢紊乱。如果从饲料中摄取的无氮浸出物不能满足 Beagle 犬维持生存所需，会导致糖原和脂肪动员，引起血中脂肪酸和酮体含量明显升高。如仍不足则会动用蛋白用于产生热能和机械能，此时动物会出现身体消瘦、体重减轻。无氮浸出物摄入过量导致 Beagle 犬脂肪沉积，引起肥胖和繁殖性能降低。饲料中缺乏粗纤维会影响动物的消化功能，引发便秘，有毒有害物质易在体内蓄积，导致各种疾病的发生，如腹泻、肠胃炎等。

四、矿物质代谢性疾病

饲料中矿物质元素对实验 Beagle 犬正常生长发育和繁殖等生命活动起着重要作用。矿物质摄入失衡不易从临床症状判断，因为多种矿物质元素摄入不足或过量的症状相似，缺乏特异性，并且短时间内不会出现明显症状，对动物造成的影响往往是隐性的。只有通过对饲料的营养成分分析才能确定。矿物质缺乏会引起多种疾病。例如，钙、磷缺乏引起软骨病，表现为幼龄动物生长停滞，骨质疏松、软化及肠炎，并伴有消化紊乱，出现异食癖。铁摄入不足时会引起动物贫血和组织吸收不良，表现为被毛粗乱、骨骼发育不良、关节肿大发炎。氯和钠缺乏会影响机体对蛋白质和无氮浸出物的代谢，导致发育迟缓，繁殖力下降。镁缺乏导致神经过敏、肌肉痉挛、惊厥等症状。矿物质摄入过量时，动物会出现中毒症状。如饲料中钙、磷过多引起骨硬化症、软骨钙化，并影响其他矿物质的吸收。铁摄入过多导致机体氧化和抗氧化系统失衡，引起肝脏疾病、心脏病。镁摄入过多会引起腹泻。

五、维生素代谢性疾病

维生素属于小分子化合物，在动物体内以辅酶或酶前体的形式参与酶系统工作，是维持 Beagle 犬正常生理过程的重要营养物质。根据溶解度将目前已确认的 14 种维生素分为两类，脂溶性维生素包括 A、D、E、K，其余的都是水溶性（B 族维生素和维生素 C）。在研究环境下，实验 Beagle 犬很少出现维生素缺乏的情况。但因实验处理或疾病导致的多尿症或腹泻会引起体内水溶性维生素缺乏。严重缺乏维生素 C 可引发坏血病。B 族维生素缺乏对 Beagle 犬生理功能也有严重影响，维生素 B_1 缺乏主要症状为多发性神经炎，维生素 B_2 缺乏表现为体温降低、心动过快、昏迷甚至死亡，维生素 B_3 缺乏引起皮肤损伤、神经系统功能紊乱，维生素 B_4 缺乏导致脂肪代谢障碍，维生素 B_5、B_6 缺乏都会引起神经症状和运动失调。维生素 A 缺乏引起 Beagle 犬干眼病、流产及胚胎发育不全。维生素 D 缺乏严重影响钙磷代谢，导致骨骼发育不良，幼年动物出现佝偻病，成年动物出现骨质疏松。维生素 E 缺乏会导致 Beagle 犬繁殖功能降低、肌营养不良及溶血性贫血。然而，维生素摄入过量易引起中毒，如维生素 A 摄入过量导致骨畸形、皮肤损伤及先天畸形，维生素 D 摄入过量引起血钙过多、钙质沉着症及骨损伤。

六、水代谢性疾病

水对动物的生存至关重要，当动物体内缺水时，饲料营养物质的消化和吸收受阻，机体代谢产物排出停滞，血液循环和内分泌系统失调，体内热调节发生障碍，严重危害健康，甚至导致死亡。当动物体内水分丢失达到体重的 8% 时，就会出现严重干渴、食欲丧失、黏膜干燥等症状；当脱水超过 10% 时引起心跳减慢、体温升高、活动不协调等症状；当脱水超过 20% 时，会导致动物死亡。

第五节　其他疾病

除上文所述的细菌性疾病、病毒性疾病、真菌性疾病、寄生虫病和营养和代谢性疾病之外，实验动物的非传染性疾病最近几年也获得了越来越多的重视，这些疾病涉及范围广，种类多，影响 Beagle 犬的健康，例如肿瘤病、胰腺炎、膀胱炎、乳房炎等。

一、肿瘤病

肿瘤病可分为良性和恶性；良性一般生长比较缓慢，而且外面有一层薄膜，对身体没有太大影响，也不会扩散到身体其他部位，手术可以完全切除治愈。常见的肿瘤包括乳腺瘤和皮肤瘤。

（一）乳腺瘤

临床常见良性混合性乳腺瘤、乳腺瘤和乳腺癌 3 种乳腺系统的肿瘤病。犬的乳腺肿瘤的发病率最高。良性混合性乳腺瘤主要发生在中、老年母犬，在发情期结束时肿瘤增长快，一般常见多个乳腺同时发病。良性混合性乳腺瘤的外观凹凸不平，表面光滑，质度坚实，瘤体较大，触诊乳腺瘤可以移动；有时，乳腺瘤的表面皮肤由于与地面摩擦，可能造成破损。乳腺瘤和乳腺癌的治疗以手术为主，良性的肿瘤切除单个乳腺，恶性肿瘤则应当切除全部乳腺或者乳区。

（二）皮肤瘤

犬的皮肤瘤在临床上比较容易发现，由于皮肤与外界的直接接触，化学性因素、放射性因素、病毒性因素、激素和遗传学因素都是皮肤肿瘤发生的原因。皮肤肿瘤具有多样性，包括皮肤乳头状瘤、基底细胞瘤、皮脂腺瘤、皮肤黑色素瘤、皮肤脂肪瘤、皮肤血管瘤等。皮肤肿瘤一般呈结节状或者丘疹状，不同的病例可以见到局部或者全身脱毛、红斑、色素沉着，甚至皮肤溃疡。皮肤的肉芽肿、囊肿和脓肿易与皮肤肿瘤相混淆。皮肤肿瘤的确诊应当通过组织病理学观察或者细胞病理学诊断。皮肤肿瘤的治疗应当按照以下步骤进行：首先根据肿瘤的发生部位、大小、类别、动物的症状等确定治疗措施，然后选择治疗方法。如果确诊为良性肿瘤，而且肿瘤不大、未破溃、不影响犬的机能，可以暂时不采取治疗手段；对于影响动物正常机能的良性肿瘤或者侵袭性强的肿瘤，通过手术摘除肿瘤。对于不能完全切除的皮肤肿瘤，可以采用冷冻疗法，或者实施部分切除配合化疗、放疗等治疗措施。

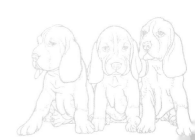

二、消化系统疾病

（一）胰腺炎

胰腺炎可分为急性和慢性两种。患胰腺炎的犬较多，但表现临床症状的则较少，多在死后剖检时才发现病变。急性胰腺炎以突发性腹部剧痛、休克、腹膜炎为特征。急性胰腺炎是指胰腺及其周围组织被胰腺分泌的消化酶自身消化的化学性炎症。急性胰腺炎的变化范围较大，轻者为不累及其他器官、无并发症及自限性疾病；重者胰腺出血、坏死、多器官功能衰竭、出现并发症，危及生命。急性胰腺炎的临床症状各种各样，但无特有症状。呕吐通常发生在暴饮暴食或吃入脂肪性食物之后。呕吐物初为食物，随呕吐的持续，呕吐物变为白色至黄色或咖啡色黏液，有饮欲，但饮水后很快又吐出。由于持续呕吐且不能进食则很快出现脱水，表现为皮肤弹性降低。腹部疼痛，腹肌紧张、触诊右前腹部敏感、不能安静、表现为祈祷姿势。发热或无热。精神沉郁、极度虚弱、心跳加快、肝肿大。腹泻、腹胀、黄疸，有的犬四肢抽搐。多发性、非瘙痒、多液性皮肤损伤。可采用实验室检查和影像学检查方法确诊。超声检查可见胰腺普遍增大、光点增多、轮廓与边界不清楚。治疗采用皮下注射阿托品抑制腺体分泌，止痛止吐；抗菌消炎，抗感染；纠正水盐代谢紊乱，禁食禁水，给予全身性补液，补充营养如葡萄糖、复方盐水、氨基酸等。

三、泌尿系统疾病

实验动物 Beagle 犬常见的泌尿系统疾病包括犬良性前列腺增生、膀胱结石和膀胱炎等。

（一）犬良性前列腺增生

良性前列腺增生（BPH）是与雄性犬的年龄有关的疾病。前列腺腺体组织的增生是对睾丸激素和雌激素的反应。良性前列腺增生通常呈现亚临床表现。

由于腺体增大影响直肠，可能会出现排便困难（里急后重）的情况。尿道分泌物（黄色变红色）和血尿也是临床症状之一。前列腺增生症早期的病理表现为前列腺腺体组织增生。大约 95% 的公犬将在 9 岁后发展为前列腺增生症。良性前列腺增生最重要的治疗方式是去势。在单一的良性前列腺增生病例中，去势术后 7～10 天内通过直肠触诊可检测到前列腺的退化。对于研究中的大多数犬，这是快速改善动物状况的可行选择。去势的替代方法是激素疗法，主要是雌激素。

（二）膀胱结石

尿中的盐类在肾脏、膀胱、尿道中形成的矿物质凝聚结构，刺激、损伤尿路黏膜，引起尿路阻塞的一种疾病称为尿石症。膀胱结石临床表现为排尿频繁、血尿、触诊膀胱敏感，若结石阻塞于膀胱颈部，则排尿困难、尿闭、膀胱充盈、疼痛。根据临床症状可做出诊断。X 射线和 B 超检查可以确诊。治疗原则是排除结石，并对症治疗。可使用导尿管插入膀胱，注入清洁液体，反复冲洗。对于保守疗法不能治疗的膀胱结石，可施行膀胱切开术，将结石取出。

（三）膀胱炎

膀胱炎是指膀胱黏膜表层乃至深层的炎症。临床的疼痛性尿频及尿沉渣中见有大量膀胱上皮、脓细胞、红细胞为特征。以母犬常见，多由感染引起。临近器官的炎症，如肾炎、阴道炎均可蔓延至膀胱引起炎症。糖尿病及机体免疫功能降低时，亦可诱发本病。主要表现排尿异常、尿液变化、疼痛性尿淋沥等症状，如尿频、排尿时疼痛不安，且尿量少，尿液浑浊。公犬阴茎频频勃起，母犬阴门频频开张。当从腹壁触摸膀胱时，有疼痛反应。根据痛性尿频、尿液浑浊和尿沉渣中有大量膀胱上皮、白细胞、脓细胞、红细胞，可做出诊断。治疗可采用膀胱洗涤、抗菌消炎、口服抗生素等方法。

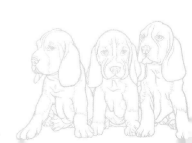

四、生殖系统疾病

实验母犬常见的生殖系统疾病包括乳房炎、难产和子宫脱击等。

（一）乳房炎

乳房炎是一个或多个乳头的炎症过程，可分急性、慢性及囊泡性乳房炎，多发于产仔后的哺乳期。表现发热、精神不振、乳房红肿、硬实并有温热疼痛感，乳汁减少或停止，拒绝哺乳。病初乳汁稀薄，急性化脓性乳房炎时，乳汁脓样，内含黄絮状物或血液。慢性乳房炎全身症状不明显，一个或多个乳区变硬，会挤出水样分泌物。发生乳房炎后应立即隔离幼崽，按时清洗乳房并挤出乳汁，局部早期冷敷，急性期后热敷，按摩患处，肌肉注射己烯雌酚以减少乳汁分泌，对有感染者应用抗生素进行全身治疗。

（二）难产

一般情况下，年轻犬和有分娩经验的犬很容易正常分娩，衰弱犬或老龄犬容易出现异常分娩，对于初次分娩的犬也需要特别注意，胎儿过大、倒位、死胎等都容易导致出现难产。产房温度一般为 21～25℃，若低于 20℃，极易发生难产和新生犬死亡。母犬难产时，管理人员一定要在场。治疗：①胎位正，产道通，宫颈全开者，用药物疗法助产，注射催产素或前列腺素进行催产；子宫未开放禁用催产素，以防子宫强直性收缩而破裂。②胎位不正或已死胎时，用消毒的镊子或钳子小心伸入产道或宫腔内助产或夹出死胎。③产道受阻，子宫肌无力或经药物助产无效，有全身性疾病并伴全身性反应时，立即做剖腹产。

（三）子宫脱出

分娩后，子宫部分或全部反转脱出阴道内或阴门外，称子宫脱出。犬的子宫脱出多发于分娩后几小时内，也有少数在分娩后 2～3 天发生。阴道触诊可触及脱出的子宫，完全脱出的子宫在阴门外形成一个囊状物，开始黏膜呈红色或深红色，随时间的延长颜色渐渐变暗发紫，并出现水肿。用刺激性小的消毒液（新洁尔灭）清洗子宫，除去异物和淤血，脱出部分水肿严重的可用 2% 明矾溶液浸润收敛。经阴道整复还纳，浅麻后，提高后躯体，用手指推回脱出的子宫，同时用另一手从腹壁上把子宫向前方拉。完全脱出或脱出严重淤血、水肿的犬，不易经阴道整复，可在下腹的正中线部剪毛、消毒、切开一小口，从腹腔内拉回子宫，这种做法容易整复且不损伤脱出的子宫，整复后使用抗生素和子宫收缩剂。脱出的子宫严重损伤的可进行卵巢子宫切除术。

五、心血管系统疾病

Beagle 犬贪吃，如果体重失控，很容易引发心血管疾病。超重的实验 Beagle 犬心脏负担沉重，所以要特别注意心脏病。除了控制体重，还应该多运动以减少心血管疾病。

（一）犬心律不齐

犬心律不齐是指犬在一定时间范围内，心脏跳动的次数和时间间隔不在正常范围内的情况。犬的正常心跳节律与其他动物有明显的差别，具有典型的呼吸性心律不齐（或称窦性心律不齐），这是由于犬安静休息时，迷走神经的活动发出周期性的心率加快或减慢，这主要与呼吸运动有直接的关系。研究显示，各年龄段实验 Beagle 犬都存在着窦性心律不齐，偶发性心律不齐占 5%，频发性心律不齐为 10%。频发性心律不齐可能与实验 Beagle 犬心脏的自发病变有关，据报道，实验 Beagle 犬心肌纤维发生肌原纤维溶解的概率为 11.1%。导致实验 Beagle 犬心律不齐的原因包括：剧烈运动、长期营养不良、先天性或后天性心脏病、肥胖等。对于心律不齐的诊断可以通过调查病史、听诊问诊和心电图检查，对心音不规则及触诊脉搏不规则、间歇性心音、心动过缓、心动过速等作出诊断。根据诊断，首先治疗原发病，同时要加强饲养护理，必要时结合药物进行治疗。

六、自发免疫系统疾病

Beagle 犬也存在一些自发免疫性疾病。如 Beagle 犬特发性多动脉炎，目前尚未有这种疾病致死性报道，也无明显相关的临床症状。病理组织学研究提示雄性比雌性更易发生动脉炎，累及脏器主要有附睾，其次是胸腺和心脏。在利用实验 Beagle 犬的毒性研究中，因例数较少和组织病理上的相似性，很难区分自发性多动脉炎与药物性动脉炎。

与人获得性重症肌无力相似，犬获得性重症肌无力中炎症肌肉中观察到免疫细胞浸润等变化。疾病犬自身抗体的产生与人类患者相似，也发现一些与人类相似的 MHC 相关风险因素。因此，实验犬很可能是研究重症肌无力等人类神经肌肉疾病的良好模型。

七、外科疾病

其他外科疾病包括瞬膜腺突出、脱肛、骨折、脐疝和腹股沟疝等。

（一）瞬膜腺突出

瞬膜腺突出，也称第三眼睑腺突出，又称"樱桃眼"。多因第三眼睑（瞬膜）肥大，腺体附着韧带（腺体与眼周或第三眼睑软骨的结缔组织）发育不良或先天性缺陷引起。多发生在内眼角或下眼角结膜的正中央，为椭圆形红色肿物，呈游离状，有包膜；结膜充血潮红，眼分泌物增多、流泪，常引起继发感染，出现角膜炎，甚至化脓。可采用手术切除瞬膜腺。

（二）脱肛

直肠脱又称脱肛，是指直肠末端黏膜或黏膜肌层，通过肛门向外翻转脱出，在肛门处以"香肠"状物突出为特征，脱出的直肠黏膜充血、水肿。各种年龄的犬均可发病。本病常见于胃炎、腹泻、里急后重、难产、便秘等引起的强烈努责。犬直肠脱应在尾椎麻醉或全身麻醉下，将脱出直肠送入肛门内进行整复。对刚脱出的直肠黏膜用 0.1% 新洁尔灭溶液清洗干净后送回。脱出时间已久、黏膜水肿并坏死，应除祛部分水肿和坏死黏膜后送回。为防止再次脱出，在肛门周围做缝合，治愈后再将线拆除。

（三）骨折

Beagle 犬热爱运动，运动过量或意外导致骨折，需要立即治疗。一切动作要谨慎、轻柔、稳妥。尽量少搬动物。闭合性骨折有穿破皮肤、损伤血管、神经的危险时，应尽量消除显著的移位，然后用夹板固定。治疗骨折的目的是祛除骨折处的不稳定外力，使骨折断端直接或间接连接。治疗方法包括外部夹板或石膏固定、内固定（如髓内针、接骨板、骨螺钉、金属丝等）或用外固定器固定。术后每天做临床观察，然后以周和月为间隔做检查。评估肢体功能、创伤愈合全身状况、外固定器及内固定物的状况。每隔 3 ～ 6 周做一次 X 射线检查。围手术期护理，包括营养、治疗、伤口护理、正确使用抗生素。

（三）脐疝

脐疝指腹腔脏器经脐孔脱至脐部皮下所形成的局限性突起，其内容物多为网膜、镰状韧带或小肠等。本病主要与遗传有关，幼龄犬多发。先天性脐部发育缺陷，动物出生后脐孔闭合不全，以致腹腔脏器脱出，是犬发生脐疝的主要原因。此外，母犬分娩期间强力撕咬脐带可造成断脐过短，分娩后过度舔仔犬脐部，均易导致脐孔不能正常闭合而发生本病。也见于动物出生后脐带化脓感染，从而影响脐孔正常闭合逐渐发生本病。脐部出现大小不等的局限性球形突起，触摸柔软，无热无痛。小脐疝多无临床症状，一般不用治疗。较大的脐疝因不能自愈且随病程延长疝内容物易发生粘连，必须尽快施行手术。

（四）腹股沟疝

腹股沟疝指腹腔脏器经腹股沟环脱出至腹股沟处形成局限性隆起。疝内容物多为网膜或小肠，也可能是子宫、膀胱等脏器，母犬多发。本病有先天性和后天性两类。先天性腹股沟疝的发生与遗传有关，即因腹股沟内环先天性扩大所致。后天性腹股沟疝常发生于成年犬，多因妊娠、肥胖或剧烈运动等因素引起腹内压增高及腹股沟内环扩大，以致腹腔脏器落入腹股沟管而发生本病。可复性腹股沟疝临床容易诊断。将动物两后肢提举并压挤隆肿部，隆肿缩小或消失，恢复动物正常体位后隆肿再次出现，即可确诊。必要时应用 X 射线摄片或造影技术对隆肿部进行检查，有助于确定疝内容物的性质。本病一经确诊，宜尽早施行手术修复。

参考文献

[1] 田克恭，贺争鸣，刘群，等 . 实验动物疫病学 [M]. 北京：中国农业出版社，2015.

[2] 韩博 . 犬猫疾病学（第三版）[M]. 北京：中国农业大学出版社，2011.

[3] 农业部兽医局 . 一二三类动物疫病释义 [M]. 北京：中国农业出版社，2011.

[4] 赵焜 . 犬布鲁氏菌流行病学调查及其外膜蛋白 Omp31 原核表达与 ELISA 抗体检测方法研究 [D]. 南京农业大学，2009.

[5] 宋宁 . PCR 和 ELISA 技术在检测钩端螺旋体中的应用 [D]. 吉林大学，2021.

[6] 高丰，贺文琦 . 动物疾病病理学诊断 [M]. 北京：科学出版社，2010.

[7] 林德贵 . 动物医院临床技术 [M]. 北京：中国农业大学出版社，2004.

[8] 高虹 . 实验动物疾病 [M]. 北京：科学出版社，2018.

[9] 黎敏，刘莉，胡娟，等 . 实验动物比格犬的饲养管理 [J]. 当代畜禽养殖业，2021，1：29-30.

[10] 潘瑶，陈和强 . 蜱传病研究现状 [J]. 今日畜牧兽医，2021，37（08）：83-84.

[11] 李祥瑞 . 动物寄生虫病彩色图谱 [M]. 北京：中国农业出版社，2004.

[12] Cosford KL. Brucella canis: An update on research and clinical management[J]. Canadian Veterinary Journal: La Revue Veterinaire Canadienne, 2018, 59(1): 74-81.

[13] Santos R L, Souza T D, Mol J, et al. Canine Brucellosis: An Update[J]. Frontiers in Veterinary Science, 2021, 8: 594291.

[14] Drozdz M, Malaszczuk M, Paluch E, et al. Zoonotic potential and prevalence of Salmonella serovars isolated from pets[J].Infection Ecology & Epidemiology, 2021, 11(1975530): 1-19.

[15] Marks S L, Rankin S C, ByrneB A, et al. Enteropathogenic Bacteria in Dogs and Cats: Diagnosis, Epidemiology, Treatment, and Control[J].Journal of Veterinary Internal Medicine, 2011, 25(6): 1195-1208.

[16] Hoenig M.Carbohydrate metabolism and pathogenesis of diabetes mellitus in dogs and cats[J]. Prog Mol Biol Transl Sci, 2014, 121: 377-412.

[17] Nemzek J A, Lester P A, Wolfe A M, et al.Biology and Diseases of Dogs in Laboratory Animal Medicine (Third Edition) [M].Boston: Academic Press, 2015.

[18] Osto M, Lutz T A. Translational value of animal models of obesity-Focus on dogs and cats[J].Eur J Pharmacol, 2015, 759: 240-252.

[19] Tanprasertsuk J, Tate D E, Shmalberg J. Roles of plant-based ingredients and phytonutrients in canine nutrition and health[J].J Anim Physiol Anim Nutr (Berl), 2022, 106(3): 586-613.

[20] World Organization for Animal Health(OIE). Chapter 3.10.8 TOXOPLASMO-SIS[M] //Manual of Diagnostic Tests and Vaccines for Terrestrial Animals. French: World Organization for Animal Health(OIE), 2021.

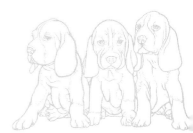

第十二章　实验 Beagle 犬的应用

　　动物实验是在实验室内为了获得有关生物学、医学等方面的新知识或解决具体问题而使用动物进行的科学研究。实验动物科学发展的最终目的，是通过对动物本身生命现象的研究，进而推用到人类，探索人类的生命奥秘，延长人类的寿命。因此，实验动物科学，特别是实验动物的重要性愈来愈被人们所认识，它已成为现代科学技术不可分割的一个组成部分，是生命科学研究的基础和重要支撑条件。目前，几乎所有的生命科学领域的科研、教学、生产、检定、安全评价和成果评定等都离不开实验动物。实验动物被称为"活的仪器"，有着不可替代的作用。在现代科学的带动下，实验动物学已发展成为一门综合性的新兴学科，其发展和应用程度被作为衡量一个国家、一个地区、一个部门或行业，特别是生物医学发展水平的重要标志。

　　犬是医学科研工作中常用的实验动物之一，目前国内外医学、生物学界公认的标准实验用犬为 Beagle 犬，由于其在生理学、解剖学和免疫学方面与人体结构具有很高的相似性，因此成为药物研究中经常采用的大型实验动物模型。Beagle 犬具有生物学性能稳定、差异小、血液循环系统发达，易于驯化，能够采用注射等在其他实验动物不宜操作的给药方式等特点，适合用于药理、生理、毒理、外科、眼科及肿瘤学和疾病治疗等各类研究。Beagle 犬测定指标稳定，实验结果重复性好，有助于将非临床研究结果和结论向临床应用与转化。因此，世界卫生组织已将 Beagle 犬确定为安全性评价研究的首选犬种，广泛应用于食品、药品、农药、化妆品、医疗器械等各类评价和研究。本章重点总结了 Beagle 犬作为主要实验动物在药物安全性评价、生物标志物研究、药理学模型研究、医疗器械评价和外科学研究中的应用情况，动物试验设计方面的特殊考虑，代表性药理学模型和特殊疾病模型的制作方法和要求，以及对注册申报、指导临床使用的意义等。

第一节　犬在药物研究与评价中的应用

　　新药临床前研究是药物研发的重要阶段，是评价药物有效性和安全性的基础工作，可以保证药物成功研制，有效降低及避免临床应用风险。犬动物实验是药物临床前研究的核心内容之一，需要科学合理地进行试验设计和开展试验研究。对于有效性研究，主要是观察犬用药后出现的药理学反应和临床症状，与预期治疗作用的一致性。对于安全性研究，主要是考察犬用药后出现的毒性反应症状及程度，以及停药后可恢复性。对于代谢研究，主要是考察药物在犬体内的代谢特征，用于指导临床合理用药。犬与人体在药物代谢方面具有高度相似性，相较其他动物种属具有更好的研究优势，但是犬与人体也存在一定差异，在动物试验数据向临床转化时应予以关注和综合考虑。例如，犬对抗高血压药物、拟交感神经药物和非甾体抗炎药物的反应与人体存在较大差异，临床预测价值有限。随着药物研究领域的不断创新发展，选择合适的动物模型科学地开展试验研究和不断研究开发新的动物模型，是推动药物临床前研究发展的重要途径。

一、在药物安全性评价研究中的应用

　　药物安全性评价是通过实验动物、体外系统等研究和评估对药物的安全性，是新药进入最终临床试验和最终的批准前的必要程序和重要步骤。药物安全性评价研究中，一般需要使用啮齿类和非啮齿类两种属动物进行试验研究。其中，Beagle 犬作为非啮齿类动物种属，被广泛地应用于药物安全性评价研究，尤其是在中药和化学药的安全性研究中通常作为首选的非啮齿类动物种属。Beagle 犬作为相关动物种属进行安全性研究，应主要考虑两个方面因素，一是药物在犬体内暴露和生物转化的药代动力学特征与人体接近；二是药物在犬体内具有主要药效学活性。研究中，通常选用正常、健康、性成熟的双性别 Beagle 犬，年龄为 6 ～ 12 月龄。

随着创新生物技术药物发展，由于靶点特异性，犬也越来越多地被应用于生物药安全性评价研究领域。采用犬开展流行性乙脑疫苗研究工作，动物给药一段时间以后，通过测定血清抗体、细胞因子水平，血液中 T 淋巴细胞及分类亚群数量，并进行组织病理学检查，来探讨犬感染乙型脑炎强、弱毒株的免疫应答和临床症状表现，以期望更好地防治乙脑感染。采用犬开展痘苗病毒载体溶瘤病毒药物安全性评价研究，通过毒性试验、生物分布和排泄研究，以及测定体液免疫和细胞免疫水平，评估药物的体内安全性。开展犬 CD19 特异性抗原受体 T 细胞疗法（Chimeric antigen receptor T-cell，CAR-T）的研究，期望为犬 CD19 分子的功能研究及犬淋巴瘤的诊断和治疗奠定基础。目前，犬已经被广泛应用于多种多样药物的评价研究，是重要的动物模型工具。

（一）药物安全性评价研究

1. 犬急性毒性研究

急性毒性研究常用的方法有近似致死剂量法、最大给药量法、固定剂量法、上下法、累积剂量设计法、半数致死量法等。其中，较为适用于犬急性毒性研究的为累积剂量设计法和近似致死剂量法。

累积剂量设计法，又称为爬坡试验法。经典的试验设计需要 8 只犬，分对照组和给药组，每组 4 只动物，雌雄各 2 只。指导原则上虽然列举了 10、30、100、300、1000、3000 mg/kg 剂量设计方法和 10、20、40、80、160、320、640、1280 mg/ kg 剂量设计方法，但在实际应用中可以结合药物的毒性资料信息及临床拟用剂量信息设计出与临床研究剂量结合更加准确的剂量组，剂量之间比例也可以更小，并可以不以动物死亡为观测指标，使研究具有更强的临床目的性，并获得更准确的无毒副反应剂量、毒性剂量、毒性反应症状等重要毒性信息。能够很容易结合毒代动力学研究药物吸收特性、进行临床病理学检查等毒理学指标监测是本方法的另一优势。

近似致死剂量法，是一种以严重毒性反应或动物死亡为试验终点的方法。主要用于一些特殊药物的犬急性毒性研究，如细胞毒类抗肿瘤药物等毒性较大、临床给药间隔周期较长的药物。该方法获得的严重毒性反应具有较好的临床预测价值，同时对于这类药物的重复给药毒性试验设计也有指导意义。

2. 犬重复给药毒性研究

犬重复给药毒性试验是研究犬给予药物后出现的毒副反应，是非临床安全性评价的重要研究内容之一。开展犬重复给药毒性研究可以推测药物可能引起的人临床不良反应包括性质和严重程度、量效和时效关系，以及毒性可逆性等；判断药物的毒性靶器官和靶组织；为后续临床试验提供安全剂量范围和不良反应监测提供参考。

试验中，每组犬数量一般不少于 5 只 / 性别（主试验组 3 只，恢复组 2 只）。与啮齿类动物不同，犬的重复给药毒性试验开始前，通常至少需要 2 ～ 3 周的检疫驯化期，以让动物更好地适应环境，减少对试验结果的影响。检疫期内，应采集相应的体重、临床症状、血液学、血清生化、眼科学、心电血压等背景数据，以便于将来的实验结果的分析和评估。

正式试验中，至少应设定低、中、高 3 个剂量组，以及 1 个溶媒对照组，必要时设定空白对照和 / 或阳性对照组。高剂量应当使动物产生明显的毒性反应，低剂量相当于或高于动物药效剂量或临床拟用剂量的等效剂量，中剂量需结合药物作用机制和特点在高、低剂量之间设定，以考察量效关系。给药途径应采用与临床拟用途径相似或者一致的给药方式。给药频率应根据具体药物特点设计和选择。

犬的经口给药既可以采用液体制剂灌胃或灌饲给药，也可以以胶囊、片剂等固体制剂形式给药。犬灌胃的最大给药体积可以达 200 ～ 300mL。如果受试物有较大的刺激性，经口灌胃给予犬后，犬常常会发生呕吐反应，对于毒性暴露量产生一定的影响。应结合毒代动力学分析进行适当评估，必要时可以采用口服胶囊等其他替代给药方式。在使用胶囊形式给药时，应注意给胶囊的粒数不能太多，否则由于动物难以配合给药，很难保证给药量的准确性。对于需要连续静脉输注的药物，犬相较其他动物具有很好的耐受性，目前动物输注技术已经能够达到 24 小时自动给药。此外，犬对吐温 80 等物质具有极高的敏感性，在很低的浓度下都会产生严重的类过敏反应，应避免溶媒或药物中含有此类成分。

试验周期应根据临床拟用疗程、适应证和用药人群进行设定。建议分阶段进行重复给药毒性试验以支持不同期限的临床试验。给药结束后，恢复时间一般不少于 4 周。由于犬的生命周期较长，对于药物临床疗程在 6 个月以上的药物，犬重复给药试验周期一般要做到 9 个月，必要时可以做到 12 个月或更长周期，以支持上市研究。

检测指标包括一般状态（临床症状、体重、摄食）、临床病理、安全药理、脏器重量、组织病理学检查和伴随毒代动力学检测等。根据药物作用机制和特点，还可以增加测定免疫毒性、免疫原性、骨髓毒性等指标。与啮齿类动物相比，犬的体重变化幅度一般较小，试验期间犬体重的称量频率一般为一周一次。犬的尿液采集一般采用托盘方式，但容易受粪便、食物的污染，因此必要时采用尿导管法采集。一般应安排动物采血的前 1 ～ 2 天进行采集，否则容易受采血时遗留的血迹等干扰结果。

对于犬的毒性试验结果的分析，考虑到动物数量较少，通常更注重个体数据的比较分析，通过比较每只动物的给药前后及恢复期数据更容易发现和判断药物相关的毒性反应。必要时，应结合犬的背景数据和药效、药代、病理学检查结果和其他相关信息进行科学客观真实全面地分析讨论。

3. 犬安全药理学研究

安全药理学研究是考察药物在治疗剂量范围或者以上剂量范围出现的潜在对动物生理功能的不良影响，包括对中枢神经系统、心血管系统和呼吸系统的影响。实验动物犬被广泛应用于整体动物安全药理学研究。试验中，每组动物数量一般不少于 3 只 / 性别。一般设计 3 个剂量组，试验剂量应包括或超过主要药效学的有效剂量或治疗范围，产生不良反应的剂量应当与动物产生主要药效学的剂量或临床拟用剂量进行比较。如果无不良反应剂量水平，试验的最高剂量应设定为相似给药途径和给药时间的其他毒性试验中产生毒性反应的剂量。设置适当的溶媒和 / 或空白对照组，必要时设定阳性对照组。一般采用单次给药。给药途径应与临床拟用途径一致。给药后，根据药物的药效学和药代动力学特性，以及临床给药方案等因素选择合适的观察时间点和试验研究周期。在重复给药毒性研究中，应当伴随开展安全药理学指标监测，即进行体温、血压、心电图检查。犬心脏结构和功能，以及心肌细胞离子通道构成等方面与人体具有高度相似性，因此通常被应用于心血管系统研究。应用植入式或马甲式遥测技术，可以建立犬生理遥测动物模型，实现在清醒状态下对动物进行体内安全药理试验研究，对心电、血压、呼吸等指标进行检测。当前，生理遥测技术采集数据的可靠性已经得到各国专家的认可，《药物安全药理学研究技术指导原则》中建议采用遥测技术对动物心血管系统进行研究。

犬植入遥测系统是通过手术方法将生物传感器植入犬体内，再由接收和显示等一系列装置监测其生理指标。犬麻醉后侧卧位放置于手术台，剥离一侧颈动脉，在动物背部做一切口，从背部切口向颈部切口做一皮下隧道，将注满生理盐水的 VAP 血管通路穿过皮下隧道，一端置于背部切口，另一端置于颈部切口。将分离出的颈动脉近心端用静脉夹夹住，远心端结扎并在近心侧剪一小口，将颈部切口处的通路导管从动脉切口处向近心端方向插入 4～8cm，双侧结扎，将埋在背部皮下的通路导管套上硅胶塞固定，用生理盐水冲洗导管，1000 IU/mL 肝素钠溶液封管，最后缝合伤口包扎，将动物放回饲养笼。术后对动物使用镇痛药和抗生素治疗辅助恢复。期间注意犬单笼饲养，尽量减少活动，身体恢复至少 4 周。动物模型建立以后，可以测定指标包括血压指标：舒张压（diastolic blood pressure，DBP）、收缩压（systolic blood pressure，SBP）、平均动脉压（mean artery pressure，MBP）；心电指标：心率、PR 间期、QRS 波群、R 波电压、P 波电压、S–T 段电压、QT 间期、QTc 间期；呼吸指标：呼吸频率、呼吸幅度。应用生理信号遥测系统软件采集数据和分析各项指标数据。

此外，在遥测犬体内可以同时植入血管接口装置制造复合动物模型，实现随机自动采集血样。该模型既可以检测药物对心电参数影响，还可以同时测定药代动力学／药效学（PK/PD）曲线，研究 PK/PD 模型中药物对心电效应影响。在遥测犬肺动脉周围安装探头，制造可以同时测量血流量的复合动物模型。该模型增加了测定血流参数，可以为检测药物对心血管系统的影响提供更有价值的参考信息。开展结合或整合试验研究，可以更加合理的安排和减少使用实验动物以体现 3R 原则，减少药物需要量，缩短研发时间。

4. 犬生殖毒性研究

生殖毒性研究主要是考察药物对亲代生殖功能和子代生长发育所产生的有害作用，该研究是安全性评价的重要内容。一般会采用两类动物进行试验，即啮齿类动物和非啮齿类动物。非啮齿类动物通常会选择家兔，但在一些特殊条件下也会选择犬、小型猪或非人灵长类动物。

犬无需借助电刺激等痛苦的采精技术即可获得精子，因此常用于精子数量、成熟度和活力测定的分析研究。但是，犬是季节性繁殖动物，只在春秋季发情，产仔数量变动较大，每胎 2 ～ 10 只不等，并且存在近亲繁殖因素的影响，这些特点也限制了犬在生殖毒性试验中的应用。

5. 犬药代动力学研究

药代动力学研究是通过体外和动物体内的研究方法，揭示药物在体内的动态变化规律，获得药物的基本药代动力学参数，阐明药物的吸收、分布、代谢和排泄的过程和特征，在药物评价研究中具有重要作用。试验中，需要使用适当数量犬以便于结果分析。尽量在动物清醒状态下进行试验，从同一只动物多次采样获取药代动力学参数，如消除半衰期（$T_{1/2}$）、药时曲线下面积（AUC）、清除率（CL）、峰浓度（Cmax）和达峰时间（Tmax）等，以反映药物体内代谢规律。

犬对外界适应性强，可通过驯化，很好地配合药代试验工作的需要，例如长期给药后的定时采血、采样等。犬表现出许多类似人类疾病的症状，包括癌症、炎症性肠病（inflammatory bowel disease，IBD）、糖尿病和认知功能障碍，是此类药代研究的重要动物种属之一。解剖特性上，犬具有发达的血液循环和神经系统，可满足药代动力学研究中在同一动物个体多次采样的需求。犬的内脏与人相似，比例也近似，便于手术造瘘（胃、肠）以便观察药物受胃肠蠕动和分泌的影响。犬胸廓大，心脏较大，是研究一些治疗心脏疾病类药物药代性质良好的模型动物。另外，犬血压比较稳定，是研究高血压治疗药物药代性质的优良种属。

在药物吸收方面，犬与人在胃挤压力、消化期间移行性复合运动（interdigestive migrating motor activity，IMMC）阶段、禁食平均胃排空时间、肠道微生物群和吸收表面积等方面都有相似的体现。药物分布方面，相关实验表明 Beagle 犬与人类大部分器官系统的共同分布比较相似。药物的代谢方面，犬和人在肝脏和肠道中细胞色素 P450 组成大致相同，包括 Cyp1a、Cyp2a、Cyp2b、Cyp2c、Cyp2d、Cyp2e 等。

表 12-1　Beagle 犬与人类肝脏和肠道特点的比较

参数	Beagle 犬（10 kg）	NEC 健康志愿者（81 kg）
每克肝脏的肝细胞数（10^6 个）	170.00	117.50
每克肝脏微粒体蛋白	40.41	39.80
每克肠道微粒体蛋白	10.11	3.27*
肝脏重量（g/kg 体重）	30.00	21.50
肝脏血流量（mL/min/Kg 体重）	56.00	19.00

虽然犬在这些方面上占有优势，但其与人存在的种属差异在药代研究中仍然是不可忽视的问题，需研究者开展药代研究和动物实验数据外推时多加关注。药物吸收影响不同：犬幽门往往比人的幽门更具限制性。犬在禁食情况下，胃内 pH 值可能存在较大的变异性，美国药典建议在 pH 值为 1 的范围内评估药物在犬体内的胃溶解度。相比之下，建议使用单一 pH 值 1.6 在人类禁食模拟胃液中进行测试；犬的心输出量器官特异性分布与人的种间差异和稳态分布体积的种间差异都可能会一定程度上影响种属间的药物分布情况；人类在所有组织中都拥有 N- 乙酰转移酶 1（NAT1），在肝脏和肠道中拥有 N- 乙酰转移酶 2（NAT2）。相反，犬不表达 NAT 酶，从而影响其通过该途径激活或抑制致癌代谢物的能力。

近年来，利用药代动力学模型从犬实验数据到人的种间推断进行了大量研究。例如，Shida 等人根据在犬的药代动力学实验数据预估得到的 5 种 P450 探针的人体血浆浓度曲线，与之前公布的人体药代动力学数据一致。药代动力学研究中，人与犬的种属相关性和差异都不可忽视，也还有很多方面亟待研究。所以，药代动力学实验中选择犬作为受试动物时，应在结合已有种属研究资料的同时，根据药物的特点去设计实验和分析结果。

（二）生物标志物研究

生物标志物（biomarker）是能客观测量以评价正常生物过程、病理过程或对药物干预发生反应的指示物，具有前瞻性和特异性强、性质稳定和便于检测的优点，可以作为药物临床前 / 临床研究和上市后安全监测的重要评价指标及工具。犬已经被广泛应用于新型生物标志物研究开发。

例如，有研究采用庆大霉素造模形成犬急性肾损伤模型，在尿液中检测发现 4 种新型肾毒性生物标志物，即中性粒细胞明胶酶相关脂质运载蛋白（neutrophil gelatinase–associated lipocalin，NGAL）、丛生蛋白（clusterin）、总蛋白（total protein）和 N– 乙酰 –β–D– 葡萄糖苷酶（N–acetyl–β–D–glucosaminidase，NAG）。在损伤早期，可以检测到中性粒细胞明胶酶相关脂质运载蛋白和丛生蛋白显著升高。使用受试者工作特征（receiver operator characteristic，ROC）曲线进行分析，显示这两项指标是表征肾脏近端小管毒性的典型生物标志物。N– 乙酰 –β–D– 葡萄糖苷酶具有较好的敏感性和易于测定，可以作为常规的检测犬肾损伤标志物。

在药物致犬肌肉损伤模型研究中，发现 3 种骨骼肌损伤生物标志物，骨骼肌肌钙蛋白 I（skeletal muscle troponin I，sTn I）、肌球蛋白轻链 3（myosin light chain 3，Myl3）、肌酸激酶肌异构体（creatine kinase muscle，CKM）。可以在损伤早期检测到血浆平均 sTn I 和 Myl3 浓度显著升高，反应时间明显早于传统标志物天冬氨酸转氨酶（Aspartate aminotransferase，AST）和肌酸激酶（creatine kinase，CK）血浆浓度水平。整个研究期间，血浆平均 sTn I、Myl3 和 Ckm 可以提升数倍。他们属于肌肉特有的高丰度结构蛋白分子，当肌肉组织受损时会被立即释放进入血液和易于检测发现。并且，这些分子在不同物种间高度保守，易于从临床前研究向临床转化应用。

在药物致犬肝损伤模型中，microRNA（miRNA）也可以作为表征肝脏等器官损伤的特异性标志物。有研究显示，通过对犬的 16 个组织脏器进行分析，确定 60 个组织器官高度富集 miRNA，可以作为潜在生物标志物。进一步对其中

15 个 miRNA 标志物进行概念验证研究。结果显示，犬血清中 miR-122、miR-885 和丙氨酸转氨酶升高，结合组织病理学检查发现肝脏损伤病变，证明这两项 miRNA 生物标志物可以特异性地表征肝组织损伤。经过验证研究并与组织病理学检查结果建立关联，可以筛选出特异性标志物，在药物研究早期识别组织器官毒性。

二、在药理学动物模型研究中的应用

药理学研究主要是通过不同的动物模型和实验方法，评价药物的药理作用，研究作用机制。开展临床前药理学研究离不开实验动物模型，因此制备稳定可靠的动物模型是药理学研究基础与前提条件。经过多年的研究开发，应用 Beagle 犬已经建立了多种多样的药理学实验动物模型，并且在临床前研究阶段得到广泛应用。现将一些常用的动物模型的建立方法汇总如下。

（一）心力衰竭模型

将犬随机分成假手术组和模型组。假手术组动物只开胸，不安装起搏器。模型组动物在右心室安装快速起搏器，6 周后构建心力衰竭模型。关闭起搏器，检测心脏功能和观察犬生活状态。模型组动物心脏均有不同程度的扩大，射血分数下降。活动耐力下降，平静时呼吸急促，活动后气促加重，食欲减退，腹胀，尿量明显减少，肺部可闻湿啰音。进行心脏超声检查，测定 6 个心动周期左室舒张末期内径（left ventricular end diastolic diameter，LVEDD）、左室舒张末期容积（left centricular end diastolic volume，LVEDV）、收缩末期容积（left ventricular end systolic volume，LVESV）和左室射血分数（left ventricular ejection fraction，LVEF）。LVEF 应明显降低，LVEDD、LVEDV、LVESV 应明显增强。

（二）心肌缺血模型

将犬静脉注射 30mg/kg 戊巴比妥钠进行麻醉，气管插管，连接电动呼吸机以备人工呼吸。将连有压力信号调节器的心室压力容积导管经右颈总动脉逆行插入左心室以测量犬左心室功能，将充满肝素的连有压力感受器的插管逆行插入右股动脉以备测量股动脉血压。在左侧第 4、5 肋间实施开胸手术，暴露心脏，做心包床暴露左心室，分离升主动脉，在根部放入多普勒血流量计探头测心输出量。在左侧冠状动脉前降支第 2～3 分支间游离冠状动脉下穿两根 3#-0 结扎线，下垫 7mm 聚乙烯管，进行两步结扎造模。

（三）心肌梗死模型

犬麻醉后，左前胸外侧经第 3～4 肋间进行开胸，剪开心包暴露心脏，观察心脏表面冠状动脉血管分布。在左冠状动脉前降支起始的 2～3mm 处连同少许心肌组织一起结扎。观察到结扎血管以下区域心室壁表面呈暗红色，心电图出现 ST 段抬高及 T 波改变。30 分钟以后，观察到 ST 段持续升高证明心肌梗死动物造模成功。如果造模期间发生心室颤动者予体外电除颤，直至复律。缝合心包，逐层缝合胸腔。

（四）频发房性期前收缩二联律模型

犬在术前 12 小时禁食和饮水。麻醉前 30 分钟，肌内注射苯巴比妥钠注射液 0.1g，阿托品 0.5mg，3% 戊巴比妥钠按照 0.8～1.0mg/kg 剂量经静脉注射麻醉。气管插管呼吸机维持通气。分离犬双侧颈静脉，剪开破口双侧各植入一根起搏电极，在 DSA 引导下将两根固定电极（美敦力 5076）固定在右心房，测试起搏参数，感知稳定性。起搏器（美敦力 RED01）包埋在犬的背部皮下囊袋内。电极通过皮下隧道和起搏器相连。通过体外程控仪，调整感知和起搏阈值，插入心房接口电极作为感知电极，插入心室接口电极作为起搏电极。在 200～240ms 间调节 AV 间期参数，使起搏电极发出的刺激能脱离自身心房的不应期提前激动心房，和下传至心室。手术成功后将起搏器起搏功能暂时关闭。术中及术后 1 周对动物给予抗生素治疗，预防感染。

（五）心室颤动心脏骤停模型

犬肌内注射氯胺酮 20 mg/kg 和安定 5 mg 混合液，进行基础麻醉。5～10 分钟以后，将麻醉犬仰卧位固定于操作台上，四肢皮下放置探针连接心电监护仪，行气管插管，无菌手术行左侧股静脉置管，林格液 100 mL/h 静脉滴注，和 3% 戊巴比妥钠 2 mL/h 静脉间断给药维持麻醉。股动脉置入 6F 动脉测压导管，管内预留肝素连接压力传感器检测动脉血压。经右颈外静脉插入普通起搏导线，当导管进入右心室内壁，心电图显示特异性心室波时，固定电极导线，心电导联设为 II 导联，电极导线连接电流控制器，5 mA 交流电持续 1～2 s，观察心电图和动脉压。当出现室颤波和动脉压失去波动成为近似一条直线，10～20 mmHg（1.3～2.6 kPa），判断造模成功。

（六）房间隔缺损模型

将犬固定于手术台上，在 X 线透视下进行房间隔穿刺，选择右前斜位 30° 送入导丝、长鞘及 Brokenbrough 穿刺针至右心房。换成右前斜位 75°，转动穿刺针套管及穿刺针，使其弯曲的尖端朝向上腔静脉左侧缘，一同缓慢下拉，同时密切注视穿刺针套管尖端的跳跃动作，选定合适的穿刺位点。穿刺成功后立即将肝素化送入扩张球囊，根据预建立房缺大小与球囊直径 1:1.1～1.2 比例选择扩张球囊，反复扩张 3～5 次，送入测量球囊，证明房缺存在及体积大小。术中进行心电监护和压力监测。

（七）高血压模型

1. 饮食性高血压模型

用牛油或猪油喂食犬 5～6 周后，动物血压明显增高，血浆肾上腺素活性和去甲肾上腺素分泌增加。并且，伴有胰岛素抵抗、高血糖、高血脂等代谢综合征。

2. 肾动脉狭窄高血压模型

通过双肾双夹法制备肾血管性高血压模型。术后 2 个月，模型组动物收缩压与术前 1 天和对照组动物比较提高大约 25 mmHg。术后 12 个月，模型组犬免疫组化染色可见大量 Ang Ⅱ 受体表达，局部产生的 Ang Ⅱ 可能是肾血管性高血压犬升压的主要作用机制之一。

3. 药物性高血压模型

对 16 周龄犬注射醛固酮可诱导引发高血压。与安慰剂组比较，模型组犬左心室肥厚和舒张功能受损。这可能与 DHA 和花生四烯酸增加和耗尽心磷脂有关，发现 DHA 没有影响线粒体和高血压犬的左心室功能。

4. 神经源性高血压模型

经皮 catheter-based 射频 + 肾交感神经支配建立犬高血压模型。发现交感神经系统在调节高血压中发挥重要作用，通过 catheter-based 肾脏去神经可引起血压下降。

（八）急性肾损伤模型

犬单次静脉注射一定剂量顺铂注射液，建立急性犬肾小管损伤模型。密切观察动物的临床症状，在不同时间点采集尿液进行血清生化检查，试验结束后对肾脏进行组织病理学检查。结果显示，动物体内尿素氮和肌酐轻微升高，丛生蛋白、白蛋白、骨桥蛋白和单核细胞趋化蛋白 -1 浓度持续明显升高。肾脏发生中度的肾小管变性、坏死或再生，和轻度的间质、炎性细胞浸润和肾小管蛋白管型。

（九）自体肾移植模型

将犬随机分成假手术组和模型组。假手术组保留左肾，摘除右肾；模型组采用自体左肾异位肾移植，摘除右肾。术后数日内，对动物连续进行血清生化和尿生化检查，进行临床病理监测。动物观察大约 1 个月以后给予安乐死处理，解剖可见移植肾大小适宜，质地适中，肾周有肠道包裹，肾动脉与髂内动脉无血栓形成，肾静脉与髂外静脉回流正常。重建血管血流情况良好，输尿管及膀胱吻合口处未见狭窄。假手术组解剖后未见任何异常，剩余左肾呈现正常解剖形态，肾动脉、肾静脉与输尿管形态结构、位置关系均表现为正常生理状态。

模型组实验犬移植肾组织经 H&E 染色，显微镜下观察可见肾组织结构改变轻微，肾小球分布均匀一致，包曼囊未见异常改变；肾小管上皮细胞呈方形或柱状，胞浆丰富，管腔结构完整，未见明显损伤；肾盂内可见中性粒细胞及浆细胞浸润。

（十）糖尿病模型

采用高脂饮食及四氧嘧啶（50 mg/kg）为干预手段诱导建立糖尿病犬动物模型。动物接受高脂饮食喂养持续 6 周，然后采用腹腔注射四氧嘧啶 50 mg/kg。1 周以后，对试验动物进行腹膜内葡萄糖耐量测试（intraperitoneal glucose tolerance test，IPGTT）、胰岛素耐量测试（intraperitoneal insulin tolerance test，IPITT）和空腹血糖的检测。分别于注射后 2、5、8、11、14 天采集动物外周血测定随时血糖，其中至少 2 次测定结果 ≥ 11.1 mmol/L 时，证明造模成功。

（十一）颅脑创伤模型

犬麻醉后，仰卧位固定于手术台上。经右侧颞顶或右侧额顶顺利制备骨窗，大小约 2.50 cm×2.50 cm，保持硬脑膜完整。采用改良的 Feeneys 自由落体硬脑膜外撞击方法，将钢柱提高至 6 cm 使其自由降落、打击已显露的右侧颞顶部硬脑膜形成轻型颅脑创伤。以同样方法，将钢柱提高至 10 cm 自由降落、打击造成重型颅脑创伤模型。放射状剪开硬脑膜，寻找病灶半暗带区。手术完毕，逐层缝合，维持犬生命体征平稳，丙泊酚维持镇静状态。

（十二）结肠慢传输型便秘模型

犬喂食罐头肉及苯乙氧基化物和盐酸阿洛司琼，连续喂食 5 周，建立符合临床症状和病理变化的便秘动物模型。动物首先出现腹胀状态，然后逐渐出现倦怠、活动减少、毛发蓬松无光泽、蜷缩于饲养笼内，反映缓慢，抓取时抵抗减弱，食欲减弱，大便黑、短小干燥，排便次数减少，体重明显减轻的症状。造模恢复后，动物各项表现逐渐恢复正常。在胃肠道传输功能检测试验中，模型动物的肠道推进率明显降低。在离体结肠肌力检测试验中，模型动物的结肠肌力明显减弱。

（十三）腹主动脉瘤模型

手术分离犬腹主动脉大约 2 cm，将 5 mL 弹力蛋白酶（100 U/mL）注射到犬腹主动脉管壁中膜，导致犬腹主动脉管壁中膜结构和负荷失衡，不能抵抗管腔内血流压力而发生阶段性扩张。手术后，对动物每天进行超声检查，观察并记录腹主动脉瘤样扩张情况。定期进行血常规检查，和在试验结束后进行组织病理学检查，观察犬腹主动脉壁的组织结构、炎性细胞浸润及弹力纤维的损伤程度。结果显示，动物在术后 8 天形成瘤样扩张。超声检查发现犬腹主动脉扩张存在快速扩张期（1 ～ 3 天）和逐渐扩张期（4 ～ 8 天）。组织病理学检查发现主动脉管壁中膜和外膜炎性细胞浸润，弹力纤维断裂、降解，细胞外基质受损。

（十四）神经源性膀胱模型

将犬进行麻醉。沿 L5 ～ L7 棘突间作纵形切口，分离皮下各层组织直至充分暴露 L5 ～ L7 棘突及其间的关节连结，咬除 L6 棘突及椎骨，完全锐性横断 L5 ～ L6 椎间孔水平的脊髓，制成骶上型神经源性膀胱模型。骶下型在此基础上再完全钝性破坏横断面以下的脊髓，并填充无菌明胶海绵。手术过程中避免损伤脊髓表面的神经纤维。术后脊髓休克期间注意观察腹部膨胀情况，必要时进行穿刺导尿。

开展各类犬药理学模型的具体研究时，研究人员可以根据具体药物的机制，参考上述试验方法建立动物模型和开展试验研究。但由于受到研究领域认知水平和章节内容篇幅的限制，还有其他一些动物模型和技术方法，没有在本章节进行阐述。

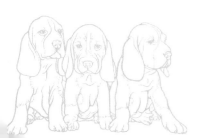

第二节 犬在医疗器械评价中的应用

医疗器械是指直接或者间接用于人体的仪器、设备、器具、体外诊断试剂及校准物、材料及其他类似或者相关的物品，包括所需要的计算机软件。对于医疗器械设计开发时需进行充分的风险管理。风险控制是作为风险管理的重要部分，是将风险降低并维持在规定水平的过程。实施每一项风险控制措施后应对其有效性予以验证。其中，动物试验是验证风险控制措施有效性的重要手段之一。开展医疗器械动物试验一般从可行性、有效性、安全性 3 方面进行考虑。可行性研究是指产品设计开发阶段进行的，对产品工作原理、作用机理、设计、可操作性、功能性、安全性等方面进行确认 / 验证，或识别新的非预期风险的研究；尽管动物与人体之间，在部分医疗器械的有效性方面可能存在一定差异，但设计合理的动物试验可支持产品的有效性，采取风险控制措施后，部分产品安全性可适当采用动物试验研究进行评价，如含药医疗器械中药物安全性范围研究，通过组织病理学等方式的毒理学评价、产品对生物体的损伤评价。基于此，动物试验在一些医疗器械开发过程中是极其重要的，鉴于医疗器械一般仅采用小动物进行试验无法满足应用要求，因此通常选择 Beagle 犬作为医疗器械动物试验的常用大型试验动物，本章节重点关注 Beagle 犬在医疗器械中的应用情况。

一、犬在不同种类医疗器械研究中应用

（一）人工韧带重建

人体下胫腓联合、肩锁关节易发生运动损伤，破坏韧带的连续性后会产生踝关节不稳和肩锁关节脱位。为了避免关节不稳或脱位导致韧带发生断裂而采用聚酯韧带等高强度人工韧带修复是一种接近人体生理状态的方式，可在术后

早期即获得满意的临床疗效。Beagle 犬的股骨直径与人体的锁骨、腓骨和尺桡骨等长管状骨相仿，因此在 Beagle 犬股骨上进行人工韧带重建，可以观察植入物的长期力学性能和病理学性状变化。构建模型方法为：以带纽扣钢板聚酯韧带穿过 Beagle 犬的股骨，配合羟基磷灰石可吸收螺钉挤压固定于股骨，植入物固定手术后可持续放置 12 个月，通过拉力疲劳试验和组织病理学检查考察其韧带的治疗效果和安全性，为人工韧带临床上的应用作了良好的铺垫。

（二）牙周再生

建立牙周组织再生实验动物模型可用于评价促牙周组织再生效果。犬的上颌骨结构虽与人的不同，但犬的前磨牙间隙宽，可作人工牙周骨下袋模型。犬的牙周组织与人相似，其龈沟上皮基底层含较多黑色素细胞，结合上皮较长，无角化；犬牙的牙骨质厚，细胞性牙骨质和无细胞性牙骨质的分布无一定规律；犬牙周膜胶原纤维排列整齐，牙槽骨中骨小梁粗大而致密。基于犬较温顺、牙周组织特点和其对牙周炎的易感性，因此常用来建立牙周炎动物模型。通常选用雄性 Beagle 犬（18～24 月龄）建立骨缺损模型。构建模型：首先将 Beagle 犬上颌第一、二、三前磨牙拔除，将上颌第四前磨牙降低高度，为减轻术后对下颌牙的创伤，暴露的牙髓经处理后将缺损修复；其次以下颌第三、四前磨牙为研究对象，尖牙至第二磨牙水平做沟内切口，翻起黏骨膜瓣，术中拔除下颌第一、二前磨牙和第一磨牙，喷水冷却下把下颌第三、四前磨牙周围的牙槽骨去除，其范围为釉牙骨质界下 6 mm，彻底刮除牙根表面牙周膜，最后调牙合，完成建模，可以进一步进行促牙周再生实验。另外基于 Beagle 犬的牙周的易感性和牙齿的沟槽，通常将其也作为观测微种植体周围炎的动物模型。

二、对注册申报、指导临床使用的意义

受益－风险评估是审评医疗器械过程中考虑的主要因素，受益主要是考察医疗器械对临床应用、患者健康及目标人群中患者满意度的影响（如改善患者自理能力、提高生活质量、功能恢复、提高生存率、预防功能丧失及改善症状

等）。而风险评估是对不良事件严重程度、类型、发生率做出详细的评估。因此前期进行可操性强、模拟临床动物试验可辅助医疗器械的开发，降低风险成本，为审评提供有价值的数据。Beagle 犬与人的功能器官相近，在很多医疗器械试验中都可以很好地模拟临床，为其前期设计开发提供合理的数据，成功地反映出医疗器械开发的收益－风险，为审评提供支持。

第三节　在外科学研究中的应用

实验动物外科学是研究在疾病模型动物或健康动物体上进行手术的基础理论和基本操作技术，以探索诊断和治疗疾病的方法，建立实验通道和医学实验动物模型的一门科学。随着医学的发展，外科手术学不仅仅在于"破坏"和切除体表的病变，而且要深入机体内部，通过直视胸、腹腔各种器官和组织，做内部器官的"检修"和"重造"。这就要求前期在动物体上预先反复演练选择最恰当的手术治疗的方法，确保临床外科的零失误。另外，动物的组织和器官移植手术为免疫学和同种及异种组织器官移植研究提供了重要手段。动物外科学试验基础是选择合理的动物模型，其中犬由于本身温顺，身材娇小，生理结构与人相近多被选用为动物外科学的试验动物。

一、在心血管外科研究中的应用

结扎冠脉可引起动物急性心肌梗死，该动物模型可作为研究心肌梗死的病理生理及心血管药理作用的重要工具。常用于心肌梗死模型的动物有大鼠、家兔、犬等，其中犬是生理结构与人较接近的动物，用犬制作疾病模型，可操作性强，具有可比性，其中 Beagle 犬由于来源稳定可靠、性情温顺、实验操作容易等优势，其应用优于其他犬。

二、在脑外科研究中的应用

颅内外动脉狭窄支架成形术是近年来开始用于临床治疗颅内动脉狭窄的有效手段，但是术后再狭窄（restenosis，RS）的发生却成为困扰和阻碍血管内支架成形术治疗发展的很大因素，其发生机制并不完全清楚。RS 问题严重限制了血管内支架成形术的普及和发展。因此，减少血管内支架成形术后再狭窄概率一直是研究热点。Beagle 犬生物学特性可靠，遗传性稳定，来源清晰，个体差异小，性情温顺，易饲养，抗病能力强。已有研究表明利用 Beagle 犬做动物实验得到的实验数据准确，通过氮气干燥及球囊损伤 Beagle 犬颈总动脉内皮细胞，同时辅以喂养高脂饮食，以期建立 Beagle 犬颈动脉粥样硬化狭窄模型。

急性硬膜下血肿在颅脑损伤中较为常见，且死亡率和致残率较高。因此，建立一种方法简单、结果可靠的动物模型对研究其神经损伤的发病机制及疗效观察显得极其重要。Beagle 犬神经系统和循环系统特别发达，生理特征与内脏及其比例比大鼠更接近人类，其耐受颅脑损伤的能力很强，这些优点便于开展复杂的多项指标检测。基于此常选择 Beagle 犬作为颅脑损伤的动物研究模型，其中硬膜下球囊注水扩张法制成的 Beagle 犬急性硬膜下血肿模型具有成功率高、重复稳定性良好、球囊大小可控、观察指标客观稳定、检测结果可靠等优点，其适用于急性硬膜下血肿、脑疝等的动物试验研究。

动眼神经损伤是头颅外伤和颅脑手术常见的并发症，尤其多见于广泛性颅底骨折及累及眼眶、眶上裂、海绵窦、岩尖及上岩斜坡区肿瘤手术。然而，动眼神经损伤后的功能重建依旧是临床面临的难题。研究人员进一步对动眼神经的伤后修复进行了一些临床探索和基础研究。在研究中其常用的动物包括大鼠、猫、猪和黑猩猩等。这些动物模型存在一定的问题，前两者动物体型偏小，在颅底狭窄的手术区域下很难完成动眼神经的断端吻合，而后两者则由于经济原因不能广泛应用。因此成熟的 Beagle 犬动眼神经损伤模型就成为首选的动物模型，模型构建方法为 Beagle 犬常规开颅暴露动眼神经海绵窦后段，将动眼神经锐性切断，再予直接端一端吻合。这一模型成功的构建，为临床上动眼神经损伤后的解剖重建和功能重建工作奠定基础。

三、在内分泌系统研究中的应用

Beagle 犬还可用于内分泌的研究，例如对 Beagle 犬神经脑垂体的研究。应用透射电镜，在 Beagle 犬神经垂体内可发现一类胞质内含有大量小分泌颗粒的细胞，有学者认为此类细胞很可能属于特定的内分泌细胞或神经内分泌细胞。此研究结果使内分泌细胞的分布扩展到神经垂体，并为深入研究神经垂体的内分泌功能奠定了形态学基础，在组织学、内分泌生理学和神经内分泌学上具有重要理论意义。

四、在肾脏疾病研究中的应用

大鼠、小鼠等小动物是肾移植实验研究的常用模型，但因体型较小，模型建立较困难，且存在着影响因素多、稳定性较差、观察相对困难，而其器官组织结构与人体也有较大差异，不适于进一步应用研究。犬肾移植模型的建立相对简单、稳定性好、便于多次取材，进而成为较有价值的研究肾移植的模型。

Beagle 犬自体肾移植模型的建立方法：动物取左侧肾脏，低温灌注、保存48 小时后植入自体右侧髂窝，将供肾动、静脉分别与自体右侧髂外动、静脉吻合，输尿管与膀胱抗返流吻合，同时切除右侧肾脏。其模型可应用于观测药物在移植模型中的疗效或毒副反应。

五、在器官移植研究中的应用

前面介绍了 Beagle 犬是肾移植研究的常用动物模型，除肾移植外，Beagle 犬还可作为子宫移植、胚胎移植、肺移植等研究的动物常用模型。

所谓辅助生殖技术就是用人工的方法帮助精子和卵子相互结合，辅助生殖技术包括的范围很广，可以分为诱导发情、卵母细胞体外培养、精液保存、体外受精、人工授精和胚胎移植等。随着犬全基因组序列的测序成功，现已知在 1.93 万个犬基因中，至少有 18473 个与已识别的人类基因相同，人和犬基因组之间相似性远优于比人和鼠及鼠和犬基因组，且犬有 360 多种遗传疾病与人类相同，因此近年来国内外都尝试采用 Beagle 犬作为辅助生殖技术的动物试验模型。

对于 Beagle 犬胚胎移植相比要难于犬子宫移植。一只雌性动物（供体）发情并经配种后，在一定时间内从其生殖道（输卵管或子宫）取出胚胎，或经体外受精获得胚胎，移植到另一只与供体同时发情但未配种的受体动物生殖道相应部位（输卵管或子宫）。受体子宫要处于能够接受异体胚胎的合适条件，外来胚胎在受体子宫着床继续生长发育，最后产下供体后代。而犬科动物胚胎移植中，供体和受体发情同期化是很难解决的，这是犬胚胎移植一个难点。犬胚胎移植通常采用手术移植方法，首先检查待移胚胎质量和活力，合格胚胎用移卵管移动到与供体子宫内环境的一致的受体子宫相应的部位。由于犬移植成功率低，因此移植过程中胚胎的质量、胚胎在体外停留的时间、胚胎的发育阶段、手术冲卵的时间、手术操作的规范和熟练程度、供受体的营养状况等在犬的胚胎移植中具有重要影响。尽管犬移植成功率很低，但是近年来犬子宫移植和胚胎移植的发展为犬生殖技术研究带来了希望，提供了可供参考的基础理论和操作依据。

参考文献

[1] 林泠, 刘巧玲, 禹光美, 等 . 犬实验性感染乙脑病毒的研究 [J]. 中国动物传染病学报, 2022, 4（4）: 1-8.

[2] Beguin J, Gantzer M, Farine I, et al. Safety, biodistribution and viral shedding of oncolytic vaccinia virus TG6002 administered intravenously in healthy Beagle dogs [J].Sci Rep, 2021, 11(1): 2209.

[3] 国家食品药物监督管理总局药品评审中心 . 药物单次给药毒性研究技术指导原则 [EB/OL].2014.

[4] 国家食品药物监督管理总局药品评审中心 . 药物重复给药毒性研究技术指导

原则 [EB/OL].2014.

[5] Koshman Y E, Wilsey AS, Bird BM, et al. Automated blood sampling in canine telemetry studies: Enabling enhanced assessments of cardiovascular liabilities and safety margins [J]. J PHARMACOL TOX MET, 2021, 109: 107066.

[6] 张元慧，蒋建东，孔维佳.非啮齿类动物在生殖毒性试验中的应用进展 [J].中国比较医学杂志，2019，29（11）：111–115.

[7] 朱思睿，周晓冰，黄芝瑛，等.生物标志物验证预认证现状和科学监管思考 [J].中国新药杂志，2020，29（22）：2570–2575.

[8] Zhou X, Ma B, Lin Z, et al. Evaluation of the usefulness of novel biomarkers for drug-induced acute kidney injury in Beagle dogs [J]. TOXICOL APPL PHARM, 2014, 280(1): 30-35.

[9] 霍红，王凤荣.曲美他嗪联合黄芪甲苷对心力衰竭犬心肌细胞 Ca2+ 水平的影响 [J].中成药，2018，40（5）：1164–1166.

[10] 李志强，王红丽，范平，等.肾去交感神经对心肌梗死后室性心律失常的影响 [J].中国心血管病研究，2021，19（4）：345–349.

[11] 白玉杰，霍桂桃，杨艳伟，等.Beagle 犬药物诱导急性肾损伤模型的研究 [J].中国医药生物技术，2021，16（2）：105–109.

[12] 李晶，孙海通，刘畅，等.糖尿病患犬泪腺功能变化的临床观察 [J].中国兽医杂志，2021，57（11）：96–99.

[13] 王永兵，赵凯，邓超明，等.消化道多维振动胶囊设计与便秘模型犬实验观察 [J].生物医学工程与临床，2021，25（6）：673–680.

[14] 明东东，徐在品，李思南，等.犬腹主动脉瘤模型的快速建立 [J].动物医学进展，2022，43（3）：68–72.

[15] 孙婧.实验动物学基础 [M].北京：北京科学出版社，2005.

[16] 徐叔云.药理实验方法学 [M].第 3 版.北京：人民卫生出版社，2001.

[17] Martinez M N, Mochel J P, Pade D. Considerations in the extrapolation of drug toxicity between humans and dogs [J].Current Opinion in Toxicology. 2020, (23-24)：98–105.

[18] Koziolek M, Grimm M, Bollmann T, et al. Characterization of the GI transit conditions in Beagle dogs with a telemetric motility capsule [J]. Eur J Pharm Biopharm, 2019, 136: 221-230.

[19] Coelho L P, Kultima J R, Costea P I, et al.Similarity of the dog and human gut microbiomes in gene content and response to diet [J].Microbiome, 2018, 6(1): 72.

[20] Xing C Y, Tarumi T, Liu J, et al. Distribution of cardiac output to the brain across the adult lifespan [J].J Cereb Blood Flow Metab, 2017, 37(8): 2848-2856.

[21] Martinez M N, Mochel J P, Neuhoff S, et al. Comparison of Canine and Human Physiological Factors: Understanding Interspecies Differences that Impact Drug Pharmacokinetics [J].AAPS J, 2021, 23(3): 59.

[22] Chan R, De Bruyn T, Wright M, et al. Comparing echanistic and preclinical predictions of volume of distribution on a large set of drugs [J].Pharm Res, 2018, 35(4): 87.

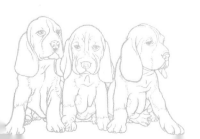

第十三章　实验 Beagle 犬的操作技术

　　动物实验操作技术是进行动物实验时的各种实验手段、技术、方法和标准化操作程序；即在实验室内人为地改变环境条件，观察并记录动物的反应与变化，以探讨生命科学中的疑难问题，获得新的认识，探索新的规律。动物实验的技术与方法是多种多样的，在医药学等研究领域都有不同的应用，但有一些基本的实验操作技术则是共同性的，本章将对这些基本的实验操作技术进行介绍，如犬的编号与标记方法、抓取与保定、麻醉、给药、外科手术、术后护理、安乐死和血液、尿液、脏器组织等各类型的标本采集。

第一节　编号与标记方法

一、编号与标记原则

　　实施 Beagle 犬实验时，为了观察及记录每个动物的状态变化情况，需对 Beagle 犬个体或所在笼具进行编码标记。动物的编号标记应不对动物的生理和实验产生影响，且标记清晰、易认、耐久和适用。

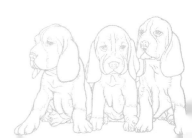

二、编号与标记方法

（一）动物的编号与标记

1. 耳标

用号码针钳在耳朵上刺上号码。然后用棉球蘸取酒精墨汁在刺号部位涂擦，使墨汁浸入皮肤内成为永久记号。

2. 化学染色

化学染色是用颜料涂擦犬体表毛发，通常将身体不同部位涂上颜色，以表示不同的序号，此法一般用于未打耳标的幼龄犬身上。

3. 剃毛

剃毛是在犬身体不同部位剃掉部分毛发，以表示不同序号，此法同以上化学染色法，一般用于未打耳标的幼龄犬身上，剃毛面积大小适当把握，以能清晰辨别为准，根据毛发生长情况，适时重复进行剃毛操作。

4. 芯片植入

随着科学的发展，目前也可见芯片植入的标记方法，通过注射在 Beagle 犬皮下等部位注入米粒大小的芯片，芯片表面覆盖了与实验 Beagle 犬体质相适应的材料，防滑离和防损伤，对实验 Beagle 犬的健康几乎没有任何影响。芯片作为 Beagle 犬的终身电子身份识别，具有唯一性，可减少其他人员操作标号带来的不便，也有利于电子化系统的管理。

（二）动物笼的的编号与标记

编号标记除了在 Beagle 犬体表上进行，也可在其饲养的笼具上标记，标记方法可为笼具插卡标记等，卡片上应清晰显示该动物基本信息，包括动物编号、性别、试验名称等。卡片应选用防水材质或进行防水处理，避免日常清洁笼具时被破坏，卡片的插放位置注意避免被动物抓爬或撕咬破坏。

第二节　抓取与保定

一、抓取与保定原则

抓取和保定动物是对动物实施各项操作的前提。抓取动物时首先要防范动物攻击和逃脱，其次应采用合适的方法避免对被捉动物及其周边动物造成伤害。徒手保定适用于日常饲育和无特殊保定要求的实验操作，保定时间较短；如需较长时间的特殊体位保定，可采用各种专门的保定器械。

二、抓取与保定方法

（一）抓取

Beagle 犬较为温顺，一般情况下能主动配合实验人员，抓取时动作宜轻柔，右手抓住犬的右前肢，左手抓住左前肢，并搂住犬的颈和肩部以进行抓取。对于个别较为躁动、咆哮的 Beagle 犬，可待其安静下来，慢慢靠近并轻柔抚摸其头部及颈部，驯服后再抓取。

（二）保定

1. 徒手保定

此方法适用于短时间的实验操作，例如一般观查、触摸检查等，以及固体药物饲喂、液体经口灌胃、腹腔注射等给药操作。给药保定操作具体方法详见给药操作章节。

2. 保定架保定

抓取动物后，放置于保定架中进行保定身体，露出四肢、头部及尾巴。此方法适用于耗时较长、需动物处于安静平稳状态或对动物刺激较大的实验操作，例如心电图、血压等检查，静脉、肌肉、皮下、皮内等注射操作及静脉采血等操作。

第三节　麻醉

一、麻醉原则

实验动物的麻醉就是用物理的或化学的方法，使动物全身或局部暂时痛觉消失或痛觉迟钝。为了避免实验操作中动物出现挣扎反抗，而对实验员及动物本身造成伤害。另一方面，是为了使动物更接近生理状态，不进行麻醉而直接进行各种创伤性实验，实验时的各种强刺激（疼痛）持续地传入动物大脑，会引起大脑皮质的抑制，使其对皮质下中枢的调节作用减弱或消失，致使动物机体发生生理机能障碍影响实验结果，甚至因而导致休克或死亡。所以各类创伤性实验中选择适当的麻醉，既能保证动物安全，也便于实验操作，为手术创造良好的条件。同时，对动物伤口的愈合或动物健康的恢复起积极作用。此外，从人道主义角度，麻醉也是动物保护所必须采取的措施。

二、麻醉方法

（一）全身麻醉

全身麻醉常用的方法主要有吸入麻醉和非吸入麻醉。

1. 吸入麻醉

吸入麻醉是将挥发性麻醉剂或气体麻醉剂，由动物经呼吸道吸入体内，从而产生麻醉效果的方法。常见犬的吸入麻醉药物有氟烷、异氟烷、甲氧氟烷、安氟醚等。麻醉过程需要对动物进行气管插管，并以呼吸机和麻醉机配合使用，需根据动物状态调节麻醉浓度和氧气流量，避免麻醉过深或过浅而影响实验。

使用吸入麻醉剂时应特别注意实验人员的安全。

2. 非吸入麻醉

非吸入麻醉是一种既简单方便，又能使动物很快进入麻醉期，而且无明显兴奋期的方法。常见犬的非吸入麻醉药物有硫喷妥钠（速效）、戊巴比妥钠（中效）、苯巴比妥钠（长效）、氯胺酮（分离性麻醉剂），常采用给药方法有静脉注射、肌内注射等。静脉注射通常于犬的前肢头静脉或后肢隐静脉注入，肌内注射的部位多选臀部或大腿部。

（二）局部麻醉

局部麻醉的方法常用的是浸润麻醉。浸润麻醉是将麻醉药物注射于皮肤、肌下组织或手术区深部组织，以阻断用药局部的神经传导，使痛觉消失。常用的药物有普鲁卡因、利多卡因、丁卡因。进行局部浸润麻醉时，首先把动物固定好，然后在实验操作的局部皮肤区域，先用皮试针做皮内注射，形成橘皮样皮丘。再换局麻长针，由皮点进针，放射到皮点周围继续注射，直至要求麻醉区域的皮肤都浸润为止。可以根据实验操作要求的深度，按皮下、筋膜、肌肉腹膜或骨膜的顺序，依次注入麻醉药，以达到麻醉神经末梢的目的。

（三）椎管内麻醉

椎管内麻醉是向椎管内注射麻醉药物，阻止脊神经的传导，使其所支配区域痛觉丧失，根据麻醉药物注射的不同部位可分为蛛网膜下隙麻醉、硬脊膜外腔麻醉、骶管麻醉等，常用于剖腹探查。

（四）神经安定镇痛麻醉

速眠新注射液（846 合剂）按 846 合剂的组成，它应属于神经安定镇痛剂。它的主要成分是双氢埃托啡复合保定宁和氟哌啶醇，故有良好的镇静、镇痛和肌松作用。犬的剂量通常为 0.1～0.15 mL/kg，注意本品与氯胺酮、巴比妥类药物有明显的协同作用，复合应用时要特别注意。本品对动物的心血管和呼吸系统有一定的抑制作用（阿托品、东莨菪碱有缓解作用），特效的解救药为苏醒灵4号，以1∶0.5～1（容量比）由静脉注射给药，可以很快逆转846合剂的作用。

三、麻醉深度的评估

全身麻醉时，动物的中枢神经系统受到抑制，呼吸、循环和代谢等生理功能有不同程度改变，抑制过深时对动物生理状态干扰大，甚至容易导致死亡，过浅则动物容易苏醒，所以麻醉深度评估是全身麻醉中必不可少的重要环节，评估的方法主要从呼吸、眼球、瞳孔、血压、肌肉紧张程度等变化来判断。

呼吸：动物在麻醉过程中会出现停止呼吸数秒，然后又有一深呼吸，此为麻醉过度现象，须注意。一般而言，胸式呼吸为轻度麻醉，麻醉越深，越接近腹式呼吸。不规则的呼吸表示动物快要苏醒或麻醉过深。

眼反射：眼球震颤表示麻醉过浅。麻醉初期兴奋时瞳孔放大，然后随着麻醉程度加深而缩小；麻醉过量时瞳孔会极度扩大。

黏膜颜色：正常麻醉状态下黏膜（口腔、肛门）为粉红色，表示氧气足够；如呈现紫色，则为发绀现象，表示缺氧。

微血管再充血时间：手指压牙龈后放开，牙龈再恢复正常粉红色为止所需时间，正常时间小于2秒，超过则显示心脏输出功能不佳。

脉搏：监测后腿股骨动脉、下颌动脉（大动物）、心跳数。

其他基本反射：肛门反射、角膜反射、趾间痛觉反射及肌肉紧张性皆可作为麻醉指标，口咽反射亦可作为使用气体麻醉时恢复的指标。

表 13-1　麻醉深度判定指标

	第一期 无痛期	第二期 兴奋期	第三期外科麻醉期				第四期 延髓麻醉期
			第一级 （轻度）	第二级 （中度）	第三级 （重度）	第四级 （过量）	
呼吸	规则	不规则	规则、频率升高	正常	腹式呼吸	腹式呼吸减弱	腹式呼吸停止
瞳孔	正常	扩大	收缩	正常	扩大	极度扩大	极度扩张

续表

	第一期无痛期	第二期兴奋期	第三期外科麻醉期				第四期延髓麻醉期
			第一级（轻度）	第二级（中度）	第三级（重度）	第四级（过量）	
眼球移动	随意	不随意	逐渐减弱	固定不动	固定不动	固定不动	
反射	存在	亢进	眼睑、吞咽、呕吐反射消失	腹膜反射消失	光反射迟钝	光反射消失	
肌张力	正常	显著增加	轻度松弛	中度松弛	极度松弛		
脉搏血压	上升	上升	正常	正常	正常或稍降	脉搏快而弱	脉搏血压至零
其他表现		偶发咳嗽、呕吐、吞咽等					

第四节　给药

一、给药原则

　　动物的给药方法主要分为注射法和投入法两种，不同方法按给药途径又分为很多具体类型。注射法可分为静脉注射、皮下注射、肌内注射、腹腔注射、胸腔内注射、关节腔注射和心内注射等。投入法可分为经口腔、胃腔内、肠管内、鼻腔内、气管内投入等。在动物实验过程中，应根据不同的实验目的、药物类型来决定动物的给药途径与方法。

二、给药方法

（一）经口灌胃

操作者将犬直立，用双腿夹住犬身，一手抓紧犬耳朵及耳根的皮肤，往下压，使犬的头部仰起，嘴自然张开一定的角度，另一只手扶住犬的嘴，不要让其随意张合，或用开口器放在犬上下门牙间使其咬住，再将润湿的导尿管（或灌胃管）经口插入犬胃中。开口器可用木料制成长 10 ～ 15 cm 的长方形，粗细应适合犬嘴，为 2 ～ 3 cm；中间钻一小孔，孔的直径为 0.5 ～ 1.0 cm。可根据犬的身体大小选择 8 ～ 12 号的灌胃管或 8 ～ 10 号的导尿管进行给药。注药前应检查导尿管是否正确插入食管，可将导管外口置于一盛水的烧杯中，如没有气泡，则认为导尿管已插入胃内，即可将药液注入；如遇胃管送入不顺或犬剧烈挣扎时，不要再向里插，可拉出再插；如送入很顺利，则当灌胃管插入约有 20 cm 时，即不要再插，因已进入食管下段胃内。一次灌药量不能超过 200 mL，否则会引起动物恶心、呕吐。

（二）经口饲喂

片剂、丸剂、胶囊等固体药物可使用经口饲喂给药时，常可徒手进行。给药时，掰开上下颌，将固体药物送入犬的舌根部，合起上下颌，使犬咽下。投药前以水湿润口腔内部，使其容易咽下。

（三）静脉注射

常用犬静脉注射部位有前肢掌背静脉、头副静脉、头静脉，后肢足背静脉、大隐静脉、小隐静脉和耳缘静脉等。确定注射部位后，对该部位进行除毛、消毒。保定犬后，使用 7 ～ 9 号针头与注射部位呈一定角度刺入静脉后再向前推进一定距离并固定针头；如为耗时较长的滴注，为避免动物挣扎刺穿血管，可选用留置针。静脉注射需注意以下事项，如犬静脉不充盈或不清晰，可使用止血带压迫局部静脉使其充盈，或用酒精棉球反复擦拭注射部位，或使用热辐射照射等方法使血管充盈。如推注（滴注）药液时感觉阻力较大或注射局部鼓出小包，则说明针尖没有进入静脉，应调整位置或拔出重新进针。

（四）肌内注射

一般选用犬臀部或大腿部的肌肉进行肌内注射。注射部位除毛、消毒，保定犬后，使用 5 ～ 7 号注射针头以约 60°刺入肌肉中，回抽无回血，即可将药液慢慢注入。注射完毕后，用手轻轻按摩注射部位，帮助药物吸收。给药量宜 0.25 mL/kg 以内，最多不超过 0.5 mL/kg。

（五）皮下注射

一般选择犬的颈部及背部皮肤进行皮下注射，将注射针头直接刺入颈部或背部皮肤与肌肉之间。此外，也可注入四肢和腹部的皮下，但由于犬的躺卧，容易污染。注射针头通常使用 6 ～ 8 号规格，给药量每次宜 1 mL/kg 以内，最多不超过 2 mL/kg。

（六）腹腔注射

进行腹腔注射时，需让助手抓住保定犬，使其腹部向上。在犬脐后腹白线一侧 1 ～ 2 cm 处，将 5 ～ 7 号注射针头垂直刺入腹腔，回抽无物，确保未插入脏器或血管即可注射。给药量每次宜 1 mL/kg 以内，最多不超过 20 mL/kg。

三、给药剂量的确定与计算方法

（一）给药剂量的确定

1. 根据实验的类型和目的而定，如药理研究的剂量主要是以药物能呈现出一定治疗效果的剂量，对药物的效能方面评价，剂量通常相对较低，而毒性实验研究的剂量主要是以能探索出药物具有一定毒性的最低剂量，对药物的安全性方面进行评价，剂量通常相对较高。

2. 化学药品可参考化学结构相似的已知药物，特别是其中结构和作用都相似的药物剂量。

3. 可参考大鼠、小鼠的实验剂量，通过换算成犬的剂量进行实验。

（二）药物用量的计算

动物实验所用的药物剂量，通常按 mg/kg 体重或 g/kg 体重计算，应用时需从已知药液的浓度换算出相当于每千克体重应注射的药液量（mL），以便给药。

例如：体重 10 kg 的犬，注射盐酸吗啡剂量为 5 mg/kg，溶液浓度为 1%，换算成体积（mL）则应为，犬每千克体重需吗啡 5 mg，则 1% 盐酸吗啡溶液的注射量应为 0.5 mL/kg，现犬的体重为 10 kg，应注射 0.1% 盐酸吗啡溶液的用量 ＝ 0.5×10 ＝ 5mL。

（三）人与犬的剂量换算

按犬的体表面积比率换算等效剂量：犬 12 kg，人 70 kg，犬和人的体表面积比值为 0.32。如人的临床剂量为 X mg/kg，换算成犬的剂量：犬的剂量 ＝ X mg/kg×70 kg×0.32/12 kg ＝ 1.87 X mg/kg。

第五节　外科手术

一、外科手术原则

动物外科手术种类繁多，手术的范围、大小及复杂程度不一，但在手术操作过程中，均应遵守无菌、微创等基本原则，尽可能避免术后的感染或给动物带来不必要的创伤，以利于动物术后的康复和提高手术的效果。

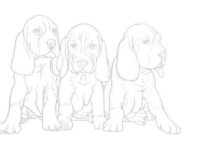

二、外科手术方法

（一）清创术

清创术是外科最常见的基本手术之一，其目的是对新鲜开放性伤口上的异物、血块等先进行清洗，然后切除被细菌污染和失去生机的组织，解除组织（特别是肌肉）内张力。

（二）颈部切开术

将动物仰卧位固定，剪去颈部毛，用解剖刀在喉头与胸骨之间沿颈腹正中线做一切口，为 5 ～ 10 cm。用止血钳分离皮下结缔组织，并将切开的皮肤向两侧拉开，即可见到颈部浅层肌肉。

（三）气管插管术

手术前，动物麻醉（1mL/kg 的 3% 戊巴比妥钠静脉注射），仰卧位固定，备皮。然后，用解剖刀在颈部，自甲状软骨下缘，沿下中线做一长 5 ～ 7 cm 的皮肤切口，暴露胸骨舌骨肌。再用血管钳插入左右胸骨舌骨肌之间，做钝性分离，暴露气管。用弯头血管钳将气管与背后的结缔组织分开，穿线备用。用解剖刀或手术刀在喉头下 2 ～ 3 cm 处的气管前壁上做一"T"形切口。切口不宜大于气管直径的一半。保证呼吸道通畅且无异物，以适当口径的气管插管由切口处向胸端插入气管内，用线扎牢并固定于侧管上，以免脱落。

（四）颈动脉插管术

手术前，按实验需求选用呼吸麻醉或注射麻醉。分离颈动脉进行结扎，结扎前先穿两根丝线备用，再从四肢静脉注射肝素（500 U/kg）以防凝血，并选择粗细合适的动脉插管，内充以肝素并排尽气泡备用。结扎时，先提起动脉下的一根丝线结扎动脉的远心端（尽量靠近头端），再用动脉夹将动脉的离心端夹住，其间动脉长度至少 3 cm。然后在紧靠头端结扎线的稍下方，用弯头眼科镊或小指轻轻托起动脉，并用锐利的眼科剪在动脉上做一斜切口（约 45°）。切口大小不能大于管径的一半，以防血管折断，最后将准备好的动脉插管由切口处向心脏方向插入动脉内，并用动脉下的另一根丝线结扎固定插管尖端，同时将上述头端的结扎线也固定在插管上，然后将这两组线系在一起，以免动脉插管滑脱。

第六节　术后护理

一、术后护理原则

动物外科手术顺利完成后，必须精心看管。动物由于受手术的影响，使原来平衡的机体、功能状态发生一系列的变化，饮食等功能也受到不同程度的影响。因此，为确保动物外科实验研究达到预期目的，实验者应注意以下一些方面的照护管理。

二、术后护理方法

（一）一般护理

1. 保暖

在长时间的麻醉过程中，机体在麻醉药物的作用下，调节功能受到抑制，会出现体温下降。如动物体温较低，可使用电热毯进行保暖，避免动物出现低体温休克而死亡。

2. 环境控制

动物在完全清醒后才可送回动物观察室。观察室的环境要求清洁、安静、温暖、光线柔和、换气次数适宜。室温宜适当调高，麻醉苏醒前，成年动物的室内温度应在 27～36℃，幼崽应在 35～37℃。动物苏醒后，成年动物的室温可降至 25℃，而幼崽仍应维持在 35℃。

3. 饮食

术后动物未完全清醒时，不能给任何饮食，因在麻醉后的一段时间内，动物舌、咽部肌肉松弛，仍有吞咽障碍，且此期间动物容易发生呕吐和胃内容物反流，引起呼吸道阻塞。为避免意外发生，可让动物身侧卧。如动物出现唾液明显增多现象，宜给予一定量的阿托品肌内注射，剂量与麻醉前用药相同。

4. 伤口常规护理

伤口表面定期清洁消毒，并防止动物对伤口进行抓咬，术后初期可使用洁净布料铺垫笼底，供动物躺卧，并注意布料污染情况，及时更换。

（二）术后治疗方法

1. 补液

术后应注意观察动物的摄水量。多数情况下体重下降代表液体缺乏，通过监测术前和术后的体重变化可较好地指导补液量。如果动物完全清醒，最好通过口服补充液体。如果动物不能或不愿口服，且脱水严重，则必须通过静脉补充葡萄糖盐水（4% 葡萄糖和 0.18% 盐水）或盐水（0.9% 盐水）等。

2. 抗感染

动物的抗感染力是很强的，一般手术后不需常规应用抗生素。如手术伤口较大，伤口所处部位容易受污染，也可预防性地使用抗生素来降低感染风险。常用的抗生素有头孢氨苄（10 mg/kg，sc，qd）、氨苄西林（2 ~ 7 mg/kg，sc/im，qd）、青霉素（3 ~ 4 万 U/kg，im，qd）。

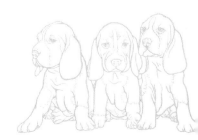

第七节　安乐死

一、安乐死原则

处死实验研究中不再具有保留价值的动物时必须应用恰当的安乐死术，安乐死术的基本要求是最大限度减少动物在处死时的生理和心理痛苦。手术中动物常处于麻醉状态，如无需动物存活，可通过破坏脑、心脏等重要器官或者血液循环引起大出血，而使动物在清醒之前即迅速死亡，不会感受到死亡过程的身心痛苦。非手术且动物清醒状态下，需要采用适当的方法进行安乐死。

二、安乐死方法

（一）物理方法

1. 急性失血

失血部位多选颈动脉或股动脉，放血时采用插管或者开放性伤口，可以同时收集血液用于研究。对犬进行失血致死前应麻醉。

2. 触电

将电击放置在犬两耳，首次电击通过大脑，产生中枢神经系统阻抑，使犬震昏，然后对犬实施第 2 次能够使其心脏发生纤维性颤动的电击，破坏脑部供血。

（二）化学方法

1. 气体窒息法

在一密闭空间内充满 N_2，使犬吸入而麻痹致死。也可采用 CO、氯仿混合气体吸入。犬吸入大约 30 秒内可出现虚脱，且不会出现换气过度。

2.过量麻醉

主要采用巴比妥类麻醉剂静脉注射或腹腔内注射、水合氯醛静脉注射、氯胺酮肌内注射。

第八节 标本采集

一、标本采集原则

标本采集通常是动物实验当中必不可少的环节，主要用于各类检查以供研究分析和疾病的诊断，通常是从活体动物或者动物尸体采集的生物样品，包括血液和其他各种体液、分泌物及身体脏器组织，采样技术必须尽可能保留所采样本的在体性状和生物学活性。

二、标本采集方法

（一）尿液采集

1.将动物放在特制的笼内饲养，动物排便时，可通过笼子底部的网格，将尿液与粪便分开，达到采集尿液的目的。

2.插管采集。在动物尿道插入一根采尿管收集尿液。

3.膀胱手术。动物腹部正中切口，暴露膀胱，用注射器穿刺抽取尿液。

4.压迫膀胱。压迫动物腹部，刺激动物排尿，并收集样本。

（二）粪便采集

根据实验要求，于饲养犬笼底，定时定量直接取粪便样本，并放进采集容器，样本应避免饮用水、饲料碎片、尿液等污染。

（三）血液采集

1. 静脉采血

常用采血部位有前肢掌背静脉、头副静脉、头静脉，后肢足背静脉、大或小隐静脉。保定好动物后，采血部位剃毛、酒精消毒，操作者用左手拇指和食指握紧剪毛区的上部（或用止血带压迫），使下肢静脉充盈，右手用 6～7 号针头的注射器（或采血针配合真空采血管使用）迅速刺入静脉，左手放松，以适当速度抽血，一般每次可采血 10～20 mL。

2. 动脉采血

一般采用股动脉采血，将犬保定，腹面向上，使后肢向外伸直，暴露腹股沟三角，在动脉搏动的部位剃毛、酒精消毒后，用左手中、食指探摸股动脉跳动部位，右手取 5～6 号针头的注射器（或采血针配合真空采血管使用）直接刺入血管。若刺入动脉，一般可见鲜红血液流入注射器，若未刺入动脉，可微微转动一下针头，见鲜血流出即可，待抽血完毕，用棉球压迫止血。

（四）脏器组织采集

1. 腹腔及骨盆腔脏器采出

可由膈处切断食管，由骨盆腔切断直肠，可按脾脏、胰脏、胃、肠、肾上腺、肾、肝、膀胱、生殖器官的次序分别采出。

2. 胸腔脏器采出

用镊子夹住胸骨剑突，剪断横膈膜与胸骨的连接，然后提起胸骨，在靠近胸椎基部，剪断左右胸壁的肋骨，将整个胸壁取下。打开胸腔后首先要采出胸腺，然后采出心脏和肺脏。

3. 口腔及颈部脏器采出

剥去下颌部和颈部皮肤，颈部气管、食道及腺体便明显可见。用刀切断两下颌支内侧和舌连接的肌肉，再用镊子夹住，拉出。将咽、喉、气管、食道及周围组织切离，直至胸腔入口处一并取出。甲状腺位于气管喉结部左右两侧。

4. 颅腔脏器采出

沿环枕关节横断颈部，使头颈分离。再去掉头盖骨，用镊子提起脑膜，用剪刀剪开，检查颅腔液体数量、颜色、透明度等情况。用镊子钝性剥离脑组织与周围的连接，然后将脑从颅腔内取出。随后用弯镊小心揭去垂体窝的膜，取出脑垂体。

参考文献

[1] 任晓明. 实验动物技术 [M]. 北京：北京农业大学出版社，1994.

[2] 邵义祥. 医学实验动物学教程 [M]. 南京：东南大学出版社，2016.

[3] 邵义祥. 实验动物学基础 [M]. 南京：东南大学出版社，2018.

[4] 杨斐，胡樱. 实验动物学基础与技术 [M]. 上海：复旦大学出版社，2010.

[5] 邓小明，朱科明. 常用实验动物麻醉 [M]. 上海：第二军医大学出版社，2001.

[6] 石岩，梅世昌. 医学动物实验实用手册 [M]. 北京：中国农业大学出版社，2002.

[7] 彭宏泽. 动物实验外科手术学 [M]. 北京：中国农业大学出版社，1991.

[8] 吴晓晴. 动物实验基本操作技术手册 [M]. 北京：人民军医出版社，2008.

[9] 江朝光. 实用实验动物外科技术 [M]. 北京：人民军医出版社，2006.

[10] 苗明三. 实验动物和动物实验技术 [M]. 北京：中国中医药出版社，1997.

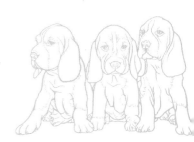

第十四章　人类疾病犬模型的创制与评价标准

犬是杂食动物，有与人相似的消化过程，具有发达的血液循环和神经系统，在毒理方面的反应和人比较接近。犬模型能够模拟大多数人类疾病的各种表型，因此，广泛应用于人类疾病药物的有效性和安全性评估。传统的人类疾病犬模型包括自发性、遗传性疾病模型和通过化学或物理方法进行人工诱导的疾病模型。近年来，随着新的基因编辑技术，如 CRISPR/CAS9 技术等的出现，再加上犬体细胞克隆的日渐成熟，基因工程人类疾病犬模型得以出现，使犬遗传性疾病模型更具多样化、标准化和规模化。

第一节　自发性人类疾病犬模型

犬经过三万年的长期驯化，逐渐与人类的生活环境、饮食习惯基本趋于相同，因此犬与人类在消化代谢、神经系统等解剖结构、生理功能方面存在着显著的趋同进化。这种功能、代谢、结构和基因组上的趋同进化，决定了犬是作为研究人类遗传性疾病的理想模式动物之一。犬患有超过 800 种单基因遗传病，这些遗传病绝大部分与人类同名遗传病的致病基因相同，症状与人类的遗传性疾病非常相似，以下列举了常见的一些人类遗传性疾病犬模型。

一、血友病

血友病是一种由于血液凝结过程中所必需的凝血因子缺乏导致凝血障碍，

从而引起的出血性遗传疾病。患病犬擦碰后很容易青肿，淤血过多，经常流鼻血，乳牙脱落时过多出血；出血发生在关节或肌肉时，会有跛行或四肢僵硬症状，严重时皮下或肌肉处出现血肿；在手术或外伤后出血时间显著延长，严重情况下，甚至出血过多导致死亡，因此对已知患病犬，手术前应该提前准备好新鲜血液。患病犬出血倾向和症状严重情况因品种不同其患病情况也不同，通常不影响犬的寿命。根据凝血因子不同，此病包括 A 型血友病（凝血因子 VIII 缺乏）、B 型血友病（凝血因子 IX 缺乏）、凝血因子 XI 缺乏症和凝血因子 VII 缺乏症等；A 型和 B 型均为 X– 连锁隐性遗传，雄性发病率高于雌性；而凝血因子 XI 缺乏症和凝血因子 VII 缺乏症均为常染色体隐性遗传，比 A 型和 B 型病情轻微。

二、维生素 B$_{12}$ 吸收不良

维生素 B$_{12}$ 吸收不良是一种由于肠道无法正常吸收维生素 B$_{12}$ 所导致的常染色体隐性遗传病。患病犬最早在 14 周时，可在尿液中检测到高浓度的甲基丙二酸，但临床症状要在数月龄甚至几岁以后出现，主要表现为厌食、嗜睡、体重降低和肌肉萎缩，个别病情严重个体会出现一种称之为肝性脑病的神经功能障碍，表现为精神异常、癫痫、昏迷，甚至死亡。该病还会影响造血系统的功能，并进而导致患病犬贫血和中性粒细胞减少，但是只要及时确诊并且给予患病犬终生补充维生素 B$_{12}$，该病不会对健康产生影响。

三、高尿酸尿症

高尿酸尿症是一种存在于很多品种中的常染色体隐性泌尿系统遗传病。由于患病犬尿液中存在很高浓度的尿酸，所以极易在膀胱和肾脏等处形成结石，雄性的尿道要更加细长，因此发生尿路感染及尿路梗阻的机会也更大。虽然携带两份致病基因会导致犬的尿液中尿酸浓度升高，但是并不是所有患病犬都会出现结石症状。此病虽然无法治疗，但是可以通过手术方法移除结石以减轻犬

的痛苦，此外，终生低嘌呤饮食同时辅以别嘌呤醇会对病情起到缓解作用。

四、鱼鳞癣

鱼鳞癣是一种常染色体隐性皮肤遗传病，发病年龄因品种和致病基因不同而存在差异，但大部分患病犬在一岁前都会呈现出白色、柔软、易脱落、像雪片一样的全身性鳞屑，并伴随一生。随着年龄增大，这些鳞屑逐渐变得更加干燥和粗糙，并且颜色也会变深，导致患病犬皮肤呈现出干燥、无弹性和苔藓样病变，但通常不会导致患病犬出现瘙痒的症状。在部分患病犬中，眼睛周围肿胀的皮肤会使睁眼变得很困难，在个别情况下，该病可能会伴随次生细菌或真菌感染。目前仍无有效的治疗方法，但可通过护理手段减少鳞屑的形成。

五、退行性脊髓病

退行性脊髓病是一种存在于很多犬种中的渐进性神经性遗传病，属于常染色体隐性遗传。患病犬通常在 8 岁后才会发病，主要表现为渐进性肌肉萎缩及由神经病变导致的后肢运动不协调，通常不会感到疼痛。但病情会不断发展，患病犬会出现大小便失禁及几乎无法保持平衡症状，直到患病犬完全瘫痪，并表现为全身性的肌肉萎缩。该病病情发展速度通常并不快，但不同个体间差异较大，患病犬从首次发病到全身瘫痪的时间从 6 个月～ 2 年不等。

六、脊髓小脑共济失调

脊髓小脑共济失调是一种主要表现为运动失调和平衡缺失的神经系统遗传病，属于早发型常染色体隐性遗传，患病犬通常在 2 ～ 6 月龄时开始出现症状，主要表现为后脚跳跃式的步态和频繁摔倒；此外还会表现出阵发性的类似与癫痫发作时的肌肉抽搐和僵硬症状，发作过程中患病犬的意识保持清醒。肌肉抽搐的严重程度会随着年龄增大而逐渐加重，并有可能导致患病犬出现体温过高的现象。由于生存质量太差，患病犬通常在 2 岁前被安乐死。

七、进行性视网膜萎缩

进行性视网膜萎缩是由视网膜的杆状和锥型光感受器细胞的退化变性，导致视力逐步丧失直至失明一种遗传病，没有任何痛感，不影响寿命，但可能会可能引发白内障、青光眼和晶状体脱落等并发症，这些并发症会带来感染、发炎和疼痛。初期表现为夜视能力下降，不愿意在晚上外出，行动减缓或异常，容易撞到墙壁或家具，眼睛异常发光，瞳孔放大，眼球表面混浊、泛绿等症状。根据病情和致病基因等不同，可分为多个亚型，除亚型 Dominant 是常染色体显性遗传，亚型 CPRARP 为 X- 性染色体隐性遗传外，其他亚型均为常染色体隐性遗传。

八、多重耐药性

多重耐药性（Multidrug Resistance-1，MDR1）基因缺陷也称为伊维菌素敏感症，是存在于很多犬种中的一种遗传病，其中尤以牧羊犬及其相关品系中发病率最高，是 MDR1 基因发生突变导致的血脑屏障异常引起的疾病。大部分药物中毒事件发生在携带两份致病基因的犬中，但携带一份致病基因的犬也有可能对药物过敏，所以用药时也需注意要适当调整剂量，这些药物包括但不限于伊维菌素。患病犬注射或服用了高危药物后主要表现出神经性症状，包括震颤、流涎、厌食、癫痫、失明、昏迷甚至死亡，仅相当于正常犬毒性剂量的 1/200 的药物就可以使患病犬中毒甚至死亡，而没有注射或服用相关药物的犬不会表现出症状。

九、恶性高热

恶性高热是全身麻醉时发生的综合征，可迅速出现高热、肌强直，死亡率很高，属于显性遗传的代谢性多发性肌病，应该避免接触麻醉药等触发物质。恶性高热主要由吸入麻醉药和去极化肌松药所触发的骨骼肌异常高代谢状态，一旦发病进展迅速，最后宠物常因多器官功能衰竭而死亡，被认为是最严重的麻醉并发症之一，在没有特异性治疗药物的情况下死亡率极高。患病犬平时表现与正常犬无异，一旦接触到特定物质便会表现出肌肉僵硬、呼吸过度、心跳过速、体温过高的症状，此时如救治不及时病情会继续恶化，进而出现心跳异常、横纹肌溶解和肾衰竭的症状，严重时可致死，发病早期如果抢救及时效果通常较好，治疗方法主要为注射特效药丹曲洛林，此外可以辅以冰袋降温和酒精擦拭四肢降温。

十、前列腺增生

前列腺是男性最大的附属性腺，主要由间质细胞和上皮细胞构成。前列腺增生的发病原因到目前仍然不十分清楚，但普遍认为上皮 – 间质细胞的相互作用是前列腺增生病发的重要原因。到目前为止，证实能够随年龄增长自发形成前列腺增生的动物只有犬科动物及包括人在内的灵长类动物。Beagle 犬前列腺体积大小随年龄的增长而增大，研究表明在青春期后超过 63% 的犬科动物存在显著性的前列腺增生，并且伴随着临床上的下尿路症状。根据 Beagle 犬前列腺组织的形态学观察，大于 6 犬龄、前列腺体积大于 18 cm^3 的 Beagle 犬可作为自发性前列腺增生的研究模型。

十一、高血压

高血压实验动物模型主要有三类：自发性高血压、诱发性高血压和基因工程高血压动物模型。Beagle 犬血压随环境、年龄、体质的变化等因素而波动。血压高于 161/101 mmHg 的可定义为高血压 Beagle 犬。高钠饮食可增加高血压发生的风险，急性或慢性肾衰、库欣综合征、甲状腺功能亢进综合征、糖尿病、嗜铬细胞瘤、左心室肥大等可引发高血压，一些药物的使用也可能引起高血压。

犬患病后出现精神沉郁、食欲减退、不愿运动、体质变弱等，要及时通过综合的临床检查科学诊断，尽早发现高血压的病因和并发症，并对之进行合理的治疗和管理。

第二节　诱发性人类疾病犬模型

Beagle 犬可以通过手术、化学、生物等方式诱导成为人工诱发特定疾病动物模型。

一、Beagle 犬失血性休克模型

普通级 Beagle 犬，从颈动脉导管放血至动脉收缩压为 50 mmHg 左右并维持血压，模型成功标准为动脉血乳酸 9–11 mmol/L、碱剩余 <–12 mmol/L，静脉血氧饱和度 <60%。观察实验动物一般生理指标、血气、血常规等指标变化。

二、人类 2 型糖尿病模型

普通级雄性 Beagle 犬，糖尿病模型组饲喂高脂饲料同时在饲喂 2 个月时注射链脲佐菌素（streptozotocin，STZ）或四氧嘧啶（alloxan，ALX）。高脂饲料饲喂联合注射 STZ 后 Beagle 犬在出现高血脂症的同时发生胰岛素抵抗，与人类 2 型糖尿病（type 2 diabetes mellitus，T2DM）的胰岛素抵抗伴高血糖、高胰岛素血症和高血脂等典型症状相似。可持续 3 个月维持在高血糖水平。

三、牙周疾病模型

犬类成为研究牙周病重要模型有其众多自身优势：犬有自发性牙周病；犬

与人类正常、病变组织结构特征非常相似；犬类牙周发病率很高，Beagle 犬在2 岁时就出现了很高牙周病发病率，Beagle 犬是一种最常使用的牙周病动物模型，因为其大小适宜、性格温顺、容易配合，而且其全部的牙周组织、牙的大小都和人类的相近，因此，成为目前牙周病研究的首选。

四、急性心肌梗死模型

肌内注射氯胺酮 100 ～ 200 mg 麻醉犬。肌内注射维库溴铵 0.1 mg 松弛犬气管平滑肌，气管插管后连接呼吸机并予心电监护。沿胸骨左缘第 3、4 肋骨间开胸，逐层打开至心包膜，制作心包吊床，清晰暴露左冠状动脉前降支血管。距离前降支开口约 1.5 cm 处将正、负刺激电极间隔 1 cm 分置前降支血管外膜，电流由小至大逐渐加强，刺激血管外膜 15 ～ 20 cm，间隔 10 分钟，心电监护显示心电稳定后，同部位再次予电流刺激 20 分钟至血管外膜颜色加深为止。观察无严重心律失常及出血等，逐层缝合关闭胸腔，置水封瓶胸腔引流。犬麻醉清醒后送回动物间喂养。平均刺激电流为 115μA，电压为 13.5V，时间平均为36.5 分钟。

五、乌头碱诱发心律失常模型

犬用戊巴比妥钠按 30 mg/kg 体重的剂量经静脉或腹腔注射麻醉，行气管插管接人工呼吸机给予人工呼吸，开胸。将浸透 0.05 mL 乌头碱溶液（0.05％）的棉球放置在心房上；或将少量的乌头碱结晶直接放置在心房上，即可引起房性心动过速。此心律失常维持时间约 1 小时或更长。若将乌头碱注入心房壁内或窦房结区的壁内可诱发房性过速或室颤。观察指标为心律失常的维持时间。

六、甲型流感模型

H5N1 亚型禽流感病毒对犬是高度易感的，并且可以通过鼻腔向外排毒。

将分离到的甲流代表毒株 A/bar-headed goose/Qinghai/3/05（BHG/QH/3/05）分别通过滴鼻和气管接种两种途径感染实验 Beagle 犬。感染犬出现厌食、发烧、结膜炎、呼吸急促和咳嗽等症状，其中部分气管接种的犬（B10）于感染后的数天死亡。通过 EID50 检测发现病毒在上呼吸道和下呼吸道都有复制，滴鼻的犬和气管接种犬可以通过鼻腔排毒；3d.p.i. 和 5d.p.i. 剖杀后及 4d.p.i. 死亡的实验 Beagle 犬体内，发现病毒在肺脏复制。H5N1 亚型禽流感病毒对犬是高度易感的，并且可以通过鼻腔向外排毒。

七、急性呼吸道窘迫综合征

Beagle 犬急性呼吸道窘迫综合征（Acute respiratory distress syndrome，ARDS）模型应用较多，常用于临床治疗方法研究、医疗器械评估等。包括油酸诱导外源性 ARDS，十六烷磺基丁二酸钠盐气管内吸入诱导肺内源性 ARDS 模型、股静脉泵入活大肠埃希菌诱导感染性休克 ARDS 模型等。

八、硅肺病模型

利用呼吸机通气，将二氧化硅粉末经器官插管直接吹入犬肺中，模拟硅肺病的致病过程，建立硅肺病犬模型。模型犬 CT 肺窗呈现出不同程度的磨玻璃样改变，肺纹理增粗，局部灶性炎性渗出；3 个月后免疫组化显示模型犬肺泡间隔增宽，肺间质增厚，管壁周围巨噬细胞聚集，有成纤维细胞增生及网状胶原纤维形成等病症表现，与人病理表现相似。

九、肺纤维化

平阳霉素支气管雾化给药，建立犬纤维化模型犬。主要表现为肺组织间质纤维化，伴随着明显的肺泡上皮和管腔改变、间质平滑肌增生，肌肉成纤维增生及间质性肺炎等病症，与人病理表现非常相似。

十、慢阻肺 COPD 模型

实验 Beagle 犬持续吸入香烟烟雾（2 个月～3 年）、二氧化硫（5～18 个月）、蛋白水解酶等，诱发产生犬慢阻肺（Chronic obstructive pulmonary disease，COPD），表现出咳嗽、肺阻力增加、黏液增多等症状，气道阻塞和气道对组织胺反应性下降，出现急性和慢性炎症。气管上皮基底细胞增生，中央气道杯状细胞增生，细支气管周围炎性细胞浸润。肺部扫描和透射电镜检查显示，巨噬细胞的存在到广泛的改变，包括肺泡导管的破坏和扩大及肺泡间隙不同程度的扩大。

十一、哮喘模型

犬呼吸道接触致敏原容易引起哮喘，大约 10% 的犬受到过敏的影响，易发生哮喘。通过吸入蛔虫幼虫或者实验 Beagle 犬在出生后 24 小时内注射氢氧化铝作为佐剂免疫豚草，在每周和每两周反复注射豚草和佐剂 4 个月后，获得犬哮喘模型，哮喘模型犬表现出气道收缩、外周气道收缩、呼吸急促、咳嗽发射、气道高反应性及炎症等哮喘病理表现，过敏型哮喘犬模型广泛运用于哮喘机制研究。

第三节　基因工程人类疾病犬模型

近年来，随着新的基因编辑技术，如 TALEN 技术和 CRISPR/CAS9 技术等的出现，再加上犬体细胞克隆的日渐成熟，基因工程人类疾病犬模型的建立得以实现。但犬生殖生理较为特殊，母犬的生殖周期长，包括 13～16 天的动情前期，4～12 天发情期和 60～90 天的间情期；狗卵巢释放的卵母细胞，需要在输卵管经过 48～72 小时，才能成熟并具有受精功能。上述独特的生殖生理特性使得基因修饰克隆胚胎与代孕雌犬很难保持在生殖周期的同一阶段，常常导致妊娠失败，使基因修饰犬的培育难度大为增加，因而狗基因组的定点修饰的报道还不多。目前，动脉粥样硬化、心律失常等心脑血管及代谢性疾病的基因编辑模型研究研究取得了较好的进展。

一、动脉粥样硬化犬模型——APOE 基因敲除犬

载脂蛋白 E（apolipoprotein E，ApoE），一种与脂质颗粒相关的蛋白质，负责运输乳糜微粒。该基因的突变会导致家族性脂蛋白血症或 III 型高血脂蛋白血症（HLP III）。而动脉粥样硬化和阿尔茨海默病也与该基因的多态性密切相关。

（一）APOE 基因敲除犬模型特点

ApoE 犬表现出高胆固醇血症和严重的广泛性动脉粥样硬化，其特征是动脉狭窄和闭塞，以及中风和坏疽的临床表现。

F0 代突变体中观察到动脉粥样硬化可以通过种系传播给下一代。

ApoE 犬的中风相关蛋白水平发生了改变。

ApoE 犬在常规饲料饲喂的情况下，1 岁左右出现斑块和全身多处动脉狭窄，进而继发脑梗，很好地模拟了人类动脉粥样硬化的临床特征。

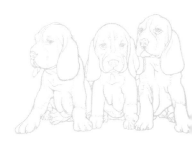

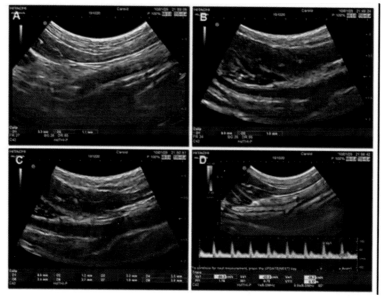

图 14-1　ApoE 纯合突变犬颈动脉动脉粥样硬化斑块及血流动力学 VDU 超声影像图

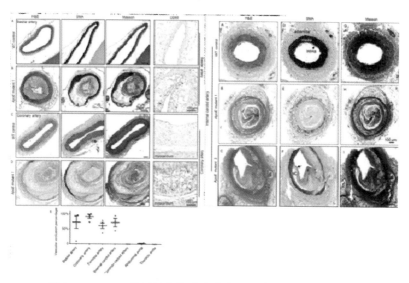

图 14-2　ApoE 基因编辑敲除犬多处主要动脉出现管腔狭窄、
胶原纤维暴露及 CD68 阳性现象

（二）模型评估和应用

利用模型犬，开展药物有效性评价与新药开发实验。

利用模型犬，开展医疗器械、外科手术等非药物治疗有效性实验与评价。

在模型犬的基础上，通过饮食诱导、外科手术等方式诱导其他疾病动物模型。

二、永久性新生儿糖尿病模型——GCK 基因点突变犬

葡萄糖激酶（glucokinase，GCK）是葡萄糖代谢过程中的第一个限速酶，也是葡萄糖浓度感受器，在调节血液葡萄糖浓度中起着关键作用。GCK 基因突变在青少年糖尿病中所占比例较大，且大多数为单基因突变，纯合或复合型的杂合突变会导致 GCK 蛋白完全失活，患者表现出永久性新生儿糖尿病，以出生第 1 天开始高血糖、生长缓慢、永久依赖胰岛素为特征，患者终身需要注射外源胰岛素才能够存活。

（一）GCK 点突变模型犬特点

刚出生就表现出高血糖症状。

生长缓慢。

不注射外源胰岛素，新生犬将在两周内死亡。

出生后第 1 天就开始注射胰岛素，新生犬的血糖浓度趋于正常水平，可以长期存活，同时体重与正常的狗相比也得到很大程度的恢复。

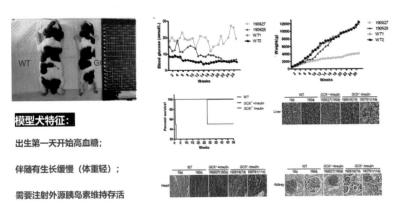

图 14-3 GCK 点突变模型犬出现典型的永久性新生儿糖尿病的临床症状和心脏、肝脏和肾脏病理变化

（二）模型评估和应用

利用模型犬开展新生儿糖尿病发病机制研究。

利用模型犬开展基因治疗评价。

利用模型犬开展糖尿病干细胞治疗效果评价。

三、肌肉生长抵抑制素基因敲除犬模型——MSTN 基因突变犬

肌肉生长抑制素（myostatin，MSTN）是肌细胞因子，一种由肌细胞产生和释放的蛋白质，其作用于肌细胞的自分泌功能以抑制肌细胞生成。目前世界上已有 MSTN 突变牛、猪、狗、兔等。1999 年，在德国的一家医院里一诞生了一名特殊的婴儿，医生在对其进行检查的时候惊讶地发现，这么大的婴儿骨骼甚至都还没有发育硬朗，手臂和大腿却已经生长出明显的肌肉，经过专家的基因测试，原来男孩的基因发生了突变，这是人类首次记录在案的 MSTN 基因突变。

（一）MSTN 突变模型犬特点

肌肉发达、体格健壮、弹跳力强。

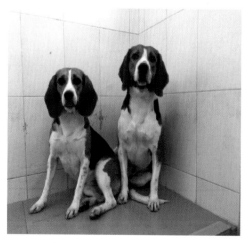

图 14-4　MSTN 突变模型犬

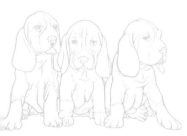

（二）模型评估和应用

利用 MSTN 突变犬开展肌肉生长机制研究。

利用模型犬开展基因治疗评价。

利用模型犬开展肌肉萎缩症患者干细胞治疗效果评价。

四、阿尔茨海默疾病模型犬 – 过表达突变型人类淀粉样蛋白 (APP)

ß– 淀粉样蛋白（amyloid ß–protein，Aß）的前体蛋白（amyloid precursor protein，APP）是一种广泛存在于全身诸多组织细胞膜上的跨膜糖蛋白，A ß 位于 APP 的疏水部分，在细胞膜内部，APP 通过降解生成 Aß，A ß 具有很强的自聚性，形成以后如不能及时清除，则很快形成极难溶解的沉淀。现有大量的实验结果和临床资料表明，A ß 是各种原因诱发 AD 的共同通路，是 AD 形成和发展的关键因素。阿尔茨海默病（alzheimer disease，AD）患者脑组织内 β– 淀粉样蛋白（amyloid ß–protein，Aß）明显增多，并形成大量的老年斑。老年斑、神经原纤维缠结和血管壁淀粉样变是 AD 大脑的特征性病理改变，而 Aβ 是老年斑和血管壁淀粉样变性的主要成分。

（一）APP 过表达模型犬的特征

脑室增大、海马萎缩。

Aβ 在脑中聚集。

海马体中小胶质细胞激活。

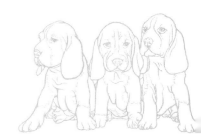

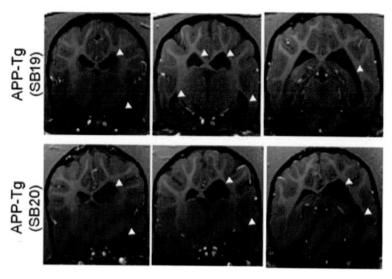

图 14-5　两只 APP 过表达模型犬的大脑核磁共振图像，均出现脑室腔扩大

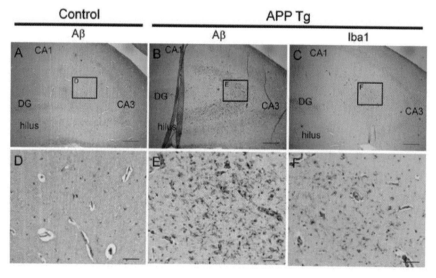

图 14-6　APP 过表达模型犬的大脑中出现 β - 淀粉样物质（Aβ）
和小胶质细胞（Iba1）激活

（二）模型评估和应用

利用模型犬开展 AD 病理、发病机制研究。

利用模型犬开展新的 AD 治疗方法研究。

参考文献

[1] Kalonda A, Phonera M, Saasa N, et al. Influenza A and D Viruses in Non-Human Mammalian Hosts in Africa: A Systematic Review and Meta-Analysis. Viruses, 2021, 13(12): 2411.

[2] 李永强，粟永萍，李蓉，等．建立矽肺犬动物模型的实验研究 [J]．第三军医大学学报，2012，34(12)：3.

[3] 王健，黄志兰，王涛，等．平阳霉素致肺纤维化动物模型高分辨率 CT 的评价 [J]．第三军医大学学报，1998（5）：49–52.

[4] Zwicker GM, Filipy RE, Park JF, et al. Clinical and pathological effects of cigarette smoke exposure in beagle dogs[J]. Arch Pathol Lab Med, 1978, 102(12): 623-628.

[5] Frasca J M, Auerbach O, Parks V R, et al. Electron microscopic observations on pulmonary fibrosis and emphysema in smoking dogs - ScienceDirect[J].Experimental and Molecular Pathology, 1971, 15(1): 108-125.

[6] Drazen J M, O'Cain C F, Ingram R H, et al. Experimental induction of chronic bronchitis in dogs. Effects on airway obstruction and responsiveness[J].The American review of respiratory disease, 1982, 126(1): 75-79.

[7] Marco V, Meranze D R, Yoshida M, et al. Papain-induced experimental emphysema in the dog[J].Appl Physiol, 1972, 33(3): 293-299.

[8] Becker A B, Hershkovich J, Simons F E, et al.Development of chronic airway hyperresponsiveness in ragweed-sensitized dogs[J].Journal of Applied Physiology, 1989, 66(6): 2691-2697.

[9] Zhao H, Zhao J, Wu D, et al. Dogs lacking Apolipoprotein E show advanced atherosclerosis leading to apparent clinical complications[J]. Sci China Life Sci., 2022(7): 65.

[10] Wang X, Liang Y, Zhao J, et al. Cell Generation of permanent neonatal diabetes mellitus dogs with glucokinase point mutations through base editing[J].Cell Discovery, 2021, 12, 7(1): 92.

[11] Feng C, Wang X, Shi H, et al. Generation of ApoE deficient dogs via combination of embryo injection of CRISPR/Cas9 with somatic cell nuclear transfer[J].Genet Genomics, 2018, 20, 45(1): 47-50.

[12] Zou Q, Wang X, Liu Y, et al. Generation of gene-target dogs using CRISPR/Cas9 system[J].Mol Cell Biol, 2015, 7(6): 580-583.

[13] Lee G S, Jeong Y W, Kim J J, et al.A canine model of Alzheimer's disease generated by overexpressing a mutated human amyloid precursor protein[J].Int J Mol Med, 2014, 33(4): 1003-1012.

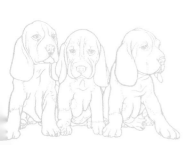

第十五章 检疫工作犬

　　Beagle犬外型可爱、体型适中、对人友善，嗅觉灵敏、服从性好、动作反应机警，通过后天学习可产生出灵活性好、应变性强、适应性更高的新行为，基于此Beagle犬可通过专业培育技术进行幼犬培育训练、基础服从科目和专业搜查科目等训练成为优秀的检疫工作犬。本章主要从检疫工作犬的筛选、培育技术、管理和实际应用等方面进行描述。

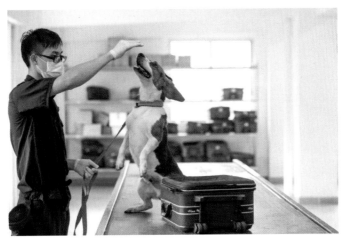

图15-1　检疫犬适应性训练

第一节　Beagle检疫犬的应用

　　Beagle检疫犬是一种嗅觉灵敏、反应机警、能针对特定目标物（动植物及其产品、有害病菌等）发生反应，而且样貌可爱、对人友善、不怕噪声、服从性好，应用于检验检疫方面极为合适。而且 Beagle 犬是美国、加拿大、澳大利亚、新西兰等检疫工作犬的首选用犬，上述国家均成立了检疫犬队，配备给各口岸检验检疫部门协查使用。作为一种新的检疫查验手段，在改善旅游检、查验方式，防止境外有害生物传入等方面发挥了重要作用，为充分挖掘利用实验 Beagle 犬，国家犬类实验动物资源库于 2005 年建成国内首家 "Beagle 检疫犬训练中心"，从事 Beagle 检疫犬的培训、供应及复训强化工作，Beagle 检疫犬的挑选、幼训、基础和专业使用科目训练上岗执勤等方面都具有完善的标准操作规程。Beagle 检疫犬的成果应用使得 Beagle 检疫犬可替代 "进口产品"，节约外汇，降低了我国出入境动植物检验检疫成本，使我国的动植物出入境检验检疫达到国际先进水平，据文献不完全统计，累计截获数万批违禁品及一、二类高危险性物品，检出携地中海实蝇、南瓜实蝇等危害性极大的检疫性有害生物，有效保护了我国生态安全、保护了人民健康。

第二节　Beagle 检疫犬的培育技术

　　Beagle 检疫犬的挑选可称为 "百里挑一"，需通过 "坎贝尔测试" 等方法的层层测试和筛选。Beagle 检疫犬必须符合发育正常、体质健壮、活动灵敏迅速、胆大灵活、适应能力强、兴奋性高、对物品具有较高的衔取欲和占有欲、依恋性好、注意力集中、有良好的生活习惯等指标要求。Beagle 检疫犬需要通过三个阶段的训练，并通过 "上岗前考核"，方能成为真正的检疫工作犬。

　　第 1 个阶段：进行幼犬培训训练，是指断奶后到一周岁接受正式训练之前的犬，通过合理有效的幼犬培训，促进幼犬的生长发育，锻炼幼犬体质，提高幼犬的兴奋性，帮助幼犬建立自信心和增大胆量，培养良好习性，提高幼犬的实用素质，为实际搜检工作和下一阶段训练打好基础，这个环节十分关键。

　　第 2 个阶段：进行基础服从科目训练，是为使用科目和实际使用奠定基础，培养 Beagle 检疫犬的服从性，以使 Beagle 检疫犬更好地服从训导员的指挥，

Beagle 检疫犬常用的基础科目训练有坐下、卧下、站立、靠腿 + 随行、定住 +
前来、吠叫等科目。

第 3 个阶段：进行专业搜查科目训练，是为了培养 Beagle 检疫犬能够在规
定场所自主搜查出规定目标物（动植物及其产品）的能力，为实际使用奠定坚
实基础。早期苏联模式的搜查犬训练方法，是以"人为主导"，通过诱导和强
迫，让犬学会按照训导员的要求进行作业。近代各个时期，我国警犬技术工作
者努力结合现实需要，贴近实战，发展过程中还借鉴德国、英国和美国等国外
搜查犬训练的先进理念和方法，已习惯采用传统的训练方式（诱导为主）来训
练警犬搜查项目，但是需要随着训练的深入，犬的利用嗅觉作业的情形才会慢
慢地形成，总的来说 Beagle 检疫犬的灵敏嗅觉功能并不能在训练中得到充分、
有效的挖掘。

随着国际国内训犬技术的交流，不断吸收创新 Beagle 检疫犬嗅觉作业训练
的新技术，更重视 Beagle 检疫犬的心理和生理需求，更关注 Beagle 检疫犬的
行为变化和发展，着力开发 Beagle 检疫犬的自主性，新训练方法模式由"以人
为主"变为"以犬为主"，让 Beagle 检疫犬在不断尝试中获得所需，从而发展
出我们所期待的行为。这种新型技术的应用不但提高了 Beagle 检疫犬作业的自
主性，还提升了训练、培训效率，有效延长 Beagle 检疫犬持续搜查时间，使得
Beagle 检疫犬警示动作更加可靠。Beagle 检疫犬"自主学习系统"的训练方法
如下。

一、训练阶段

第 1 步强化 Beagle 检疫犬嗅闻嗅罐的行为，第 2 步强化 Beagle 检疫犬与
目标气味建立联系，第 3 步强化 Beagle 检疫犬建立气味分化识别能力，第 4 步
训练 Beagle 检疫犬的示警反应，第 5 步训练 Beagle 检疫犬过渡到所需工作搜
查模式，第 6 步将"嗅罐"植入所需的搜查载体（"箱包""快递件"等），使得
Beagle 检疫犬过渡到搜查新载体模式，嗅闻到目标气味，能自主迅速出现示警
行为，方可进行下一步测试。

二、测试及考核阶段

为了检验 Beagle 检疫犬是否已经对"目标气味"建立起联系，是否能够找到"目标气味"后自主出现可靠的示警行为，通过测试，待行为稳定后，依次开始别的新"目标气味"，开展新一轮的训练，应多次重复以上 5 个步骤，直到 Beagle 检疫犬对规定目标气味全部完成训练。最后，使用单位训导员携带 Beagle 检疫犬参加并通过"上岗考核"，方能成为正式具有编制的检疫工作犬。

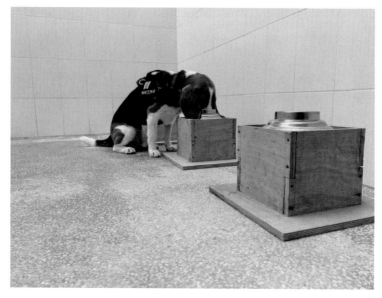

图 15-2　检疫犬自主学习搜查嗅罐训练

第三节　Beagle 犬检疫行为学的应用成效显著

自"Beagle 检疫犬训练中心"成立以来，共输出 60 多头 Beagle 检疫犬，分别配备在五省数十个口岸，在入境旅检、国际邮检的检疫中成功应用，在抗击禽流感等重大战役中屡建奇功，2005 年 4 月 Beagle 检疫犬"南南"从越南入境旅客的行李中查获携带高致病性 H5N1 禽流感病毒 1 批鸭胚蛋，这在全国尚属首次，"南南"因此也荣获检疫系统"一等功"荣誉。

　　近年来中心承担广东省内所有海关的检疫工作犬复训强化工作，Beagle 检疫犬技术培训的成效显著，多年来为几十位海关训导员提供累计超 300 人次的高质量复训强化技术服务培训。在 Beagle 检疫犬训练方面，目前仅根据海关总署提供的"监管工作犬专业科目考核评分表"要求开展了对水果类、肉类、水生动物类、原奶及其制品等科目的训练，其应用范围还局限于搜检入境旅客携带的行李箱包和检查国际邮件包裹方面。中心计划将更多的禁止进出境物品（如动植物标本、土壤等）纳入训练科目中，其应用范围也可扩大到搜检进出境的货物、集装箱等方面，为进一步提高我国的动植物出入境检疫水平，为保卫国门生物与生态安全提供强有力的技术支撑与保障。见表 15-1。

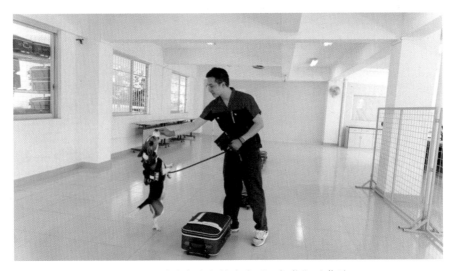

图 15-3　检疫犬自主搜查出"目标物"后奖励

表 15-1　Beagle 检疫犬常规训练目标物一览表

分类	目标物
水果	苹果、芒果、香蕉、葡萄、雪梨、火龙果、莲雾、猕猴桃、柠檬、柚子、人参果、番石榴、柑橘、圣女果、牛油果、鸡蛋果、草莓、山竹、榴莲、橙子
肉类	猪肉、牛肉、鸡肉、鸭肉、牛肉干、猪肉干、盐水鸭、腊肉、腊肠、火腿肠
蔬菜	辣椒、辣椒干、红洋葱、白洋葱、茄子、蒜、葱、白菜干、玉米、土豆
水海产	鲜鱼、淡水鱼干、咸鱼干、章鱼干、鱿鱼干

续表

分类	目标物
蛋类	鲜鸡蛋、咸鸭蛋、皮蛋、乌龟蛋、蜥蜴蛋、蛇蛋
其他	种子类、豆类、大米、小麦

参考文献

[1] 高民群，李世海．比格检疫犬行为学应用的研究 [J].警犬，2003（3）：2.

[2] 石观稳，陈增荣，林振华，等．比格检疫犬的筛选和培训 [J].中国工作犬业，2018（9）：3.

[3] 童曦，搜爆犬自主学习训练系统．重庆市，重庆市合川区公安局刑事警察支队警犬技术大队，2019-01-08.

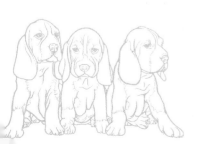

第十六章　国家犬类实验动物资源库

实验动物是科学研究过程中必不可少的条件资源和重要手段，在探索生物起源、攻克疑难病症、抵抗衰老、创制新药等科学研究中，以及在保护生态环境、生产农畜产品、检验进出口商品等众多领域中，发挥着重要的基础支撑作用。其发展水平已经成为衡量国家、地区或科研单位科研水平的重要标志。经过30多年的努力，我国实验动物资源建设经历了从无到有、从有到发展的过程，取得了重大积累。2006年，依托国家科技基础条件平台建设专项，我国建成了包括啮齿类、遗传工程小鼠、禽类、兔类、犬类、非人灵长类等7个种子资源中心和1家数据资源中心。2019年在种子中心基础上优化调整形成30家国家生物种质与实验材料资源库（2020年新增国家人类疾病动物模型资源库），其中包括7家实验动物领域资源库，本章主要介绍国家犬类实验动物资源库的建设过程、功能定位及对社会的支撑等。

第一节　国家犬类实验动物资源库建设与发展

为落实《科学数据管理办法》和《国家科技资源共享服务平台管理办法》的要求，规范管理国家科技资源共享服务平台，完善科技资源共享服务体系，推动科技资源向社会开放共享，科技部、财政部对原有国家平台开展了优化调整工作，形成了31家国家生物种质与实验材料资源库，其中实验动物领域主要有国家啮齿类实验动物资源库、国家鼠和兔类实验动物资源库、国家非人灵长类实验动物资源库、国家禽类实验动物资源库、国家犬类实验动物资源库及国家遗传工程小鼠资源库及国家人类疾病动物模型资源库。

一、国家犬类实验动物资源库的建设

国家犬类实验动物资源库自 1983 年开始从美国引种进行饲养繁殖研究，是我国最早从国外引种的单位。此后一直从事实验 Beagle 犬规模化、规范化、标准化饲养管理、保种育种、质量控制、疫病防控等研究。1994 年资源库申报的项目《实验动物基地——Beagle 犬标准化饲养繁殖和规模化生产供应的研究》获得国家科技专项计划支持，是国家级犬资源库平台建设的关键节点；1999 年正式向国家科技部提交《建设国家 Beagle 犬种子库及供应基地》可行性报告；2000 年《建设国家 Beagle 犬种子中心和供应基地》在广州市科委正式立项；2006 年《国家实验用 Beagle 犬种子中心》通过科技部组织主持的现场评审，是国家犬类实验动物资源库里程碑式关键节点；2010 年，科技部正式下文批准成立"国家犬类实验动物种子中心"，至此国家犬类实验动物资源库基本定型。

二、国家犬类实验动物资源库的发展

资源库历经近 40 年的发展，期间经历了许多值得铭记的大事（表 16–1）。

表 16–1　国家犬类实验动物资源库发展大事记

序号	时间（年）	事件
1	1983	从美国引进 Beagle 种犬开始进行饲养繁殖研究
2	1984	在广州市郊区联安水库 1 个三面环水的半岛上开始建设 Beagle 犬饲养繁育基地，占地面积 50000m²，具有天然防疫屏障功能
3	1994	《实验动物基地——Beagle 犬标准化饲养繁殖和规模化生产供应的研究》获得国家科技专项计划支持
4	1995	《Beagle 犬标准化饲养和规模化生产的研究》获得广州市科技攻关和工业性试验项目支持
5	1999	《广东省实验动物条件体系——Beagle 犬基地建设》获得广东省百项工程支持

续表

序号	时间（年）	事件
6	1999	向国家科技部提交《建设国家 Beagle 犬种子库及供应基地》可行性报告
7	2000	《Beagle 犬封闭群标准性状研究》获广东省科技计划项目支持
8	2000	广州市林元和副市长和市科委杨永弼主任到基地视察，建议尽快在市科委立项，用 3 年时间扩大基地规模建设和争取承建国家 Beagle 犬种子库
9	2000	《建设国家 Beagle 犬种子中心和供应基地》通过广州市科委主持的专家论证，正式立项
10	2001	从美国引进 160 头种犬
11	2001	开始进行 Beagle 检疫犬的试验性训练
12	2002	《广东省 Beagle 犬种质资源研究开发中心建设》通过广东省科技厅组织的专家组论证并正式挂牌建设
13	2002	《Beagle 犬检疫行为学应用研究》获得广州市科技创新项目立项
14	2003	《Beagle 犬检疫行为学应用研究》通过验收
15	2003	5 月开始 Beagle 犬正式在广州白云国际机场上岗执勤
16	2003	《Beagle 犬 DNA 标准化分子标记及基因监控研究》《Beagle 检疫犬培训及产业化研究》获广东省科技厅立项支持
17	2004	科研院所社会公益研究专项、国家科技基础条件平台工作重点项目《实验动物质量标准保障体系的建立》之《实验动物 Beagle 犬遗传检测方法研究》获立项支持
18	2004	国家科技基础条件平台工作项目《实验材料描述标准和规范的研究制定及共享试点建设》之《实验用犬描述标准和规范的研究制定及共享试点建设》获立项支持
19	2004	国家科研基础条件平台工作项目《国家实验用 Beagle 犬种源基地建设》通过科技部组织主持的专家组论证
20	2004	《Beagle 犬线粒体 DNA 全序列测定及其分子传标准研究》获得广东省科技计划项目立项支持
21	2004	《Beagle 检疫犬训练中心建设》获得广州市科研条件建设项目立项支持
22	2005	省市共建的广东省种质资源库建设项目《广东省 Beagle 犬种质资源研究开发中心建设》通过广东省科技厅、广州市科技局的联合验收

续表

序号	时间（年）	事件
23	2005	隆重举行了"Beagle 检疫犬训练中心落成揭牌仪式暨推广应用介绍会"
24	2006	《国家实验用 Beagle 犬种子中心》通过科技部组织主持的现场评审
25	2008	《药物评价研究及大型实验动物（犬、猴）重点实验室建设》获得广州市科研条件建设项目立项支持
26	2009	《Beagle 犬国际认证与外包服务》获得广州市科技重大专项立项支持
27	2010	科技部正式发文批准成立"国家犬类实验动物种子中心"
28	2010	《国家实验犬类种子中心科研能力提升》获广州市科技项目支持
29	2010	《国际药物非临床评价体系建设与 Beagle 犬研究》获得广州市科技重大专项立项支持
30	2011	《实验用 Beagle 犬及疾病模式犬研究开发平台》获"十二五"重点研发计划立项支持
31	2011	《国家犬类实验动物种子中心胚胎保种库建设》获广州市科研条件建设项目立项支持
32	2013	《实验动物质量评价方法及其标准化研究与应用》获得国家科技支撑计划立项支持
33	2016	《人类疾病动物模型开发与技术服务》获得广州产学研重大专项立项支持
34	2020	遴选成为"广州犬类实验动物科技资源库"
35	2020	《国家犬类实验动物资源库建设》获广州市国资委重大科技创新产业项目立项支持
36	2021	《实验用 Beagle 犬遗传质量及保种平台》获广东省基础条件建设项目立项支持
37	2005–2022	《广东省 Beagle 犬种质资源研究开发中心》每年均获广州市科技局运行支持

三、国家犬类实验动物资源库资源的管理

在国家、省市等各相关部门的重视下，资源库在 Beagle 犬的育种、标准性

状选育、血液学及血生化正常值的建立、Beagle 犬生理指标、心电图检测、微生物监测与疾病防控方面做了大量工作，从而使 Beagle 犬的特有性状保留、饲养繁育、系谱档案管理、质量控制、遗传质量等方面均处于全国领先水平，现已成为国内历史悠久、种源纯正、管理规范的实验 Beagle 犬专业研究机构。

（一）种群信息化管理

资源库是唯一具有合法供种资质的种子中心，拥有种源纯正、遗传质量稳定的种犬群。经过近 40 年的发展，已建立一套科学、完整的系谱管理体系。建立一套实验 Beagle 犬信息化管理系统，每只犬都有完整系谱材料，确保不会近亲交配，使近交系数控制在合适范围内，至今每头犬都可溯源至 20 世纪 80 年代引进的种犬。另外，在现有基础上引入了无线射频识别（radio frequency identification，RFID）电子芯片管理系统，实现种犬信息化高效管理。

（二）实验 Beagle 犬质量管理

资源库始终把实验犬质量建设放在第一位，目前已建立 Beagle 犬标准化保种育种、饲养管理和质量控制等标准操作规程近 200 项；建立了微生物、寄生虫、环境监测等系列监测实验室，配备了一支高素质人才团队；从实验 Beagle 犬疫苗免疫、环境控制、皮疫病防控及护理等方面细化管理，严格控制实验犬质量。

（三）资源保存与挖掘应用管理

资源库近年来逐步引入程度冷冻降温仪、精子质量分析仪、彩超、显微操作系统、PCR 仪等仪器设备，在种质资源的体外保存与挖掘利用方面开展关键技术攻关。如在种子体外保存方面，初步建立了 Beagle 犬卵母细胞体外获取技术、体外成熟培养、精子采集、人工授精等技术体系；初步建立了种群微卫星 DNA 检测技术，监测种群体遗传杂合度。基因编辑疾病模型犬创建方面，攻克了母犬发情排卵监测，获得世界首例基因敲除犬、甲型血友病模型犬等成果。

第二节　国家犬类实验动物资源库的功能定位与任务

一、功能定位

国家犬类实验动物资源库在国家科技资源共享服务平台的总体框架下，将紧密结合国家创新驱动发展战略中建设支撑高水平创新的平台，以及国家和行业生物医药重大需求和发展重点，以犬类实验动物科技战略资源收集、保存、开发利用与共享为主要任务，扩大种质资源体量及提升种群遗传质量控制，解决国外种质资源垄断，降低对国外实验资源的依赖；重点开展犬类实验动物保种新技术、疾病模型犬创制等应用研究，并形成有价值的科技资源产品，最终建成资源研发利用与共享等方面达到国内领先、国际先进水平的资源库，引领行业发展，助力大湾区建成具有全球影响力的国际科技创新中心，为国家重大科技战略发展和科技创新提供强有力的资源与技术支撑，促进生命科学、生物医药领域健康可持续发展。

二、重要任务

（一）资源收集与保存

资源库以收集、保存 Beagle 犬重要科技资源为重要目标，根据国际犬类实验动物资源发展趋势，积极收集国际上其他犬类资源，研发具有特色的其他实验犬种群或品系，研发资源体外保种技术，扩大资源保存体量，丰富犬类实验动物资源种类、数量及保存手段，有效整合资源，提升资源利用率。

（二）科技计划项目资源汇交

承接科技计划项目实施所形成的科技资源的汇交、整理和保存是资源库的主要任务。资源库将进一步完善资源汇交机制和流程，有序推进国家科技计划项目资源汇交工作，保障各类科技项目的顺利进行。支持涵盖犬保种育种研究、人类重大疾病致病机制与发病机制研究、疫病机制及诊断研究、疫苗研发、流行病调查等重要领域。积极追踪反馈与成果，达成科技资源汇交，促进科技交互协同发展。

（三）资源研发利用

资源库将加强资源收集鉴定、保存复苏、价值挖掘、功能筛选等关键核心技术研发。面向世界科技前沿和国家重大需求，积极探索新的优良品种的培育，选育具有特殊品质的犬类实验动物新群体，加大 Beagle 犬基础生物学数据收集与研究，如检疫犬训练及基因编辑人类重大疾病模型犬研发等，丰富犬资源库资源种类与数量，完善信息资源，提高资源挖掘与应用水平，丰富提升资源服务的深度和广度。

（四）资源标准与信息化

完善资源描述、收集保藏、质量控制、共享服务技术标准规范（如《犬类实验动物饲养管理规范》及《犬类实验动物资源质量监测规范》等相关规范），牵头或参与制订国家、广东省相关标准及规范，推进标准化的犬类实验动物资源建设，引领行业健康发展。

在现有基础生物学数据基础上，进一步建立并完善 Beagle 犬基础生物学数据库。加强资源库门户网站的建设，与共享网实现有效对接和互联互通，及时更新，实现科技资源的社会普及与开放共享。

（五）主动开展服务

围绕生态环境、人口健康、民生改善、国家安全等重大需求，面向科技发展重点和关键核心技术攻关，主动提供资源服务，面向重大科技任务和突发服务需求，及时有效提供资源支撑保障。

面向生命健康、脑科学、生物育种等重大科技创新任务，主动开展供需对接，加强资源支撑服务，注重通过与国家重大科技项目合作，加快新技术应用和新资源开发。

面向粤港澳大湾区等重点区域，加强与地方科技平台、科技园区的联合互动，为区域经济社会发展、产业创新提供特色资源服务。

围绕乡村振兴战略，面向农业绿色发展、农业农村现代化、巩固拓展脱贫成果等需求，结合当地自然禀赋，提供资源、技术、人才综合服务。

充分利用资源库实物资源和信息化资源，面向社会公众，开展特色资源技术培训和技术咨询活动，推动科学知识的普及和科学传播。

（六）保障资源安全

拓展资源引进、人才培养、资源服务等合作渠道。加强"一带一路"沿线地区资源交流与合作。加强国际资源采集、保藏、鉴定方面人才交流与培训，通过开放合作提升国家资源库的国际影响力。坚持总体国家安全观，严格按照《中华人民共和国生物安全法》和相关法律法规规定，建立覆盖资源保存、信息发布、开发利用等环节的安全制度和应急预案，在保障科技资源及信息安全的前提下扩大共享服务。

第三节　国家犬类实验动物资源库对社会的支撑

一、种犬、实验用犬等资源支撑

资源库主要开展规范化和标准化的 Beagle 犬保种、育种、提供高质种犬与实验用犬及种质资源开发研究等任务，多年来服务了多家医药企业、高校、科研院所等，起到了较好的基础支撑与条件保障作用。

（一）种犬

作为国内唯一具有 Beagle 犬供种资质机构，资源库对外完成北京、江苏、四川、山东、湖南等省市多家单位数百头种源供应，并提供了技术人员培训、场地建设、设施设备维护、饲养管理培训及指导服务，受到了科研机构客户的广泛好评。

（二）实验用犬

资源库自建设以来，秉承"质量为先"的管理理念，健全售前、售中、售后质量把控，在业内赢得较高的声誉，累计为数百家医药企业、高校及科研院所提供高质量实验用犬合计近 40000 头、超百项技术服务。资源库主要客户遍布北京、上海、广东、黑龙江、云南、江苏、重庆、甘肃等全国 20 多个省、自治区、直辖市，其中包括新药安评中心、医药企业、高校及科研院所、医院及出入境口岸等多家单位机构。

（三）教学用犬

目前，部分高校在教学用犬的使用上没有统一标准，质量参差不齐，甚至有可能使用潜伏人畜共患病的实验 Beagle 犬，容易造成试验结果偏差，甚至给师生健康带来安全隐患。资源库自 2012 年以低于成本价格提供给广东省内如中山大学、广东医科大学、广州医科大学等多家医药高校教学用犬近万头，在服务期间均没有发生传染病、人畜共患病等质量安全问题，保证了师生健康安全，充分发挥了资源库公益性共享服务功能。

二、海关监管工作犬支撑

2002 年联合广州海关共建国内首个 Beagle 检疫犬培训中心，成功研发 Beagle 检疫犬，弥补 X 光机及人力检验检疫的不足，有效防止外来物种及病虫害入侵。已向国内 5 省数十个口岸单位提供 50 多条检疫犬，近 10 年，仅广州白云机场海关检疫犬共截获禁止进境物超 20000 批次，多次检出草莓潜隐环斑病毒、桔小实蝇、辣椒实蝇、芒果果核象甲等。2005 年，广州白云机场海关从检疫犬截获的越南鸭胚蛋中检出禽流感 H5N1 病毒，全国尚属首次，为预防外来有害生物通过口岸入侵国境，保障我国农林牧业及生态安全起到重要作用。"Beagle 检疫犬推广应用"项目获得广东省、广州市科技进步三等奖，得到多家国内新闻媒体报道，并获广州市科普专项资助，录制科普视频进行科学普及。近年来，公司包揽广东省内广州海关、黄埔海关等所有海关检疫犬复训任务，以良好的专业技术基础和服务意识获得海关部门高度认可，大大提升了资源库的知名度及影响力。

三、围绕实验 Beagle 犬的技术服务支撑

资源库不断提升资源的挖掘利用能力水平及相关硬件建设，如基因编辑疾病犬创制、临床兽医手术技能等技术方面有较大的突破，进一步提升对社会的技术支撑能力。近几年资源库积极与中科院遗传所、中山大学、广东省人民医院、广州医学院第一附属医院、中新国际联合研究院、华南农业大学等科研团队开展合作交流，支撑了一批国家重点研发计划、国家自然科学基金等各级各类科技计划的研究，内容涵盖基因敲除疾病模式犬研发、犬用细小病毒疫苗、狂犬疫苗研发、寄生虫组学研究、哮喘病研究及新型医疗器材研发等，并获得客户的高度评价，进一步加强了优质科技资源有效集成，提升科技资源使用效率，促进以 Beagle 犬为模式动物的生命科学研究，扩大资源库基础支撑与条件保障能力，为科学研究、技术进步和社会发展提供网络化、社会化的科技资源共享服务。

四、数据资源共享服务支撑

资源库向国家自然科技资源平台、国家实验动物数据资源中心提交实验动物资源信息、共性描述数据、生物学特性数据、图像数据等，供全社会共享，

为国内各实验动物机构、单位提供标准化的数据支持。已提交 Beagle 犬生理生化等基础生物学数字化共性描述标准 145 项，形成"实验 Beagle 犬共性描述规范"等规范性文件并实现共享；Beagle 犬胚胎发育及大脑等主要脏器的正常组织学病理数据库，向国家实验动物数据资源中心提交 100 多幅图像数据资源，并实现共享。

资源库遵从安全高效、通用兼容、先进便捷等原则，建设独立在线服务系统，集成新闻动态、科技资讯、通知通告、服务案例、资源展示、招聘信息、申请资源、联系我们、标准规范、意见反馈、影像图集等功能版块，组建了在线服务系统专职运维队伍，负责系统的运行，坚持"安全第一、预防为主、综合治理"的原则，系统具有防火墙等安全防护措施、建立数据备份和恢复措施等，实现与中国科技资源共享网互联互通。

截止到 2022 年 6 月，资源库共上传共享数据 4100 多条，用户访问数及资源浏览数均超 30000 多次，是国内实验犬基础生物学元数据共享最多的机构，为科技资源的社会普及与共享起到了较好的推动作用。

参考文献

[1] 王锡乐，巩薇，胡建武，等 . 我国实验动物科技工作发展的政策支撑与思考 [J]. 实验动物科学，2020，37（4）：64-68.

[2] 贺争鸣 . 基于能力提升的我国实验动物资源发展愿景 [J]. 实验动物与比较医学，2021，41（2）：85-90.

[3] 程苹，王锡乐，卢凡，等 . 关于我国实验动物资源建设与发展的思考 [J]. 中国科技资源导刊，2018，50（5）：50-54.

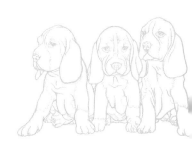

第十七章　我国实验 Beagle 犬资源建设发展展望

作为支撑国家科技创新与经济社会发展的基础性、公益性和战略性生物资源，实验动物在服务、推进与引领生命科学基础研究、现代生物技术创新和生物医药产业发展中占有重要位置，并发挥着其他科技资源不可替代的作用。准确把握国家科技发展重大需求与服务"健康中国"发展战略对实验动物工作提出的新任务、新要求和新挑战，坚持问题导向、目标导向和需求导向，立足我国生命科学基础研究和医学科学研究探索、生物技术创新发展及国民健康的重大任务，进一步凝炼实验动物资源建设的关键领域、核心技术和发展潜力，梳理"卡脖子"背后的重大科学问题；进一步强化我国实验动物资源优势研究领域，布局具有战略意义和潜在引领作用的先导发展领域，研究提出面向科学前沿和国家需求的我国实验动物资源建设的长远发展战略，具有十分重要的意义。

一、开展实验 Beagle 犬资源建设核心技术研究

紧紧围绕国家创新驱动发展和健康中国两大战略，从科技发展前沿和服务国家重大需求出发，加快实验 Beagle 犬资源建设核心技术的研究与应用。实验 Beagle 犬资源建设是一项系统工程，涉及多领域和多学科的基础理论和应用技术，因此，应高度重视与其他相关学科的交流与合作，加强相关学科基础研究与应用基础研究的丰硕成果在实验 Beagle 资源建设中的应用，并注重实际经验到基础理论的总结和升华。充分运用现代生命科学和生物技术领域原理、技术和方法，从深度和广度上推动实验 Beagle 资源建设与利用。

我国开始饲养繁育实验 Beagle 犬并不太晚，经过几十年的努力，由零散式小规模饲养逐步发展起来，已在多地建有一定生产规模的种群，为生命科学和

生物医药产业发展提供标准化的实验 Beagle 犬，甚至有些企业还具有一定的出口能力。但不可否认的是，置于实验 Beagle 犬资源建设全链条起始端的标准种源不在我们的手中，且目前还遭遇受制于人的窘境。为占据国际科技竞争的制高点，国外实验 Beagle 犬生产商采取各种方式阻碍我国引进实验 Beagle 犬标准种源，遏制我国实验 Beagle 犬资源建设与发展。因此，在相关学科基础理论的指导下，借鉴相关领域的技术方法、以往经验性传承和实验性摸索研究，进一步加强现有实验 Beagle 犬种质资源的保护，开展以生物标记物筛选的分子育种技术等关键核心技术攻关，创建开发和完善现有实验 Beagle 犬资源研究技术方法，通过遗传育种和全基因组关联分析，建立科学的育种体系，加快优质型实验 Beagle 犬品种的选育和规模化生产技术开发与产业化建设，摆脱"卡脖子"风险，形成符合国际先进标准、具有中国特点的实验 Beagle 犬的种源培育、规模化生产和共享服务体系。

与此同时，应注意在已有的实验动物资源常规技术的基础上，将生物信息学和系统生物学这两个学科的基本理论和技术作为实验 Beagle 犬资源创新的基本思想方法和实践工具，包括：①基因组信息的获取、表达与调控机制等，由此揭示"基因组信息结构的复杂性及遗传语言的根本规律"，了解实验 Beagle 犬用于解释人类生命本质的遗传语言"可靠性"，为从实验 Beagle 犬研究结果外推到人类疾病内在规律的描述"真实性"奠定基础。②通过在细胞、组织、器官和生物体整体水平上研究结构和功能各异的各种分子及其相互作用，由此利用生物学技术定量描述和预测生物功能、类型和行为。面对复杂的生命系统，整合所有视角的所有信息对实验 Beagle 犬育种体系和标准种源建设具有重要意义。

二、推动人类疾病实验 Beagle 犬模型的创建与应用

动物模型是人类疾病发病机制解析、预防和诊断预后标志物发现、药物筛选与评价、疫苗开发等的有力工具和支撑条件。实验动物和人类，以及动物模型和人类疾病的天然差异是动物模型无法准确预计人体临床结果的主要原因。

不同种类和品种实验动物的生物学特性存在自然差别。因此，科学分析和全面考量实验动物遗传背景、免疫系统和微生物群落等因素，对获得能更好模拟人类疾病的动物模型至关重要。

小鼠是研究历史最长和应用最为广泛的实验动物之一，品系丰富和标准化程度高；非人灵长类动物与人类在遗传上的高度相似性，因此，也是常用制备人类疾病模型的实验动物。随着人类疾病研究的不断深入和研究领域的不断拓展，实验 Beagle 犬的优势逐步显示出来，特别是随着 CRISPR 基因编辑技术的发展，近年来利用实验 Beagle 犬制备人类疾病动物模型已成为动物模型研究领域中一个新亮点，并呈现加速度快速发展，由此产生的人类疾病实验 Beagle 犬模型得到广泛应用，并对人类疾病机制研究产生重大影响。如国家犬类实验动物资源库在创建世界首例基因敲除犬后，又成功构建世界首例基因编辑 A 型血友病人类疾病模型犬。通过利用单碱基突变的基因编辑技术，使其氨基酸突变与病人中的突变位点一致，从而实现了对人类 A 型血友病的精准模拟，弥补了因缺乏合适的动物模型进行疾病研究不能真实反映病人突变的空白，为下一步采取直接修复基因突变位点的方法，发现 A 型血友病的治疗新手段和新型药物奠定了坚实基础和提供了保障条件。同时，这也是创建带有人类疾病信息的"精准动物模型"来解决"跨界研究"所带来的结果偏差的典型案例。

利用实验 Beagle 犬制备人类疾病模型在未来生物医学研究和药物发现中的持续相关性应引起高度关注。首先要清楚的认识实验 Beagle 犬的遗传背景及它在生物学反应中所起的重要作用，特别是用于研究人类复杂多基因疾病的发病机制和疾病过程。在选择制备动物模型之初，应充分考虑实验 Beagle 犬的遗传多样性在人类复杂疾病基础研究或临床前开发的关键作用，科学家不能使用一个不正确遗传背景的动物建立起符合人类复杂疾病的有效动物模型，否则，会导致临床前实验效果很好而看不到临床研究效果的相关性。其次，要关注人源化动物模型（包括基因编辑动物模型和 PDX 模型）能更好模拟人类疾病生物学反应机制的特性。运用基因组学、蛋白组学、代谢组学、表观遗传学等技术，对建立的人类疾病实验 Beagle 犬模型进行是否能够体现人类多基因复杂系统疾病特征的验证研究，开展表型性状的精确测定和度量，探索表型与关联遗传的机制，分析表型、基因型及其在环境变化中的响应。与此同时，还要注意开展实验 Beagle 犬模型与其他物种动物模型之间、实验 Beagle 犬动物模型与人类疾病之间的比较医学研究，以及实验 Beagle 犬动物模型研究数据和人类疾病临床数据结果的比较研究等。

三、提升我国实验 Beagle 犬战略发展水平和服务能力

（一）完善国家犬类实验动物资源库功能

2019 年，科技部、财政部发布了"关于发布国家科技资源共享服务平台优化调整名单的通知"（国科发基〔2019〕194 号）。通知指出：科技部、财政部对原有国家平台开展了优化调整工作，通过部门推荐和专家咨询，经研究共形成"国家高能物理科学数据中心"等 20 个国家科学数据中心、"国家重要野生植物种质资源库"等 30 个国家生物种质与实验材料资源库，其中包括国家犬类实验动物资源库等 6 个国家实验动物资源库。作为国家科技创新体系及创新基地的组成部分，国家犬类实验动物资源库的定位就是要以国家目标和战略需求为导向，全面梳理我国犬类实验动物资源体系架构，瞄准国家科技创新的重要增长点，在犬类资源汇聚与整合、开发应用与分析挖掘利用的基础上，建设成为对推动相关学科领域发展，支撑科技创新有重要意义的国家犬类实验动物资源平台，为科学研究、技术进步和社会发展提供高质量的犬类实验动物资源服务。因此，以建设国际领先和高效运行的犬类实验动物资源自主创新研发技术平台为目标，加快建成具有我国特点的犬类实验动物资源开发和基因编辑动物模型创制的研发体系非常重要。同时，加强已有犬类实验动物资源数据和信息的分析挖掘与深度利用，加强政府预算资金资助的科技项目产生的犬类实验动物资源和数据的汇交，快速提升犬类实验动物资源使用效率，以及对生命科学和人类健康等国家重大需求和前沿研究的支撑能力。

（二）做好国家犬类实验动物资源网络建设布局

在建设布局和部署方面，要从支撑国家科技创新发展战略需求和重大任务

出发，面向基础研究和前沿技术领域部署和建设国家犬类实验动物资源网络，以国家犬类实验动物资源库作为龙头，联合社会优质资源推动建设布局合理、功能齐全、高效运行的犬类实验动物资源和人类疾病犬类实验动物模型创制、保藏和技术服务的网络平台。发挥各方面的积极性，探索建立多元投入机制和创新建设与运行机制，建设国家级、区域性和地方统筹衔接、有机融合的新型犬类实验动物国家工程（技术）研究中心和资源基地，鼓励社会优质资源参与共享。

四、完善实验 Beagle 犬质量管理与评价体系

资源质量是国家实验动物资源库工作的生命线，是国家实验动物资源库技术水平和服务能力的直接体现。加强国家犬类实验动物资源库质量管理体系建设，在许可证制度的基础上，申请 CNAS 实验动物机构认可制度。作为这项制度本身，它更加关注管理体系、环境设施、饲养管理、兽医护理和职业健康安全等 5 大方面内容，与许可证制度相互补充，两者的有机结合和运作为推进和完善实验动物机构管理提供了新的模式。作为这项制度的实施主体，CNAS 是国际实验室认可合作组织（International Laboratory Accreditation Cooperation，ILAC）和亚太实验室认可合作组织（Asia Pacific Accreditation Cooperation，APLAC）的架构下的国际互认成员，遵守 ISO/IEC 17011《认可机构的要求》，并严格按照相应国际组织的有关规定开展认可工作是其基本义务。因此，CNAS 研究建立并积极推动实施的实验动物机构认可制度，其运作的程序和内容更为科学、规范，研究制定的标准和技术文件更具有国际 / 区域参考的意义，可为今后实验动物机构认可制度的国际、区域或者国家间的互认留有充分的接口。同时，该认可制度在系统性、适宜性和适用性方面体现了国际最新的实验动物机构精细化管理的趋势，可帮助有条件的实验动物机构率先通过认可、取得国际地位、参与国际竞争，提高我国实验动物机构的国际地位和影响力。

国家实验动物资源库在质量控制全过程中占据顶层和源头位置，除了建立与国际接轨的质量管理体系之外，还体现在自身的质量管理与评价体系。我国

制定有实验犬国家标准，但其内容与国际先进标准还存在一定差距。作为国家犬类实验动物资源库，应将衡量实验犬这一"生物技术产品"的"尺子"国际化，制定具有"国际话语权"的技术标准，为我国实验动物科技工作参与国际合作、提高国际竞争力奠定技术基础。同时，推动建立具有国家级水平的质量检测与评价实验室，逐步完善实验犬资源审定及遗传资源鉴定技术体系和健康检测与评价体系，发挥其在全面提升我国实验犬品质中不可或缺的重要作用。同时，开展基于实验动物胚胎学等基础技术研究，搭建基于实验 Beagle 犬创建人类疾病模型的技术平台，推进实验 Beagle 犬模型保存技术研究，以及各种动物模型评价标准、技术规程和评价技术体系建立，将国家实验 Beagle 犬资源库打造成集资源创建与保藏、质量检测与评价、技术服务与共享的具有国际水准的国家级资源库。

五、创新建设实验犬福利伦理体系以支撑科学实践活动

无论是在远古时期，还是在科技发达的现在，犬是人类忠实朋友的概念已在人们意识中根深蒂固。随着社会发展需要和人民生活水平提升，犬不仅作为宠物进入人类家庭成为其中一员，与人类生活息息相关，而且以导盲犬、缉毒犬等角色对人类生活和社会安全起着重要作用。随着生物医学科学技术的发展，在恶性肿瘤研究领域中的医学嗅探犬也已成为一个新的应用方向。由于出色的工作表现和给人类带来的好处，使得人们对其"另眼看待"，人们对犬与其他不同动物的情感有着很大区别。

在医药研究领域，犬是理想的动物模型。自 1950 年美国推荐 Beagle 犬作为标准实验用犬以来已经获得大多数国家认可，并被世界卫生组织（World Health Organization，WHO）推荐为安全性评价研究的首选用犬，其中在药品、食品、农药、化妆品等的安全性评价研究中使用量最大。正是由于犬与人类存在的特殊关系，因而引起人们对应用 Beagle 犬作为实验动物进行各种研究的极大关注，甚至在一些学者的意识中也对利用实验 Beagle 犬作为实验对象存在一定的"潜在抵触"。

国际上主要采取立法的形式保护动物和维护实验动物福利，目前已有 100 多个国家和地区出台了符合本国或本地区实际发展状况的动物福利法规。除了立法管理之外，一些发达国家有关部门还制定法规开展行业管理。我国有关实验动物福利的法规和规章主要以《实验动物管理条例》（经国务院批准，1988 年 11 月 14 日国家科学技术委员会第 2 号令发布实行，2017 年第 3 次修订）（以下简称《条例》）为核心，有关部委和各地方政府依据《条例》制定相应的管理办法、实施细则等。2006 年科技部发布了《关于善待实验动物的指导性意见》（国科发财字〔2006〕398 号），对准确理解实验动物福利与伦理的概念与内涵、引导相关技术标准的研究制定、持续稳步推动我国实验动物福利与伦理工作发展具有重要意义。这也是我国第一个与世界接轨又充分体现我国特色的实验动物福利与伦理的研究成果。但我们应该看到，我国在实验动物福利伦理研究与管理方面起步晚，法律法规、管理机制和具体实施办法等方面还存在不少亟需解决的问题，特别是对实验 Beagle 犬这种具有"特殊地位"的实验动物，更应引起我们的高度关注，并开展相关技术研究，包括实验 Beagle 犬生理福利的研究、环境丰荣和动物行为学可量化评价指标的研究、无伤害的遥测技术等实验方法的研究等，在此基础上制定科学的实验 Beagle 犬福利伦理技术规范和评价标准体系，推动我国实验动物福利伦理审查制度的完善和发展。完善实验 Beagle 犬福利伦理技术和标准规范体系也将成为我国实验动物福利伦理制度实施与发展的突破点和亮点。

参考文献

[1] 科学技术部基础研究司，科学技术部高技术研究发展司 . 中国基础研究发展报告 [M]. 北京：科学出版社，2019.

[2] 国家科技基础条件平台中心 . 中国实验动物资源调查与发展趋势 [M]. 北京：科学出版社，2017.

[3] 中国生物技术发展中心 .2020 中国生物技术基地平台报告 [M]. 北京：科学技术文献出版社，2021.

[4] 袁伟，王炜，石蕾，等 . 科技基础条件共享平台运行服务模式创新与实践

[M].北京：科学技术文献出版社，2015.

[5] 贺争鸣，王钜.人类疾病动物模型技术规范研究与应用 [M].沈阳：辽宁大学出版社，2008.

[6] 滕春波，安铁洙.实验动物配子与胚胎实验操作技术 [M].哈尔滨：东北林业大学出版社，2007.

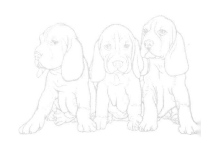

附 录

附录 1 现行国家标准列表

序号	国标号	标准名称
1	GB 14922-2022	实验动物 微生物、寄生虫学等级及监测
2	GB 14923-2022	实验动物 哺乳类实验动物的遗传质量控制
3	GB 14925-2010	实验动物环境及设施
4	GB 19489-2008	实验室 生物安全通用要求
5	GB 27416-2014	实验动物机构质量和能力的通用要求
6	GB 50346-2011	生物安全实验室建筑技术规范
7	GB 50447-2008	实验动物设施建筑技术规范
8	GB/T 14924.1-2001	实验动物 配合饲料通用质量标准
9	GB/T 14924.2-2001	实验动物 配合饲料卫生标准
10	GB14924.3-2010	实验动物 配合饲料营养成分
11	GB/T 14924.9-2001	实验动物 配合饲料 常规营养成分的测定
12	GB/T 14924.10-2008	实验动物 配合饲料 氨基酸的测定
13	GB/T 14924.11-2001	实验动物 配合饲料 维生素的测定
14	GB/T 14924.12-2001	实验动物 配合饲料 矿物质和微量元素的测定
15	GB/T 14926.1-2001	实验动物 沙门菌检测方法
16	GB/T 14926.4-2001	实验动物 皮肤病原真菌检测方法
17	GB/T 14926.42-2001	实验动物 细菌学检测 标本采集
18	GB/T 14926.43-2001	实验动物 细菌学检测 染色法、培养基和试剂
19	GB/T 14926.45-2001	实验动物 布鲁杆菌检测方法
20	GB/T 14926.46-2008	实验动物 钩端螺旋体检测方法
21	GB/T 14926.49-2001	实验动物 空肠弯曲杆菌检测方法
22	GB/T 14926.56-2008	实验动物 狂犬病病毒检测方法

序号	国标号	标准名称
23	GB/T 14926.57–2008	实验动物　犬细小病毒检测方法
24	GB/T 14926.58–2008	实验动物　传染性犬肝炎病毒检测方法
25	GB/T 14926.59–2001	实验动物　犬瘟热病毒检测方法
26	GB/T 18448.1–2001	实验动物　体外寄生虫检测方法
27	GB/T 18448.2–2008	实验动物　弓形虫检测方法
28	GB/T 18448.6–2001	实验动物　蠕虫检测方法
29	GB/T 18448.8–2001	实验动物　犬恶丝虫检测方法
30	GB/T 18448.9–2001	实验动物　肠道溶组织内阿米巴检测方法
31	GB/T 18448.10–2001	实验动物　肠道鞭毛虫和纤毛虫检测方法
32	GB/T 34791–2017	实验动物　质量控制要求
33	GB/Z 34792–2017	实验动物　引种技术规程
34	GB/T 35892–2018	实验动物　福利伦理审查指南
35	GB/T 39646–2020	实验动物　健康监测总则
36	GB/T 39647–2020	实验动物　生殖和发育健康质量控制标准
37	GB/T 39759–2021	实验动物　术语
38	GB/T 39759–2021	实验动物　安乐死指南
39	GB 5749–2022	生活饮用水卫生标准

附录2　现行地方标准列表

序号	标准号	标准名称
1	DB11/T 1125–2014	北京　实验动物　笼器具
2	DB11/T 1126–2014	北京　实验动物　垫料
3	DB11/T 1457–2017	北京　实验动物运输规范
4	DB11/T 1458–2017	北京　动物生产与实验安全管理技术规范
5	DB11/T 1717–2020	北京　动物实验管理与技术规范
6	DB11/T 1734–2020	北京　实验动物福利伦理审查技术规范
7	DB11/T 1804–2020	北京　实验动物　繁育与遗传监测
8	DB11/T 1805–2020	北京　实验动物　病理学诊断规范

续表

序号	标准号	标准名称		
9	DB11/T 1806–2020	北京	实验动物	寄生虫检测
10	DB11/T 1807–2020	北京	实验动物	环境条件
11	DB11/T 1808–2020	北京	实验动物	配合饲料养分与卫生要求
12	DB11/T 1809–2020	北京	实验动物	微生物检测
13	DB32/T 967 ～ 972–2006、DB/T 1215 ～ 1216–2008	江苏	实验动物	笼器具
14	DB32/T 2129–2012	江苏	实验动物	垫料
15	DB32/T 2910–2016	江苏	实验动物设施运行管理规范	
16	DB32/T 2911–2016	江苏	实验动物福利伦理工作规范	
17	DB32/T 3980–2021	江苏	实验动物机构　实验动物生物安全管理规范	
18	DB32/T 4188–2021	江苏	实验动物　饮用水卫生要求	
19	DB13/T 2547–2017	河北	实验动物　垫料	
20	DB53/T 293.–2009	云南	实验动物病理学检测	

附录3　行业推荐标准

序号	标准号	标准名称
1	RB/T 018–2019	实验动物福利和人员职业健康安全检查指南
2	RB/T 019–2019	实验动物设施性能及环境参数验证程序指南
3	RB/T 062–2021	实验动物安乐死规范
4	RB/T 062–2021	实验动物 运输管理规范
5	RB/T 172–2018	实验动物机构标识系统要求
6	RBT 173–2018	动物实验人道终点评审指南
7	SN/T 2366–2009	进出境实验动物现场检疫监管规程
8	SN/T 3986–2014	实验动物饲养、运输、使用过程中的动物福利规范

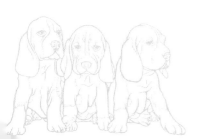

附录 4　实验 Beagle 犬相关生理、生化指标

附表 4-1　实验 Beagle 犬体重参考值（单位：kg）

PND	N	雄性				雌性			
		x̄±SD	min, max	95%CI	CV（%）	x̄±SD	min, max	95%CI	CV（%）
40～90	37	2.56±0.76	1.53, 4.74	2.31～2.81	29.9	2.24±0.67	1.34, 4.18	2.02～2.45	30.1
91～180	175	7.60±1.22	5.44, 12.52	7.42～7.78	16.1	6.99±1.09	4.97, 11.31	6.83～7.15	15.6
181～240	106	9.47±1.39	6.65, 12.89	9.20～9.73	14.7	8.52±1.21	6.31, 11.31	8.29～8.74	14.2
241～360	133	12.02±1.83	9.47, 17.03	11.71～12.33	15.2	10.25±1.57	7.75, 13.84	9.99～10.52	15.4
361～540	73	11.96±1.79	10.15, 15.38	11.55～12.37	15.0	10.64±1.65	8.50, 14.26	10.26～11.01	15.6

注：PND，出生后天数；min，max，最小值和最大值；CI，置信区间；CV，变异系数

附表 4-2　Beagle 犬血生化指标参考值

指标	PND	雄性				雌性			
		x̄±SD	min, max	95%CI	CV（%）	x̄±SD	min, max	95%CI	CV（%）
ALT（U/L）	40～90	34±23	21, 162	26～41	67.3	26±5	17, 39	25～28	20.7
	91～180	35±8	21, 78	34～37	23.8	37±11	23, 116	36～39	29.1
	181～240	37±8	24, 61	35～39	21.3	38±7	27, 55	36～40	17.5
	241～360	49±18	30, 131	43～55	37.6	45±10	31, 79	42～48	21.7
	361～540	53±13	34, 87	46～59	25.1	57±13	38, 85	50～64	23.3

续表

指标	PND	N	雄性				雌性			
			x̄±SD	min, max	95%CI	CV（%）	x̄±SD	min, max	95%CI	CV（%）
AST（U/L）	40~90	37	29±9	17, 68	26~32	29.8	29±5	19, 42	28~31	18.6
	91~180	184	34±5	24, 55	34~35	15.5	36±7	24, 91	35~37	20.1
	181~240	49	38±11	23, 86	35~41	29.5	36±7	27, 60	34~38	18.3
	241~360	34	38±8	26, 66	35~40	20.1	37±11	21, 70	33~40	28.9
	361~540	14	35±7	23, 47	32~39	18.7	34±3	28, 40	32~36	9.3
TP（g/L）	40~90	37	45.1±4.0	40.1, 62.7	43.8~46.3	8.8	44.8±4.2	38.6, 61.9	43.5~46.2	9.4
	91~180	184	54.6±3.3	45.5, 64.9	54.2~55.1	6.0	54.4±3.1	45.7, 62.0	53.9~54.8	5.8
	181~240	49	54.6±3.3	48.3, 63.6	53.7~55.5	6.0	54.5±3.1	47.3, 61.1	53.6~55.3	5.6
	241~360	34	61.1±7.1	49.7, 81.0	58.8~63.5	11.5	58.2±3.8	50.7, 66.0	57.0~59.5	6.6
	361~540	14	57.8±7.6	41.6, 67.2	53.8~61.7	13.2	59.9±3.9	52.5, 65.1	57.8~61.9	6.6
ALB（g/L）	40~90	37	26.4±1.7	23.0, 29.6	25.9~27.0	6.4	26.2±1.4	22.2, 29.1	25.8~26.7	5.4
	91~180	184	29.2±1.8	25.5, 35.5	29.0~29.5	6.0	30.2±2.0	26.8, 37.6	29.9~30.5	6.7
	181~240	49	29.6±1.8	24.3, 32.2	29.1~30.2	6.2	31.5±2.0	27.8, 36.5	30.9~32.1	6.5
	241~360	34	31.8±4.5	22.7, 45.1	30.3~33.3	14.1	32.8±4.1	27.4, 44.5	31.4~34.1	12.4
	361~540	14	29.9±4.2	19.2, 33.3	27.7~32.1	13.9	32.1±1.7	27.5, 34.1	31.3~33.0	5.2

续表

指标	PND	N	雄性				雌性			
			x̄±SD	min, max	95%CI	CV（%）	x̄±SD	min, max	95%CI	CV（%）
GLO（g/L）	40～90	37	18.6±3.8	14.5, 35.1	17.4～19.8	20.6	18.6±4.0	13.4, 35.0	17.3～19.9	21.8
	91～180	184	25.5±3.0	18.1, 34.9	25.0～25.9	11.8	24.3±2.8	17.7, 31.1	23.9～24.7	11.3
	181～240	49	25.0±3.7	16.4, 32.5	23.9～26.0	15.0	23.0±3.1	16.0, 27.9	22.1～23.9	13.5
	241～360	34	29.4±7.4	17.7, 49.5	26.9～31.9	25.3	25.5±4.5	16.3, 34.6	24.0～27.0	17.6
	361～540	14	27.9±4.2	20.1, 34.2	25.7～30.0	14.9	27.7±3.8	19.9, 33.4	25.8～29.7	13.6
ALB/GLO	40～90	37	1.5±0.2	0.8, 2.0	1.4～1.5	17.0	1.5±0.2	0.8, 1.9	1.4～1.5	16.4
	91～180	184	1.2±0.2	0.8, 1.7	1.1～1.2	14.5	1.3±0.2	0.9, 1.9	1.2～1.3	14.7
	181～240	49	1.2±0.2	0.7, 1.9	1.2～1.3	20.0	1.4±0.3	1.1, 2.0	1.3～1.5	19.1
	241～360	34	1.2±0.4	0.6, 2.5	1.0～1.3	35.8	1.4±0.4	0.9, 2.7	1.2～1.5	32.1
	361～540	14	1.1±0.1	0.9, 1.4	1.0～1.2	12.5	1.2±0.2	0.9, 1.6	1.1～1.3	16.4
TBIL（μmol/L）	40～90	37	0.4±0.2	0.0, 1.0	0.4～0.5	53.3	0.4±0.3	0.0, 1.1	0.4～0.5	59.4
	91～180	184	0.6±0.4	0.0, 2.3	0.5～0.6	64.3	0.7±0.4	0.0, 2.6	0.6～0.8	61.5
	181～240	49	0.6±0.4	0.0, 1.5	0.5～0.7	67.3	0.7±0.5	0.0, 1.8	0.5～0.8	71.0
	241～360	34	1.3±0.6	0.3, 2.8	1.1～1.5	46.2	1.4±0.6	0.1, 2.5	1.2～1.6	43.9
	361～540	14	1.5±0.7	0.3, 2.4	1.1～1.8	45.7	1.5±0.5	0.6, 2.3	1.2～1.7	32.3

续表

指标	PND	N	雄性				雌性			
			x̄±SD	min, max	95%CI	CV（%）	x̄±SD	min, max	95%CI	CV（%）
ALP（U/L）	40～90	37	201±108	89，576	166～236	53.9	219±91	86，451	189～248	41.7
	91～180	184	163±53	70，348	155～171	32.7	152±63	67，485	143～162	41.6
	181～240	49	176±60	80，351	159～192	34.2	142±47	79，321	129～155	33.4
	241～360	34	102±34	49，180	90～113	33.2	101±42	48，242	87～115	41.3
	361～540	14	52±11	36，71	47～58	20.4	61±17	35，90	52～70	27.5
GGT（U/L）	40～90	37	4±1	2，8	3～4	31.2	3±1	2，5	3～4	26.4
	91～180	184	4±1	2，6	4～4	22.2	4±1	0，11	4～4	31.9
	181～240	49	4±1	2，7	4～4	28.0	4±1	3，6	4～4	20.5
	241～360	34	4±1	1，7	4～5	29.5	4±1	2，6	4～5	24.0
	361～540	14	5±1	4，6	4～5	15.4	5±1	4，6	5～5	17.5
GLU（mmol/L）	40～90	37	6.03±0.46	4.82，7.47	5.88～6.18	7.6	5.98±0.59	4.51，6.87	5.79～6.17	9.8
	91～180	184	5.19±0.58	3.24，7.09	5.10～5.27	11.2	5.11±0.54	3.61，6.74	5.03～5.19	10.6
	181～240	49	5.20±0.71	4.12，6.95	5.00～5.40	13.7	5.19±0.58	4.28，7.00	5.03～5.35	11.1
	241～360	34	4.73±0.71	3.20，6.35	4.49～4.97	15.1	4.68±0.66	3.37，6.13	4.46～4.90	14.0
	361～540	14	4.52±0.73	3.17，5.88	4.14～4.90	16.1	4.76±0.52	3.82，5.65	4.49～5.03	10.9

续表

指标	PND	N	雄性				雌性			
			x̄±SD	min, max	95%CI	CV（%）	x̄±SD	min, max	95%CI	CV（%）
UREA （mol/L）	40～90	37	2.55±0.78	0.79, 4.04	2.30～2.80	30.6	2.89±0.86	1.28, 4.84	2.62～3.17	29.5
	91～180	184	4.15±0.81	1.99, 6.52	4.03～4.27	19.4	4.28±0.87	2.15, 6.35	4.16～4.41	20.4
	181～240	49	4.53±1.29	2.65, 8.56	4.17～4.89	28.4	5.10±1.58	2.56, 10.8	4.65～5.54	31.0
	241～360	34	4.93±1.01	2.91, 8.09	4.59～5.27	20.5	5.16±0.94	3.10, 8.13	4.84～5.47	18.2
	361～540	14	5.29±1.03	3.24, 7.35	4.75～5.83	19.6	5.84±0.96	4.86, 7.95	5.34～6.34	16.4
CREA （μmol/L）	40～90	37	20±3	15, 28	19～21	17.1	21±3	16, 30	20～22	16.1
	91～180	184	40±6	27, 58	39～41	15.9	43±6	28, 58	42～44	15.2
	181～240	49	42±7	31, 58	40～44	17.3	49±7	33, 68	47～51	14.9
	241～360	34	59±11	28, 80	55～62	18.0	60±6	46, 75	58～62	10.1
	361～540	14	66±10	45, 83	61～72	15.4	65±6	54, 77	62～68	9.7
CA （mmol/L）	40～90	37	2.60±0.13	2.37, 3.07	2.56～2.65	5.1	2.57±0.15	2.32, 3.04	2.52～2.62	6.0
	91～180	184	2.52±0.09	2.27, 2.86	2.51～2.54	3.8	2.53±0.10	2.33, 2.87	2.51～2.54	3.8
	181～240	49	2.17±0.33	1.55, 2.84	2.07～2.26	15.1	2.01±0.31	1.45, 2.70	1.93～2.10	15.6
	241～360	34	1.62±0.20	1.12, 2.11	1.55～1.69	12.6	1.50±0.21	1.20, 2.11	1.42～1.57	14.4
	361～540	14	2.30±0.30	1.55, 2.59	2.15～2.46	13.0	2.39±0.12	2.10, 2.55	2.33～2.46	5.1

续表

指标	PND	N	雄性				雌性			
			x̄±SD	min, max	95%CI	CV（%）	x̄±SD	min, max	95%CI	CV（%）
P （mmol/L）	40~90	37	2.59±0.19	2.06, 2.92	2.53~2.65	7.3	2.58±0.19	2.24, 2.97	2.52~2.64	7.3
	91~180	184	2.23±0.24	1.56, 2.78	2.19~2.26	10.9	2.20±0.27	1.59, 2.72	2.16~2.24	12.1
	181~240	49	2.53±0.11	2.35, 2.78	2.50~2.56	4.2	2.55±0.16	2.25, 2.93	2.50~2.59	6.1
	241~360	34	2.49±0.12	2.15, 2.77	2.45~2.53	4.8	2.45±0.10	2.17, 2.64	2.42~2.49	4.3
	361~540	14	1.11±0.15	0.90, 1.47	1.03~1.19	13.5	1.14±0.20	0.96, 1.60	1.04~1.25	17.5
TG （mmol/L）	40~90	37	0.61±0.14	0.38, 0.91	0.57~0.66	23.0	0.56±0.13	0.35, 0.81	0.52~0.60	23.0
	91~180	184	0.60±0.17	0.22, 1.16	0.57~0.62	28.9	0.53±0.14	0.26, 1.08	0.51~0.55	25.5
	181~240	49	0.62±0.22	0.27, 1.17	0.56~0.68	36.3	0.52±0.15	0.31, 1.13	0.48~0.56	29.2
	241~360	34	0.55±0.15	0.26, 0.93	0.50~0.60	28.1	0.67±0.16	0.30, 0.97	0.61~0.72	24.0
	361~540	14	0.49±0.08	0.36, 0.64	0.45~0.53	15.9	0.67±0.22	0.39, 1.08	0.56~0.79	33.0
CK （U/L）	40~90	37	290±79	112, 485	265~316	27.1	314±88	156, 499	286~342	27.9
	91~180	184	287±75	142, 585	276~298	26.3	288±95	133, 767	275~302	33.0
	181~240	49	300±156	167, 989	256~343	51.9	256±89	130, 574	231~281	34.8
	241~360	34	200±79	82, 414	173~227	39.6	193±79	76, 445	167~220	40.7
	361~540	14	118±26	85, 183	105~132	21.9	128±28	79, 174	114~143	22.0

续表

指标	PND	N	雄性				雌性			
			x̄±SD	min, max	95%CI	CV（%）	x̄±SD	min, max	95%CI	CV（%）
LDH（U/L）	40～90	37	170±80	50, 395	144～195	47.2	182±95	68, 534	151～213	52.3
	91～180	184	125±51	38, 290	118～133	41.0	132±73	34, 596	122～143	55.0
	181～240	49	112±49	47, 350	98～126	44.3	105±42	44, 257	93～116	40.1
	241～360	34	126±66	39, 306	103～148	52.7	120±56	33, 253	101～139	46.4
	361～540	14	78±22	51, 118	67～90	28.2	122±77	45, 276	81～162	63.4
K⁺（mmol/L）	40～90	37	5.65±0.57	4.40, 6.96	5.47～5.84	10.0	5.57±0.34	4.94, 6.28	5.46～5.68	6.1
	91～180	184	4.96±0.45	3.97, 6.07	4.90～5.03	9.1	4.83±0.49	3.54, 6.35	4.76～4.90	10.2
	181～240	49	4.92±0.55	3.72, 6.82	4.76～5.07	11.1	4.80±0.60	3.79, 6.91	4.64～4.97	12.5
	241～360	34	4.59±0.35	3.78, 5.13	4.47～4.71	7.6	4.53±0.44	3.71, 5.27	4.38～4.68	9.7
	361～540	14	4.62±0.50	4.01, 5.72	4.36～4.88	10.8	4.63±0.41	4.14, 5.68	4.41～4.84	8.9
Na⁺（mmol/L）	40～90	37	139.0±1.2	135.9, 141.0	138.6～139.4	0.9	139.2±1.2	136.9, 141.3	138.8～139.5	0.9
	91～180	184	145.3±2.9	138.7, 167.7	144.9～145.7	2.0	146.0±2.2	139.8, 153.2	145.6～146.3	1.5
	181～240	49	145.3±2.4	141.5, 152.2	144.7～146.0	1.6	145.9±2.6	136.3, 150.4	145.1～146.6	1.8
	241～360	34	147.4±3.9	140.8, 159.3	146.1～148.6	2.6	147.1±3.9	138.8, 158.0	145.8～148.4	2.6
	361～540	14	156.9±22.7	146.2, 216.4	145.0～168.8	14.5	150.4±6.5	146.4, 171.3	147.0～153.8	4.3

续表

指标	PND	N	雄性				雌性			
			x̄±SD	min, max	95%CI	CV（%）	x̄±SD	min, max	95%CI	CV（%）
Cl⁻（mmol/L）	40～90	37	105.9±1.7	103.2, 109.3	105.4～106.5	1.6	106.4±1.6	102.9, 111.5	105.9～106.9	1.5
	91～180	184	108.0±2.9	103.4, 117.2	107.6～108.4	2.7	108.7±2.4	104.1, 116.0	108.3～109.0	2.2
	181～240	49	108.8±3.0	103.7, 115.5	108.0～109.7	2.7	109.5±3.1	102.8, 117.9	108.7～110.4	2.8
	241～360	34	110.3±3.4	105.1, 117.6	109.2～111.5	3.0	111.3±3.3	105.7, 118.2	110.2～112.4	3.0
	361～540	14	111.0±14.7	100.6, 148.7	103.3～118.7	13.3	107.5±6.2	101.0, 121.2	104.2～110.7	5.8
CHOL	40～90	12	3.52±0.92	1.93, 5.13	3.00～4.04	26.1	3.64±1.21	2.04, 5.94	2.96～4.33	33.3
	91～180	28	3.55±0.49	2.80, 5.15	3.37～3.74	13.9	3.81±0.60	2.98, 5.12	3.59～4.03	15.6
	181～240	14	3.94±0.79	2.67, 5.03	3.53～4.36	20.1	4.26±0.50	3.56, 4.95	3.99～4.52	11.7
	241～360	5	2.73±0.45	2.15, 3.20	2.33～3.13	16.7	3.42±0.08	3.32, 3.55	3.35～3.49	2.4
	361～540	0	－	－	－		－	－	－	－
TCHOL	40～90	25	3.54±0.50	2.24, 4.36	3.34～3.73	14.2	3.24±0.47	2.36, 4.15	3.06～3.43	14.5
	91～180	156	4.15±0.72	2.63, 6.47	4.04～4.27	17.3	3.89±0.52	2.63, 5.59	3.81～3.97	13.4
	181～240	35	4.13±0.38	3.36, 4.94	4.00～4.25	9.1	3.82±0.67	2.80, 5.37	3.59～4.04	17.5
	241～360	29	4.25±0.62	3.03, 5.55	4.03～4.48	14.7	4.36±0.95	2.42, 6.49	4.01～4.70	21.7
	361～540	14	4.03±0.76	2.45, 5.17	3.63～4.42	18.8	4.44±0.90	3.34, 6.72	3.97～4.91	20.4

续表

指标	PND	N	雄性				雌性			
			x̄±SD	min, max	95%CI	CV（%）	x̄±SD	min, max	95%CI	CV（%）
CK-MB（U/L）	40～90	0	-	-	-	-	-	-	-	-
	91～180	147	354±69	221,716	343～365	19.5	350±102	196,994	334～367	29.0
	181～240	35	319±44	245,467	304～334	14.0	300±69	194,453	277～323	22.9
	241～360	17	264±58	129,360	237～291	21.8	268±43	208,367	247～288	16.2
	361～540	14	192±50	131,310	166～218	26.0	213±54	127,340	185～242	25.3

注：ALT，丙氨酸氨基转移酶；AST，天门冬氨酸氨基转移酶；TP，总蛋白；GLO球蛋白；ALB，白蛋白；TBIL，总胆红素；ALP，碱性磷酸酶；GGT，γ-谷氨酰氨转移酶；GLU，血糖；UREA，尿素；CREA，肌酐；CA，血清钙；P，血清磷；TG，甘油三酯；CK，肌酸磷酸激酶；LDH，乳酸脱氢酶；K^+，钾；Na^+，钠；Cl^-，氯；CHOL，总胆固醇；CK-MB，肌酸激酶同工酶 MB

附表 4-3　Beagle 犬血液学及凝血指标参考值

指标	PND	N	雄性				雌性			
			x̄±SD	min, max	95%CI	CV（%）	x̄±SD	min, max	95%CI	CV（%）
RBC（10^{12}/L）	40～90	36	4.76±0.62	3.61,6.34	4.56～4.97	13.1	4.96±0.59	3.63,6.03	4.77～5.15	11.8
	91～180	208	6.05±0.49	4.91,7.73	5.99～6.12	8.0	6.38±0.54	4.89,7.87	6.31～6.46	8.5
	181～240	48	6.22±0.70	5.11,7.91	6.02～6.42	11.3	6.78±0.57	5.57,8.42	6.62～6.94	8.3
	241～360	31	7.19±0.64	5.89,8.44	6.96～7.41	8.9	7.40±1.03	5.86,10.43	7.03～7.76	14.0
	361～540	14	7.83±0.54	7.01,8.94	7.55～8.12	6.9	7.95±0.70	6.71,9.26	7.58～8.31	8.8

续表

指标	PND	N	雄性				雌性			
			x̄±SD	min, max	95%CI	CV(%)	x̄±SD	min, max	95%CI	CV(%)
HGB (g/L)	40~90	36	100±12	79, 136	96~104	11.8	105±11	76, 130	101~108	10.6
	91~180	208	134±11	107, 168	132~135	8.3	142±13	108, 179	140~144	8.9
	181~240	48	138±17	110, 172	133~143	12.0	150±15	121, 198	146~155	10.0
	241~360	31	166±15	136, 198	161~171	8.8	169±19	135, 228	162~176	11.5
	361~540	14	185±11	167, 206	179~191	6.0	186±16	156, 211	177~194	8.9
HCT (%)	40~90	36	31.8±3.8	25.1, 40.3	30.6~33.1	11.9	33.4±3.6	24.2, 43.3	32.2~34.5	10.9
	91~180	208	39.9±3.1	32.2, 48.8	39.5~40.3	7.7	42.3±3.5	32.1, 52.1	41.8~42.7	8.2
	181~240	48	41.4±4.6	33.7, 52.9	40.0~42.7	11.2	44.5±3.8	37.0, 55.7	43.5~45.6	8.5
	241~360	31	48.4±4.5	38.1, 59.4	46.8~50.0	9.4	49.4±5.5	39.9, 65.8	47.5~51.3	11.1
	361~540	14	53.3±2.9	48.6, 59.5	51.8~54.8	5.5	52.8±3.9	45.7, 59.2	50.7~54.8	7.4
MCV (fL)	40~90	36	67.0±3.1	59.5, 73.2	66.0~68.0	4.6	67.4±4.3	58.8, 77.3	66.0~68.8	6.3
	91~180	208	66.0±2.6	59.9, 73.9	65.6~66.3	4.0	66.3±2.4	59.1, 73.1	66.0~66.6	3.6
	181~240	48	66.5±2.7	60.8, 74.1	65.8~67.3	4.0	65.7±2.2	61.2, 70.3	65.1~66.3	3.3
	241~360	31	67.3±2.4	62.4, 72.8	66.5~68.1	3.5	67.0±2.2	62.6, 71.8	66.2~67.8	3.3
	361~540	14	68.2±3.1	61.6, 71.7	66.6~69.8	4.5	66.5±1.3	63.9, 68.7	65.8~67.2	2.0

续表

指标	PND	N	雄性				雌性			
			$\bar{x}\pm SD$	min, max	95%CI	CV（%）	$\bar{x}\pm SD$	min, max	95%CI	CV（%）
MCH（pg）	40~90	36	21.1±1.0	18.6, 23.0	20.8~21.4	4.5	21.1±1.3	18.2, 23.8	20.7~21.5	5.9
	91~180	208	22.1±0.9	19.6, 24.4	22.0~22.2	3.9	22.3±0.9	20.2, 24.6	22.1~22.4	3.8
	181~240	48	22.2±0.8	20.4, 24.2	22.0~22.4	3.8	22.2±0.7	20.8, 24.1	22.0~22.4	3.4
	241~360	31	23.1±0.7	21.7, 24.9	22.9~23.4	3.1	22.9±0.8	21.2, 24.4	22.6~23.2	3.3
	361~540	14	23.6±0.8	21.8, 24.5	23.2~24.1	3.5	23.4±0.4	22.8, 24.2	23.1~23.6	1.9
MCHC（g/L）	40~90	36	315±11	294, 340	312~319	3.5	314±11	296, 331	311~318	3.4
	91~180	208	335±8	306, 351	334~336	2.3	336±9	309, 359	335~337	2.6
	181~240	48	334±8	316, 353	331~336	2.4	337±10	307, 355	335~340	2.9
	241~360	31	344±9	329, 367	341~347	2.6	342±8	317, 357	339~345	2.4
	361~540	14	347±7	336, 361	343~351	2.1	352±6	341, 359	348~355	1.7
PLT（10^9/L）	40~90	36	405±131	126, 643	362~447	32.3	435±106	236, 678	400~469	24.3
	91~180	208	397±82	124, 633	386~408	20.6	383±82	86, 628	372~394	21.5
	181~240	48	348±73	183, 467	327~369	21.1	343±75	108, 493	322~364	21.8
	241~360	31	321±64	190, 471	298~344	20.0	328±59	193, 471	308~349	17.9
	361~540	14	326±27	284, 383	312~340	8.1	329±68	169, 426	294~365	20.6

续表

指标	PND	N	雄性				雌性			
			x̄±SD	min, max	95%CI	CV(%)	x̄±SD	min, max	95%CI	CV(%)
RDW-SD (fL)	40~90	36	36.5±1.7	33.5, 39.8	36.0~37.1	4.5	38.1±3.0	33.5, 47.2	37.1~39.0	7.8
	91~180	208	35.3±1.5	31.4, 40.4	35.0~35.5	4.2	35.6±1.6	32.1, 39.8	35.4~35.8	4.6
	181~240	48	35.5±2.0	31.1, 40.3	35.0~36.1	5.5	35.6±1.6	32.4, 39.2	35.2~36.0	4.4
	241~360	31	34.8±1.7	31.9, 38.9	34.2~35.4	4.9	34.5±1.4	31.8, 37.6	34.0~35.0	4.1
	361~540	14	36.1±1.6	33.5, 38.6	35.2~36.9	4.5	34.3±1.0	32.2, 36.0	33.7~34.8	2.9
RDW-CV (%)	40~90	36	15.7±0.9	14.4, 18.6	15.4~16.0	5.6	16.5±1.7	14.2, 20.4	15.9~17.0	10.1
	91~180	208	15.5±1.1	13.6, 18.7	15.4~15.7	7.3	16.0±1.4	13.8, 18.8	15.8~16.2	8.6
	181~240	48	15.7±1.3	13.1, 17.7	15.3~16.1	8.1	16.4±1.4	13.9, 18.7	16.0~16.8	8.6
	241~360	31	15.7±1.4	13.3, 18.1	15.2~16.2	8.7	15.7±1.7	13.2, 20.0	15.1~16.3	10.7
	361~540	14	17.2±1.0	14.9, 18.7	16.7~17.7	5.7	16.5±1.2	14.3, 18.4	15.9~17.2	7.5
PDW (fL)	40~90	36	15.3±9.9	11.9, 18.6	12.0~18.5	65.0	16.0±8.4	12.2, 20.9	13.3~18.8	52.5
	91~180	208	12.7±1.5	9.4, 18.1	12.5~13.0	12.0	12.3±1.9	9.2, 19.7	12.0~12.5	15.8
	181~240	48	12.8±1.7	10.0, 18.2	12.3~13.3	13.3	12.4±1.4	9.5, 15.8	12.0~12.8	11.4
	241~360	31	12.9±1.8	10.2, 17.3	12.2~13.5	14.0	12.4±1.8	9.9, 15.1	11.8~13.0	14.2
	361~540	14	12.1±1.2	10.3, 14.0	11.5~12.7	9.6	11.2±1.9	8.4, 15.2	10.2~12.2	17.2

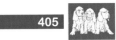

续表

指标	PND	N	雄性				雌性			
			x̄±SD	min, max	95%CI	CV（%）	x̄±SD	min, max	95%CI	CV（%）
MPV（fL）	40～90	36	12.3±7.9	10.2, 13.6	9.7～14.9	64.3	12.5±6.4	10.3, 14.3	10.4～14.6	51.5
	91～180	208	10.9±0.9	9.0, 13.5	10.7～11.0	8.0	10.6±1.2	8.5, 13.8	10.4～10.7	11.5
	181～240	48	10.9±0.9	9.3, 13.2	10.6～11.1	8.0	10.7±0.9	8.7, 12.6	10.4～10.9	8.3
	241～360	31	10.8±0.9	9.4, 13.0	10.5～11.2	8.7	10.6±1.1	9.0, 12.7	10.2～11.0	10.5
	361～540	14	10.4±0.6	9.2, 11.3	10.1～10.7	6.0	9.8±1.2	8.2, 12.3	9.1～10.4	12.5
P-LCR（%）	40～90	36	43.5±28.5	28.4, 51.6	34.2～52.8	65.5	44.3±23.4	28.0, 55.1	36.6～51.9	52.8
	91～180	208	32.7±6.9	16.8, 51.5	31.7～33.6	21.0	30.0±7.9	14.1, 52.4	28.9～31.1	26.2
	181～240	48	32.3±6.5	20.5, 50.0	30.4～34.1	20.1	30.7±6.9	15.4, 47.4	28.7～32.6	22.4
	241～360	31	32.0±7.2	20.4, 48.9	29.5～34.6	22.6	30.1±8.5	18.4, 46.0	27.1～33.1	28.1
	361～540	14	28.9±4.9	19.9, 35.6	26.3～31.5	16.9	23.6±9.3	11.4, 42.3	18.8～28.5	39.3
PCT（%）	40～90	36	0.58±0.39	0.31, 0.83	0.45～0.70	68.2	0.56±0.31	0.26, 0.80	0.46～0.66	55.5
	91～180	208	0.43±0.08	0.15, 0.69	0.42～0.44	18.3	0.40±0.08	0.10, 0.72	0.39～0.41	20.8
	181～240	48	0.38±0.07	0.22, 0.50	0.36～0.40	19.1	0.36±0.07	0.12, 0.46	0.34～0.38	19.2
	241～360	31	0.35±0.06	0.22, 0.51	0.32～0.37	18.6	0.34±0.05	0.23, 0.44	0.33～0.36	13.5
	361～540	14	0.34±0.02	0.29, 0.37	0.33～0.35	6.5	0.32±0.05	0.20, 0.40	0.29～0.34	15.8

续表

指标	PND	N	雄性				雌性			
			$\bar{x} \pm SD$	min, max	95%CI	CV(%)	$\bar{x} \pm SD$	min, max	95%CI	CV(%)
RET (10^9/L)	40~90	36	179.9±56.9	73.5, 290.2	161.3~198.5	31.6	200.0±64.3	60.2, 337.6	179.0~221.0	32.2
	91~180	208	123.0±49.7	21.5, 276.5	116.2~129.7	40.4	136.4±54.2	20.9, 303.3	129.1~143.8	39.8
	181~240	48	112.6±48.0	28.0, 245.6	99.0~126.2	42.7	105.3±42.5	38.9, 249.6	93.3~117.4	40.3
	241~360	31	86.7±27.6	43.8, 148.6	77.0~96.4	31.8	94.3±53.4	42.0, 337.9	75.5~113.0	56.6
	361~540	14	145.8±50.4	47.7, 211.9	119.4~172.3	34.6	93.3±42.1	35.1, 158.8	71.2~115.3	45.1
RET(%)	40~90	36	3.89±1.41	1.28, 7.01	3.42~4.35	36.4	4.15±1.51	1.02, 7.12	3.65~4.64	36.4
	91~180	208	2.03±0.79	0.35, 4.86	1.92~2.14	39.0	2.13±0.80	0.35, 4.37	2.02~2.24	37.5
	181~240	48	1.83±0.83	0.44, 4.17	1.60~2.07	45.3	1.55±0.57	0.55, 3.35	1.39~1.71	36.8
	241~360	31	1.20±0.35	0.61, 2.00	1.08~1.33	29.3	1.25±0.53	0.61, 3.24	1.06~1.43	42.4
	361~540	14	1.84±0.58	0.68, 2.60	1.54~2.15	31.6	1.17±0.50	0.45, 1.96	0.90~1.43	42.6
WBC (10^9/L)	40~90	36	14.14±3.70	6.48, 24.53	12.93~15.35	26.1	15.65±6.18	6.16, 37.05	13.63~17.67	39.5
	91~180	208	12.70±2.84	7.63, 26.33	12.31~13.08	22.3	11.04±2.33	6.45, 22.05	10.73~11.36	21.1
	181~240	48	11.62±3.14	7.36, 19.95	10.74~12.51	27.0	10.03±1.62	6.45, 14.15	9.57~10.49	16.2
	241~360	31	11.46±2.66	7.58, 18.81	10.53~12.40	23.2	10.63±2.44	6.31, 16.61	9.77~11.48	22.9
	361~540	14	10.89±1.14	9.36, 13.13	10.29~11.48	10.5	8.81±1.78	6.44, 12.32	7.87~9.74	20.3

续表

指标	PND	N	雄性				雌性			
			x̄±SD	min, max	95%CI	CV(%)	x̄±SD	min, max	95%CI	CV(%)
NEUT (10⁹/L)	40~90	36	9.63±3.61	3.80, 16.27	8.45~10.81	37.5	9.54±5.17	3.64, 21.69	7.85~11.23	54.2
	91~180	208	7.69±2.25	3.55, 17.79	7.38~7.99	29.2	6.64±1.74	3.37, 15.06	6.41~6.88	26.2
	181~240	48	7.23±2.58	3.41, 13.66	6.50~7.96	35.6	5.99±1.34	3.30, 10.77	5.61~6.37	22.4
	241~360	31	7.24±2.13	3.92, 14.03	6.49~7.99	29.3	6.49±1.97	3.35, 11.03	5.80~7.18	30.4
	361~540	14	6.92±0.75	5.50, 8.14	6.52~7.31	10.9	4.93±1.16	3.43, 7.45	4.32~5.54	23.5
LYMPH (10⁹/L)	40~90	36	3.89±1.83	1.69, 8.20	3.29~4.48	47.2	4.46±4.12	2.04, 23.59	3.11~5.81	92.5
	91~180	208	3.96±0.85	2.21, 6.51	3.84~4.07	21.6	3.53±0.86	2.00, 6.05	3.41~3.65	24.2
	181~240	48	3.41±0.74	2.27, 5.42	3.21~3.62	21.7	3.26±0.71	2.02, 4.60	3.06~3.46	21.9
	241~360	31	3.22±0.81	1.98, 6.18	2.93~3.51	25.3	3.30±0.63	2.20, 4.96	3.08~3.52	19.1
	361~540	14	3.10±0.71	2.05, 4.19	2.73~3.48	22.9	3.09±0.52	1.90, 3.73	2.82~3.37	16.9
MONO (10⁹/L)	40~90	36	0.53±0.33	0.07, 1.49	0.42~0.63	63.3	0.60±0.30	0.09, 1.22	0.50~0.70	50.1
	91~180	208	0.63±0.24	0.26, 1.75	0.60~0.66	37.5	0.52±0.20	0.19, 1.36	0.49~0.55	37.8
	181~240	48	0.53±0.23	0.20, 1.38	0.47~0.60	43.3	0.43±0.16	0.19, 0.84	0.38~0.47	36.6
	241~360	31	0.43±0.23	0.19, 0.97	0.35~0.51	54.0	0.38±0.16	0.13, 0.92	0.33~0.44	41.8
	361~540	14	0.34±0.11	0.17, 0.55	0.29~0.40	31.0	0.32±0.08	0.23, 0.48	0.28~0.36	25.9

续表

指标	PND	N	雄性				雌性			
			x̄±SD	min, max	95%CI	CV(%)	x̄±SD	min, max	95%CI	CV(%)
EO (10⁹/L)	40~90	36	0.08±0.08	0.01, 0.44	0.06~0.11	99.6	0.09±0.08	0.00, 0.43	0.06~0.12	95.0
	91~180	208	0.40±0.22	0.02, 1.14	0.37~0.43	54.3	0.33±0.21	0.06, 1.04	0.30~0.35	66.0
	181~240	48	0.43±0.27	0.08, 1.21	0.35~0.50	64.3	0.34±0.15	0.13, 0.78	0.29~0.38	43.9
	241~360	31	0.55±0.46	0.11, 2.17	0.39~0.71	83.3	0.43±0.24	0.19, 1.19	0.34~0.51	57.2
	361~540	14	0.50±0.21	0.22, 0.92	0.39~0.61	42.0	0.44±0.24	0.16, 0.95	0.31~0.57	55.0
BASO (10⁹/L)	40~90	36	0.03±0.02	0.00, 0.11	0.02~0.04	74.8	0.04±0.03	0.01, 0.16	0.03~0.05	69.8
	91~180	208	0.03±0.01	0.00, 0.09	0.02~0.03	59.5	0.02±0.01	0.01, 0.09	0.02~0.03	53.6
	181~240	48	0.02±0.01	0.01, 0.05	0.01~0.02	51.6	0.02±0.01	0.01, 0.06	0.02~0.02	52.4
	241~360	31	0.02±0.01	0.01, 0.04	0.02~0.02	44.1	0.02±0.01	0.00, 0.05	0.02~0.03	49.4
	361~540	14	0.02±0.01	0.01, 0.03	0.02~0.02	35.7	0.02±0.01	0.01, 0.07	0.02~0.03	61.4
NEUT (%)	40~90	36	67.7±17.7	52.8, 80.2	61.9~73.5	26.1	65.0±26.7	32.5, 77.4	56.3~73.7	41.0
	91~180	208	59.9±6.6	41.9, 74.5	59.0~60.8	11.0	59.8±6.2	38.8, 75.9	58.9~60.6	10.4
	181~240	48	61.2±6.8	45.7, 77.8	59.2~63.1	11.2	59.4±6.5	45.5, 76.1	57.6~61.3	11.0
	241~360	31	62.8±7.4	45.7, 74.5	60.2~65.4	11.8	60.3±5.6	50.5, 78.0	58.4~62.3	9.2
	361~540	14	63.7±5.2	52.1, 68.8	61.0~66.5	8.2	55.8±3.4	50.1, 61.4	54.1~57.6	6.0

续表

指标	PND	N	雄性 x̄±SD	min, max	95%CI	CV(%)	雌性 x̄±SD	min, max	95%CI	CV(%)
LYMPH (%)	40～90	36	27.3±9.8	12.9, 43.2	24.1～30.5	35.8	29.3±15.4	15.6, 63.7	24.3～34.4	52.5
	91～180	208	31.7±6.0	19.1, 44.8	30.9～32.5	18.9	32.3±5.9	18.8, 54.9	31.5～33.1	18.4
	181～240	48	30.5±7.0	14.6, 48.0	28.5～32.5	23.0	32.7±6.0	18.0, 45.6	31.0～34.4	18.2
	241～360	31	28.6±6.3	19.0, 47.4	26.4～30.8	21.9	31.7±5.1	15.6, 41.4	29.9～33.5	16.0
	361～540	14	28.3±4.7	20.7, 35.7	25.8～30.8	16.7	35.5±4.1	28.3, 42.6	33.3～37.6	11.5
MONO (%)	40～90	36	3.9±2.3	0.6, 9.3	3.1～4.6	60.1	4.2±2.2	0.7, 8.6	3.4～4.9	52.5
	91～180	208	5.0±1.6	2.2, 11.7	4.8～5.2	32.2	4.7±1.5	2.1, 11.3	4.5～4.9	31.1
	181～240	48	4.5±1.3	1.9, 9.4	4.2～4.9	27.8	4.2±1.3	2.0, 7.4	3.9～4.6	30.1
	241～360	31	3.7±1.5	1.5, 8.2	3.1～4.2	40.7	3.6±1.3	1.4, 6.4	3.2～4.1	34.5
	361～540	14	3.2±1.0	1.8, 5.0	2.6～3.7	31.9	3.7±1.2	2.5, 7.5	3.1～4.4	33.2
EO (%)	40～90	36	0.7±0.7	0.1, 3.4	0.4～0.9	106.7	0.7±0.7	0.0, 3.2	0.4～0.9	102.0
	91～180	208	3.2±1.6	0.1, 8.7	3.0～3.4	51.4	3.0±1.8	0.5, 9.7	2.7～3.2	62.0
	181～240	48	3.7±2.1	0.8, 9.5	3.1～4.3	57.7	3.4±1.5	1.3, 7.3	3.0～3.8	44.3
	241～360	31	4.8±3.6	0.6, 17.4	3.5～6.1	76.0	4.1±2.2	1.9, 10.9	3.3～4.9	53.8
	361～540	14	4.6±1.9	2.3, 8.3	3.6～5.6	41.8	4.7±1.8	2.5, 7.7	3.8～5.7	38.4

续表

指标	PND	N	雄性				雌性			
			x̄±SD	min, max	95%CI	CV（%）	x̄±SD	min, max	95%CI	CV（%）
BASO（%）	40～90	36	0.2±0.2	0.0, 0.9	0.2～0.3	74.6	0.3±0.2	0.1, 1.2	0.2～0.4	70.8
	91～180	208	0.2±0.1	0.0, 0.7	0.2～0.2	54.7	0.2±0.1	0.1, 0.7	0.2～0.3	51.5
	181～240	48	0.2±0.1	0.1, 0.3	0.1～0.2	46.9	0.2±0.1	0.1, 0.6	0.2～0.2	53.0
	241～360	31	0.2±0.1	0.1, 0.3	0.1～0.2	45.9	0.2±0.1	0.0, 0.5	0.2～0.2	46.6
	361～540	14	0.2±0.1	0.1, 0.3	0.2～0.2	35.7	0.3±0.2	0.1, 1.1	0.2～0.4	81.6
Fbg（g/L）	40～90	36	2.55±0.79	1.50, 5.54	2.30～2.81	30.8	2.27±0.41	1.24, 3.32	2.14～2.40	17.8
	91～180	208	2.55±0.69	1.31, 6.57	2.46～2.64	26.8	2.06±0.57	0.98, 4.86	1.98～2.14	27.6
	181～240	48	2.22±0.80	1.22, 5.57	1.99～2.45	36.0	1.73±0.42	1.01, 2.51	1.61～1.85	24.4
	241～360	31	2.07±0.72	1.13, 4.69	1.82～2.32	34.8	1.67±0.41	1.07, 2.46	1.52～1.81	24.5
	361～540	14	1.61±0.24	1.29, 2.17	1.48～1.73	15.2	1.52±0.39	0.96, 2.14	1.32～1.72	25.4
PT（s）	40～90	36	6.3±0.4	5.9, 7.5	6.2～6.5	6.4	6.2±0.3	5.9, 7.3	6.1～6.3	5.0
	91～180	208	6.5±1.2	5.9, 21.5	6.4～6.7	17.8	6.4±0.6	5.7, 8.4	6.3～6.5	9.7
	181～240	48	7.4±3.8	5.9, 22.1	6.4～8.5	51.3	6.4±0.4	5.9, 7.3	6.2～6.5	5.9
	241～360	31	6.4±0.5	5.8, 7.7	6.3～6.6	7.2	6.4±0.6	5.9, 7.9	6.2～6.6	8.9
	361～540	14	6.4±0.4	5.9, 7.3	6.2～6.6	6.2	6.4±0.4	6.0, 7.4	6.2～6.6	6.5

续表

指标	PND	N	雄性				雌性			
			x̄±SD	min, max	95%CI	CV（%）	x̄±SD	min, max	95%CI	CV（%）
TT（s）	40～90	36	14.9±1.1	12.4, 17.2	14.5～15.2	7.3	14.9±1.0	13.6, 16.9	14.5～15.2	6.8
	91～180	208	14.9±1.5	11.3, 18.8	14.7～15.1	10.0	15.1±1.7	12.3, 21.9	14.8～15.3	11.5
	181～240	48	14.7±1.3	12.2, 17.8	14.3～15.1	8.7	14.7±1.0	13.2, 17.5	14.4～15.0	7.1
	241～360	31	14.9±1.1	12.9, 17.6	14.5～15.3	7.7	14.9±1.3	12.7, 18.7	14.4～15.4	9.0
	361～540	14	15.3±0.9	14.1, 16.8	14.9～15.8	5.6	15.8±0.7	14.5, 17.2	15.4～16.2	4.5
APTT（s）	40～90	36	17.7±4.9	9.7, 27.0	16.1～19.3	27.6	17.7±5.1	9.7, 29.2	16.0～19.4	29.0
	91～180	208	12.1±4.2	5.2, 25.8	11.5～12.7	34.7	12.1±4.4	5.7, 27.5	11.5～12.7	36.0
	181～240	48	8.4±2.3	5.9, 14.4	7.7～9.0	27.3	8.7±2.3	5.8, 13.5	8.0～9.3	26.3
	241～360	31	9.0±2.0	4.8, 12.4	8.3～9.7	22.5	9.2±2.3	5.2, 15.5	8.4～10.1	24.9
	361～540	14	8.8±2.4	6.3, 14.9	7.5～10.0	26.9	8.7±1.4	6.5, 11.5	7.9～9.4	15.7

注：RBC，红细胞数；HGB，血红蛋白量；HCT，红细胞压积；MCV，红细胞平均体积；MCH，红细胞平均血红蛋白含量；MCHC，红细胞平均血红蛋白浓度；PLT，血小板数；RDW，红细胞分布宽度；PDW，血小板分布宽度；MPV，平均血小板体积；P-LCR，大型血小板比率；PCT，血小板压积；RET，网织红细胞数；WBC，白细胞数；NEUT，中性粒细胞数；LYMPH，淋巴细胞数；MONO，单核细胞数；EO，嗜酸性粒细胞数；BASO，嗜碱性粒细胞数；Fbg，血浆纤维蛋白原；PT，凝血酶原时间；TT，凝血酶时间；APTT，活化部分凝血活酶时间。

附表 4-4 Beagle 犬骨髓细胞学指标参考值

指标	PND	N	雄性				雌性			
			$\bar{x}\pm SD$	min, max	95%CI	CV (%)	$\bar{x}\pm SD$	min, max	95%CI	CV (%)
WBC (10⁹/L)	40~180	7	45.96±9.25	36.06, 62.31	39.11~52.82	20.1	42.09±17.00	25.27, 66.80	29.50~54.68	40.4
	181~240	9	37.88±12.54	16.60, 52.56	29.69~46.07	33.1	43.15±14.30	30.32, 76.28	33.81~52.49	33.1
	241~360	11	51.36±19.30	27.22, 87.02	39.96~62.77	37.6	38.91±15.60	16.49, 66.37	29.69~48.13	40.1
	361~500	5	49.92±11.26	35.98, 64.73	40.05~59.79	22.6	45.21±16.03	26.62, 62.33	31.16~59.25	35.5
RBC (10¹²/L)	40~180	7	0.07±0.02	0.03, 0.10	0.05~0.09	37.2	0.06±0.02	0.03, 0.08	0.05~0.07	30.3
	181~240	9	0.07±0.05	0.03, 0.21	0.03~0.10	82.2	0.06±0.02	0.03, 0.09	0.04~0.07	37.4
	241~360	11	0.06±0.02	0.03, 0.11	0.04~0.07	37.4	0.05±0.02	0.03, 0.09	0.03~0.06	42.3
	361~500	5	0.08±0.02	0.06, 0.10	0.06~0.09	23.9	0.08±0.03	0.05, 0.12	0.06~0.10	33.1
无核细胞比例 (%)	40~180	7	57.79±10.18	43.10, 71.40	50.24~65.33	17.6	58.37±9.22	47.32, 70.73	51.54~65.20	15.8
	181~240	9	60.60±8.60	51.55, 79.98	54.98~66.21	14.2	55.95±7.42	48.14, 69.64	51.10~60.80	13.3
	241~360	11	52.46±11.61	40.81, 77.93	45.59~59.32	22.1	54.63±13.29	35.70, 75.20	46.78~62.49	24.3
	361~500	5	60.12±7.90	48.10, 69.93	53.20~67.05	13.1	62.97±14.78	45.02, 81.84	50.01~75.92	23.5
NEUT (%)	40~180	7	32.5±3.5	27.9, 37.4	30.0~35.1	10.6	32.1±5.4	25.6, 42.7	28.1~36.1	16.9
	181~240	9	29.4±2.9	25.7, 34.6	27.5~31.3	9.8	28.0±1.3	25.7, 30.4	27.2~28.9	4.6
	241~360	11	29.3±2.1	26.7, 33.9	28.1~30.5	7.0	28.0±2.4	24.4, 31.6	26.6~29.4	8.5
	361~500	5	29.5±0.9	28.1, 30.5	28.7~30.3	3.0	28.8±1.7	27.3, 31.4	27.3~30.3	5.8

续表

指标	PND	N	雄性				雌性			
			x̄±SD	min, max	95%CI	CV(%)	x̄±SD	min, max	95%CI	CV(%)
LYMPH (%)	40~180	7	58.0±6.7	48.6, 65.8	53.0~62.9	11.6	58.6±8.8	43.9, 69.1	52.1~65.0	15.0
	181~240	9	63.1±3.2	57.5, 66.2	61.0~65.2	5.1	65.2±1.9	60.9, 67.6	63.9~66.4	2.9
	241~360	11	63.5±3.0	56.5, 67.0	61.8~65.3	4.7	65.2±2.8	61.6, 70.1	63.6~66.9	4.2
	361~500	5	63.7±1.2	62.4, 65.6	62.6~64.7	1.9	64.7±2.4	61.5, 66.8	62.6~66.7	3.7
MONO (%)	40~180	7	4.2±4.5	1.2, 11.4	0.9~7.5	105.4	3.9±4.6	0.9, 12.8	0.6~7.3	115.8
	181~240	9	1.6±0.9	0.7, 3.4	1.0~2.2	53.4	1.4±0.4	0.9, 2.1	1.1~1.6	29.4
	241~360	11	1.6±0.4	1.1, 2.2	1.3~1.8	23.4	1.5±0.6	0.9, 2.8	1.2~1.8	37.5
	361~500	5	1.2±0.2	1.0, 1.6	1.0~1.4	18.6	1.6±0.7	0.9, 2.5	1.0~2.1	42.7
EO (%)	40~180	7	4.7±1.5	1.7, 5.8	3.6~5.7	31.5	4.5±1.1	3.4, 5.9	3.7~5.3	23.3
	181~240	9	5.1±0.8	3.5, 6.1	4.6~5.6	15.6	4.7±0.7	4.1, 6.3	4.3~5.2	15.2
	241~360	11	4.9±1.3	3.7, 7.8	4.2~5.6	25.5	4.4±0.5	3.3, 5.3	4.0~4.7	12.6
	361~500	5	4.8±0.5	4.4, 5.4	4.4~5.3	10.2	4.1±1.0	2.7, 5.2	3.2~5.0	24.9
BASO (%)	40~180	7	0.6±0.2	0.3, 0.8	0.5~0.7	28.6	0.9±0.4	0.4, 1.5	0.5~1.2	49.0
	181~240	9	0.8±0.3	0.2, 1.4	0.6~1.0	40.7	0.7±0.3	0.4, 1.2	0.5~0.9	37.1
	241~360	11	0.7±0.4	0.1, 1.4	0.5~0.9	53.6	0.9±0.4	0.2, 1.6	0.7~1.1	44.4
	361~500	5	0.7±0.3	0.3, 1.1	0.5~1.0	41.2	0.9±0.5	0.5, 1.8	0.4~1.3	61.9

附表 4-5　Beagle 犬心电图指标参考值

指标	PND	N	雄性				雌性			
			x̄±SD	min, max	95%CI	CV (%)	x̄±SD	min, max	95%CI	CV (%)
P-R 间期（ms）	40～90	12	75±6	66, 85	71～78	7.8	84±12	64, 115	77～91	14.7
	91～180	271	94±13	47, 133	93～96	13.8	96±12	60, 128	95～97	12.1
	181～240	73	96±12	57, 123	93～99	12.6	97±12	52, 118	94～100	12.2
	241～360	27	100±12	77, 129	96～105	12.4	104±12	82, 128	100～109	11.6
	361～540	14	100±10	84, 117	94～105	10.4	99±11	84, 117	93～105	11.5
P波电压（μV）	40～90	12	242±51	165, 330	213～271	21.3	238±46	125, 310	211～264	19.4
	91～180	253	238±62	60, 480	231～246	25.9	240±62	105, 445	233～248	25.8
	181～240	61	272±67	135, 435	255～289	24.5	273±68	130, 395	256～290	24.8
	241～360	27	272±93	60, 505	237～307	34.2	271±91	51, 430	237～306	33.6
	361～540	14	310±92	125, 485	262～359	29.7	299±91	175, 435	251～346	30.5
P波时间（ms）	40～90	12	53±8	44, 70	48～57	15.0	59±17	41, 106	50～69	29.1
	91～180	271	60±11	16, 104	59～62	18.9	60±11	43, 107	59～61	18.8
	181～240	73	65±10	48, 91	63～68	15.3	63±11	48, 91	61～66	17.0
	241～360	27	87±67	53, 395	62～112	77.0	82±53	53, 315	62～102	64.7
	361～540	14	70±11	51, 85	64～76	15.6	65±9	54, 82	60～70	13.9

续表

指标	PND	雄性					雌性			
		N	x̄±SD	min, max	95%CI	CV（%）	x̄±SD	min, max	95%CI	CV（%）
QRS波时间（ms）	40～90	12	30±4	23, 39	28～33	14.1	33±5	27, 41	30～35	14.5
	91～180	271	41±19	24, 175	39～43	45.5	40±14	26, 108	38～42	34.5
	181～240	73	45±14	29, 119	42～49	31.5	42±12	30, 84	40～45	27.1
	241～360	27	42±5	33, 52	40～44	12.2	42±6	31, 53	39～44	15.5
	361～540	14	46±4	40, 51	44～48	8.2	47±8	38, 66	43～51	16.5
Q-T间期（ms）	40～90	12	168±14	140, 192	160～176	8.6	168±15	154, 196	159～176	9.0
	91～180	271	182±23	143, 325	179～185	12.6	182±27	141, 348	179～185	14.7
	181～240	73	192±22	163, 295	186～197	11.6	197±40	158, 355	188～206	20.2
	241～360	27	191±13	160, 226	186～196	6.8	187±11	163, 205	183～191	5.9
	361～540	14	184±9	174, 204	180～189	4.7	182±10	170, 204	177～188	5.5
QTc（ms）	40～90	12	187±12	165, 215	180～193	6.3	191±12	177, 213	184～197	6.1
	91～180	271	202±57	162, 547	195～208	28.1	204±62	162, 558	196～211	30.4
	181～240	73	213±54	176, 444	200～225	25.5	225±95	167, 561	203～247	42.1
	241～360	27	192±11	171, 225	187～196	6.0	188±9	174, 204	185～192	4.9
	361～540	14	199±9	183, 219	194～204	4.4	199±8	186, 216	195～203	4.2

续表

指标	PND	N	雄性				雌性			
			x̄±SD	min, max	95%CI	CV（%）	x̄±SD	min, max	95%CI	CV（%）
ST MID（mm）	40～90	12	52±22	15, 80	40～64	41.8	53±26	10, 105	39～68	48.5
	91～180	253	86±58	-65, 250	79～93	67.6	82±50	-75, 270	76～89	60.2
	181～240	61	95±72	-200, 220	77～113	75.7	88±48	-60, 215	76～101	54.5
	241～360	27	67±69	-85, 170	41～93	103.5	70±48	-35, 145	52～88	68.1
	361～540	14	92±53	10, 205	64～120	57.7	101±51	35, 225	74～127	50.2
T波电压（μV）绝对值	40～90	12	369±130	210, 705	296～443	35.2	406±147	238, 705	323～489	36.1
	91～180	253	357±158	55, 865	338～377	44.3	318±150	25, 840	300～337	47.1
	181～240	61	393±134	115, 685	359～426	34.2	255±137	30, 625	221～289	53.6
	241～360	27	347±177	30, 675	280～414	51.0	263±149	25, 545	207～320	56.6
	361～540	14	375±121	185, 575	312～438	32.2	340±135	120, 530	269～411	39.8
心率（次/分）	40～90	12	166±26	122, 207	151～181	15.8	179±32	136, 239	161～197	17.9
	91～180	253	144±25	87, 233	141～147	17.7	147±28	84, 241	144～150	18.7
	181～240	61	136±18	88, 175	131～141	13.6	132±23	80, 191	126～138	17.8
	241～360	27	124±19	89, 179	117～131	15.0	129±30	87, 197	118～140	23.4
	361～540	14	154±17	121, 180	145～163	11.1	157±18	132, 199	148～167	11.7

附表 4—6　Beagle 犬血压指标参考值（单位：mmHg）

指标	PND	N	雄性				雌性			
			x̄±SD	min, max	95%CI	CV（%）	x̄±SD	min, max	95%CI	CV（%）
收缩压	166～180	87	134±19	78, 177	130～139	14.4	134±21	83, 178	130～138	15.9
	181～240	38	143±15	116, 177	139～148	10.4	137±14	114, 168	133～142	10.3
	241～365	14	156±18	131, 197	146～165	11.4	138±18	104, 166	129～148	13.3
舒张压	166～180	87	81±15	39, 132	77～84	18.8	77±17	43, 125	74～81	22.3
	181～240	38	88±14	61, 121	83～93	16.4	85±15	59, 121	81～90	17.6
	241～365	14	94±18	60, 120	84～103	19.4	80±16	59, 111	72～88	19.5
平均压	166～180	87	99±15	52, 147	95～102	15.6	95±17	60, 142	92～99	17.8
	181～240	38	106±12	82, 140	102～110	11.3	103±14	79, 136	98～107	13.4
	241～365	14	114±16	89, 145	106～122	13.9	100±16	74, 128	91～108	15.9

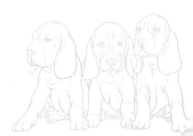

附表 4-7　Beagle 犬尿常规指标参考值

指标	PND	N	雄性				雌性			
			x̄±SD	min，max	95%CI	CV（%）	x̄±SD	min，max	95%CI	CV（%）
尿比重	40~90	37	1.027±0.004	1.015，1.030	1.025~1.028	0.4	1.026±0.006	1.010，1.030	1.024~1.028	0.6
	91~180	214	1.026±0.006	1.005，1.030	1.025~1.027	0.6	1.026±0.006	1.005，1.030	1.025~1.027	0.6
	181~240	49	1.027±0.004	1.010，1.030	1.026~1.029	0.4	1.027±0.006	1.000，1.030	1.026~1.029	0.6
	241~360	37	1.026±0.006	1.010，1.030	1.024~1.028	0.6	1.028±0.005	1.015，1.030	1.026~1.029	0.4
	361~540	14	1.027±0.005	1.020，1.030	1.024~1.029	0.5	1.028±0.005	1.015，1.030	1.026~1.031	0.5
PH	40~90	37	5.7±0.5	5.0，7.0	5.5~5.8	8.8	5.6±0.5	5.0，7.0	5.4~5.8	9.2
	91~180	214	6.3±0.9	5.0，9.0	6.2~6.4	14.7	6.2±1.0	5.0，9.0	6.1~6.3	15.3
	181~240	49	6.1±0.5	5.5，7.5	5.9~6.2	8.5	5.9±0.8	5.0，9.0	5.7~6.1	13.2
	241~360	37	6.4±0.9	5.5，8.5	6.2~6.7	13.9	6.2±0.7	5.5，8.5	5.9~6.4	12.0
	361~540	14	6.4±0.7	5.5，7.5	6.0~6.8	11.1	6.1±0.5	5.5，7.0	5.8~6.3	7.8